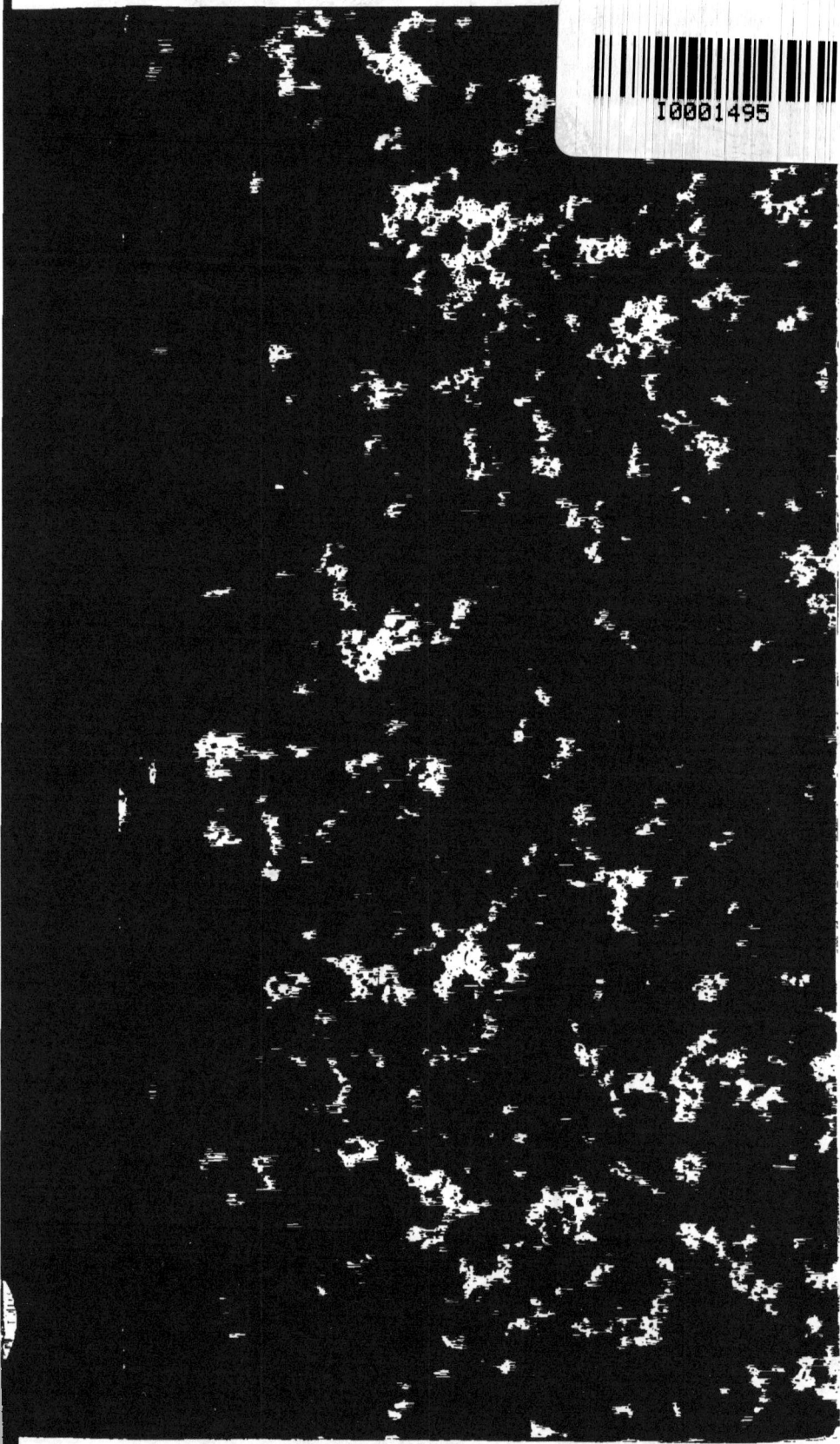

I0001495

PHYSIOLOGIE PRATIQUE

PARIS

IMPRIMERIE DE L. TINTERLIN ET Cie.

RUE NEUVE-DES-BONS-ENFANTS, 3.

PHYSIOLOGIE PRATIQUE

MÉCANISME GÉNÉRAL

DE

LA VIE INDIVIDUELLE.

DIX PLANCHES COLORIÉES.

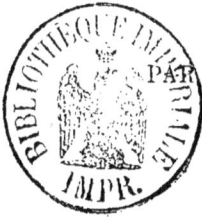

PAR ÉDOUARD COLAS (DE SOURDUN)

Docteur en médecine.

BIBLIOTHÈQUE IMPÉRIALE IMPR.

✻

Prix : 6 francs.

✻

PARIS

AU BUREAU DU JOURNAL L'*UNITÉ*

RUE HAUTEFEUILLE, 3.

1855.

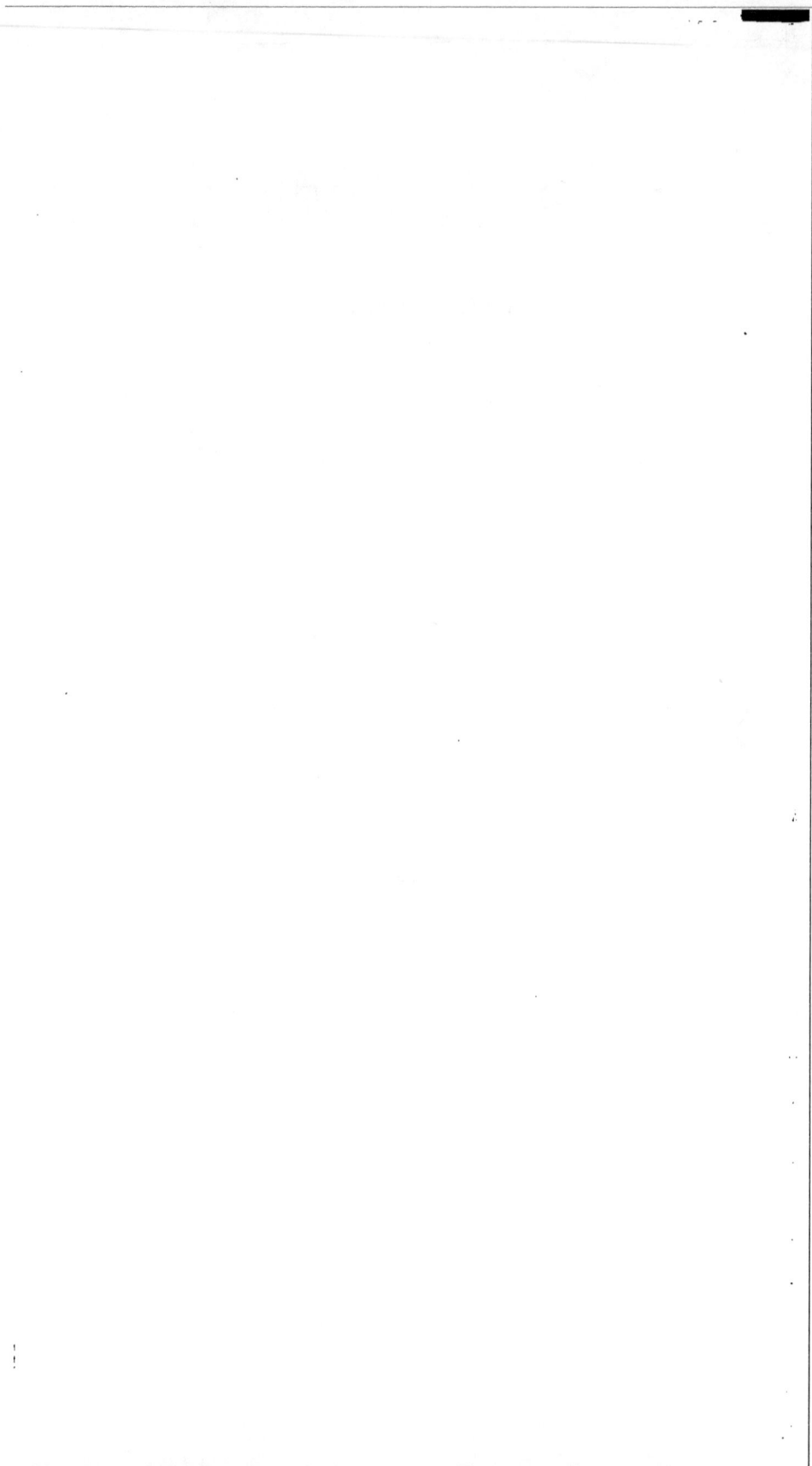

COURS

DE

PHYSIOLOGIE PRATIQUE,

SCIENCE DE LA VIE NORMALE

APPLIQUÉE

A LA PATHOLOGIE.

———❖———

LIVRE PREMIER.

PRÉPARATION A L'ÉTUDE DU MÉCANISME GÉNÉRAL DE LA VIE NORMALE.

———

PREMIÈRE LEÇON.

Limitation nécessaire de la Physiologie pratique et définition de la vie.

Vous savez, Messieurs, que le sens le plus large du mot PHYSIOLOGIE, s'étend à la connaissance de toutes les manifestations de la matière organique, tant amorphe que vivante, dont se forme en petite partie la couche superficielle de notre globe. C'est là ce qu'on nomme la PHYSIOLOGIE GÉNÉRALE.

La PHYSIOLOGIE DE L'HOMME, à l'étude de laquelle il faut nous borner ici, ne devrait former qu'un des chapitres de cette science générale; mais on l'a beaucoup plus étudiée que le reste, et elle forme à elle seule un ensemble de faits vaste et complexe, qu'on a bien de la peine à réunir tout entier dans son esprit, sans confusion. Il est difficile, surtout, d'en faire des applications régulières et suffisantes, précisément à cause de son immense étendue, qui la rend difficile à mettre en œuvre.

Il n'est rien de plus facile que d'en retrancher certaines parties inutiles, quoiqu'on ne semble pas y avoir songé. Les seules qui puissent nous servir en physiologie pratique, sont, par bonheur, assez indépendantes pour être étudiées isolément. Si l'on retranchait de la physiologie humaine, par exemple, une de ses moitiés qui traite de la *Reproduction des individus*, la connaissance de l'autre partie, la *Vie individuelle*, ne perdrait rien pour cela de son intérêt et de sa consistance. Elle suffirait assurément pour établir les premiers principes de la médecine, dont la recherche est notre unique but en ce moment. On peut s'autoriser, pour établir un tel retranchement, de ce qu'ont fait involontairement nos devanciers. Ils n'ont jamais tenté de mettre en contact l'idée de la vie normale avec celle de la maladie, pour l'établissement de leurs grandes théories pathologiques, sans écarter instinctivement à l'avance, tout ce qui est relatif à la vie de l'espèce.

Il n'y a pas même de bonne raison pour nous croire obligés d'étendre ici nos études au cadre entier de la vie individuelle. Cette partie de la science contient deux choses très distinctes qui veulent être étudiées séparément, et qu'on peut en conséquence tenir facilement isolées, savoir : En premier lieu, le mécanisme spécial de chaque organe dans tous ses détails, et en second lieu, le mécanisme général de l'organisme, exécuté par l'ensemble des grands appareils.

Il m'a toujours semblé que la connaissance détaillée de la vie, était assez embarrassante lorsqu'il s'agissait de s'exercer à la recherche de la théorie générale, à cause de l'immense quantité de faits partiels dont elle est chargée. Il pourrait donc nous être bon et utile de négliger les détails en cette occasion. Le mécanisme particulier des organes est assez connu pour qu'on omette sa description dans un travail, dont l'histoire de la vie normale ne doit former qu'une des moitiés.

Il faut absolument dépouiller notre sujet de tout ce qu'il y a de superflu, pour rendre les applications à la pathologie sûres et faciles. Un homme qui arrache une branche d'arbre au bord du chemin, ne peut s'en faire un bâton de voyage que s'il le dépouille de ses feuilles et de ses rameaux.

Il y a d'autant plus de raison de concentrer toute son attention sur le mécanisme général de la vie, qu'on a presque complètement négligé son étude pendant la première moitié du XIXᵉ siècle. C'est pourtant de cette unique source que nous pouvons espérer de faire surgir les principes généraux dont le besoin se fait si douloureusement sentir dans la pratique de la médecine.

Que manque-t-il, en effet, à la pathologie, pour se faire RA-TIONNELLE, ainsi qu'elle a droit d'y aspirer? Sont-ce des théories spéciales faites pour l'affection de chaque organe? Sont-ce les règles et principes applicables à l'intelligence des manifestations de l'ordre le plus inférieur et à leur traitement? Non, la médecine *symptomatique* est déjà trop pratiquée et les principes spéciaux sont à profusion. Ils sont multiples sur le même point et contradictoires. Ils sont vacillants et sans autorité, même alors qu'ils sont vrais; parce qu'ils ne peuvent être liés en faisceau dans un solide et large cercle d'idées généralement admises. Ce qui manque, ce sont des principes généraux peu nombreux, clairs, inattaquables, rangés dans un tel ordre qu'on ne puisse jamais perdre de vue leur importance et leur filiation.

Il vaut mieux, pour toutes ces raisons, nous renfermer dans l'étude exclusive du mécanisme général de la vie individuelle. Il faut nous refuser, pour le moment, les jouissances que procure la contemplation des phénomènes spéciaux, toujours si intéressants d'ailleurs et si merveilleux, quelle que soit leur extrême petitesse relative. Cela nous détournerait de la ligne droite qu'il faut suivre fidèlement de peur de s'égarer à travers les obscurités de détails scientifiques, dont la végétation s'est déjà faite un peu trop touffue. Nous aurons encore bien souvent l'occasion, malgré cela, d'être distraits pour la vérification de certaines actions spéciales de la vie, qui nous sembleront être mal connues ou mal jugées à notre point de vue.

Il y a de nos jours beaucoup d'incrédules au sujet des applications générales de la physiologie. Cela ne saurait nous arrêter dans la recherche d'une théorie devenue indispensable ; car les pathologistes qui désespèrent ainsi de la médecine rationnelle, n'ont pas évidemment pris beaucoup de peine pour guetter l'arrivée des dernières notions indispensables à l'intelligence complète de la vie normale.

Les physiologistes, d'autre part, submergés qu'ils sont dans la recherche des vérités et des faits d'ordre inférieur, à laquelle ils se sont volontairement condamnés, restent insensibles à toute autre étude capable de mettre en lumière l'enchaînement anatomique, les relations vitales des actes principaux et leurs applications possibles.

Qu'il me soit permis, avant d'entrer tout-à-fait en matière, de placer en face de l'opinion en vogue le syllogisme suivant, lequel repose sur cette loi de la vie, que je crois généralement admise de nos jours, savoir : Que « toute manifestation organique de la vie est modelée sur la composition organique et proportionnée à l'influence de l'excitation qui la détermine. »

Syllogisme. — « Quand l'excitation de l'organisme est en disproportion avec les propriétés vitales, la composition s'altère et la maladie est produite.

» La vie pathologique est le résultat de la simple modification des éléments de la vie normale ; car les causes n'ont pas le pouvoir de créer de nouveaux éléments.

» Donc, les principes élémentaires de la maladie et de la

santé sont nécessairement identiques. Donc, la physiologie appliquée est une science possible. »

Le point exact de la physiologie que nous devons étudier, une fois bien établi, bien limité dans tous les sens, il faut entrer au cœur du sujet et poser cette question si redoutée : QU'EST-CE QUE LA VIE ?

Vous savez déjà, probablement, que la vie individuelle consiste en un ensemble de manifestations exécutées par un corps organisé. Vous ne sauriez ignorer que la connaissance exacte et complète du mécanisme d'une action quelconque, exige l'étude triple de ses causes, de l'enchaînement de ses diverses parties et de ses effets.

Quand vous voulez comprendre le fonctionnement d'une machine à moudre le grain, vous ne vous contentez pas de regarder plus ou moins curieusement le jeu séparé de ses diverses pièces ; vous n'en prendriez qu'une idée très imparfaite, si le reste vous était caché. Vous êtes obligés de voir aussi l'influence du vent, de la vapeur ou de l'eau sur le mouvement et le départ des produits de la mouture.

Si vous tenez à vous faire une idée générale du mécanisme de la vie, vous ne pouvez moins faire que d'y introduire la représentation fidèle de ces trois choses, savoir : l'excitation des organes les uns par les autres et par les corps extérieurs, les manifestations caractéristiques et les principaux résultats effectués pendant l'existence individuelle. Cela est indispensable ; car l'organisme est une machine composée de pièces nombreuses, ingénieusement liées entre elles, dont les actions, fort enchevêtrées, quoique dans un ordre très intelligent, ont besoin d'être étudiées complètement et avec beaucoup de méthode pour être bien comprises.

On n'a pas ordinairement pris ces précautions indispensables. On a beaucoup négligé les causes et les effets, dont l'étude est un excellent moyen pour faire comprendre les caractères du phénomène. On a deviné, d'autre part, beaucoup de

faits, au lieu d'attendre avec patience l'occasion de les observer. C'est pour ces raisons et quelques autres, que les physiologistes de ces trente dernières années ont montré si peu d'empressement à résoudre la question posée. Ils ont retranché le
mot *vie* d'un dictionnaire de médecine en trente épais volumes.

On ne s'est occupé généralement, avec un peu d'attention,
que des manifestations phénoménales. Pour ne parler que des
caractères assignés, dans la science, à la vie de l'individu, vous
verrez que les connaissances acquises à leur sujet, ne peuvent
suffire pour donner une idée juste et complète du mécanisme
général. Croyez-vous, par exemple, que la vie soit tout simplement *un ensemble de phénomènes divers et simultanés*, ainsi
qu'on cherche à vous l'enseigner ?

Il faudrait, pour que cette idée fût vraie, que tous les rouages
principaux de l'organisation fussent constamment en action,
pendant toute la durée de l'existence individuelle, comme dans
un simple rouet à filer le chanvre, dont un coup de manivelle
met en action toutes les pièces à la fois. Il n'en est rien cependant, car, dans une période de six heures seulement, entre un
repas et un autre repas, on voit successivement prédominer
l'action d'un seul ou de quelques-uns des grands appareils,
tandis que le reste se repose complètement ou en partie.

C'est ainsi que quand le cerveau et les organes de sens et de
locomotion sont le plus actifs à la recherche de l'aliment, le canal digestif est dans l'inaction à peu près absolue. Lorsque celui-ci, pourvu de substance alimentaire, entre dans son état
de plus grande activité, les organes précédents sommeillent.
Lorsque le chyle est formé, ce sont le foie et le poumon qui
prédominent, plus tard c'est le rein, etc.

Ne voit-on pas la recomposition nutritive prédominer dans
les organes en repos, tandis que la décomposition règne exclusivement chez ceux qui fonctionnent avec le plus d'activité ?
Ne voit-on pas ces actes opposés, alterner ainsi sans fin dans
l'organisme, suivant le cercle des prédominances du fonction-

nement qui, lui-même, ne cesse jamais de tourner dans la chaîne circulaire des appareils?

Vous reconnaîtrez plus tard le même caractère alternatif et successif aux diverses sortes de manifestations, dans toutes les phases de la vie, ainsi que vous l'avez vu dans une simple période digestive. Dans la phase diurne, par exemple, l'action du cerveau et des organes de sens et de locomotion prédomine, tandis que dans la phase nocturne, c'est celle des organes internes. Vous verrez que dans les saisons à température élevée, l'action exhalatoire de la peau l'emporte sur celle des reins, et dans les saisons froides vous verrez le contraire. Vous observerez encore que la composition nutritive l'emporte en général sur la décomposition pendant la première moitié de la vie, et que celle-ci prédomine ensuite jusqu'à la mort.

C'est pour cela que, prendre une empreinte aussi complète que possible des phénomènes en activité dans un instant idéal de l'existence individuelle, ne donne pas une représentation complète et fidèle des principales actions de la vie telle qu'il nous la faut. Cela est impossible, puisque la vie se compose de phénomènes divers et successifs suivant l'époque; puisqu'en aucun temps déterminé, les principales actions ne se rencontrent toutes en scène à la fois.

On ne peut pas plus fidèlement représenter la vie par l'idée d'un ensemble de phénomènes *simultanés*, qu'une bataille de plusieurs jours de durée ne se transporte en son entier sur la toile dans une composition de peinture. L'artiste ne saurait peindre à la fois qu'un seul instant de l'action, et au point de vue de l'histoire, sa représentation est toujours incomplète. C'est pour cela que l'expression de *phénomènes divers* et *simultanés* est insuffisante et fausse. Elle ne donnerait pas même l'idée juste d'une mécanique un peu compliquée, car, déjà le jeu des simples orgues de barbarie se compose d'actions successives très variées et manifestement intermittentes.

Si donc vous voulez réussir à vous représenter exactement

le mécanisme de la vie, ne manquez pas aux règles essentielles de la méthode. Étudiez-le dans ses trois parties et voyez d'abord si l'observation des caractères ne vous oblige pas à comprendre dans le même cadre la chaîne entière des phénomènes principaux pendant toute la durée de l'existence individuelle, de la manière suivante.

La vie individuelle est une succession de phénomènes divers, exécutés dans un ordre prescrit par l'enchaînement des appareils, l'excitation toute périodique des causes et le besoin alternatif d'action ou de repos, de restauration et de décomposition dans les diverses parties de la substance organique. Elle reproduit sans cesse les mêmes séries d'actes, par phases d'une certaine durée fixe, qui se multiplient ainsi pendant toute la durée de l'existence.

La cause première des actions de l'organisme réside en la propriété que possèdent les corps extérieurs de lui donner l'impulsion physique et chimique, et d'émouvoir sa sensibilité.

Les effets de la vie consistent à conserver le corps organisé dans ses formes, son volume et son activité nécessaires, aux époques diverses de sa durée. L'individu réagit en outre sur l'atmosphère de corps extérieurs au milieu de laquelle il est plongé.

Vous pouvez mettre immédiatement à l'épreuve cette peinture abrégée de la liaison générale des actes de la vie pour en faire une définition, avant de vous en servir à d'autres usages ; car, si elle est à peu près complète, vous ne manquerez pas d'y trouver assez de caractères distinctifs pour définir.

Toutes les fois qu'on a cherché la définition de la vie, c'était de la vie individuelle qu'il s'agissait principalement ; et si l'on n'est jamais parvenu à donner à cette définition un cachet de ressemblance frappante, cela devait tenir particulièrement aux singulières causes que voici :

D'abord, au lieu de maintenir l'esprit obstinément fixé sur les seules manifestations de la vie individuelle, on a laissé l'attention s'éparpiller sur d'autres groupes phénoménaux qui portaient le nom de vie, dans une science confuse et fort imparfaite. Il est aisé de s'en apercevoir aux discussions élevées à ce sujet. Au lieu de faire l'esquisse distinctive, d'après le tableau de la chose à définir, on a donc pris à la fois, pour modèle, plusieurs choses différentes, ce qui laissait peu de chances pour obtenir la perfection dans la ressemblance. C'est ainsi que chez les peuples primitifs, le peintre de portraits regarde son modèle en face pour esquisser le front et les yeux, puis se tourne de côté pour tracer en descendant le nez, la bouche et le menton de profil.

En second lieu, il eût été bien difficile jusqu'à certaine époque, d'obtenir une représentation exacte de la vie individuelle à l'usage de la définition, puisque les grandes fonctions n'étaient pas toutes connues et que la nutrition entière, l'autre moitié de la vie, l'était d'une manière assez fausse et très peu complète. Il résultait naturellement de cette marche, sans ordre et sans appui, qu'on ne devait arriver à aucun résultat profitable, puisqu'en définissant, on ignorait en partie la chose à définir et qu'on ne savait pas au juste de quelles parties de cette chose on devait parler.

Lorsque vous chercherez à définir un ensemble de phénomènes, il ne faudra pas oublier que la définition diffère de la description abrégée, en ce qu'elle n'a pas besoin d'être aussi complète. Il suffit qu'elle relate parmi les caractères phénoménaux ceux qui peuvent servir de *signes distinctifs*. Il n'est pas nécessaire d'y faire entrer les causes ni les effets.

Lorsque le phénomène à définir vous est bien connu dans ses trois parties et que vous avez l'intelligence complète de son mécanisme, vous pouvez choisir parmi les caractères, ceux qui ne permettent pas de confondre ce phénomène avec ses analogues; si vous n'arrivez pas à faire un choix aussi juste qu'on peut le désirer, vous avez la presque certitude d'approcher le but de si près, que votre définition telle quelle, appuyée sur une base fixe, aura dès l'abord toute l'utilité demandée. Vous pourriez adopter une rédaction dans le genre de celle-ci :

    « La vie est une chaîne continue d'actions diverses, liées par
» le besoin alternatif de repos et d'activité fonctionnelle, de
» composition et de décomposition nutritive, qui se reproduit
» en cercles analogues et incessants, depuis la conception jus-
» qu'à la mort. »

    Montrez-vous très difficiles pour la méthode suivie. Assurez-vous bien de la fidélité de la description qui doit servir de base à la définition. Soyez au contraire indulgents pour la forme employée. Celle qui vous est offerte peut facilement être modifiée ; essayez-en d'autres si elle ne vous satisfait pas.

    Je dois seulement vous avertir qu'elle a été faite en vue du règne animal et non de l'homme en particulier, parce que cela nous suffisait pour le moment. Si l'on avait besoin de définir la vie individuelle chez l'homme, il faudrait mettre en saillie l'intelligence plus étendue et les instincts plus faibles, mais bien plus nombreux dans l'espèce humaine que dans les autres espèces animales.

DEUXIÈME LEÇON.

Divisions élémentaires.

DIVISION DE LA VIE INDIVIDUELLE.

    Si vous observez attentivement les manifestations de la vie individuelle dans leur ensemble, vous ne tarderez pas à vous apercevoir qu'elles sont toujours et partout dans l'organisme un mélange de deux sortes d'actions, différentes de tout point, c'est-à-dire par les caractères, les effets et les causes.

    Les unes FONCTIONNELLES forment une chaîne d'actions variées, concourant toutes ensemble par leur succession néces-

saire, à produire des résultats communs, savoir : la préparation du sang et la satisfaction des besoins physiques, moraux
et intellectuels de l'individu. Elles sont le résultat de l'arrangement de la masse organique dont se compose le corps, en
forme d'*organes* ou d'*appareils* liés entr'eux et doués de propriétés vitales qui les rendent sensibles à l'excitation et propres à l'activité comme au repos fonctionnel.

Les autres manifestations, NUTRITIVES, sont un composé d'actions intimes, partielles, opposées, sans liaison, s'exerçant
toujours et partout, appelées *composition* et *décomposition*.
Elles emploient le sang à la restauration des tissus détruits
par le travail fonctionnel, ou bien elles dissolvent les solides
pendant la fonction, augmentant et diminuant à tour de rôle
le volume ou la consistance des organes et leurs propriétés
vitales. Elles conservent à chaque époque de la vie, dans l'organisation, les formes, le volume et les forces convenables.
Elles sont le produit de l'organisation *nutritive*, qu'on pourrait nommer *aréolaire*, la même partout, dans laquelle l'innervation développe alternativement l'attraction et la répulsion
pour le sang artériel.

Si ces deux sortes de manifestations de la vie sont bien véritablement universelles dans l'organisme, si elles sont inséparables l'une de l'autre et indispensables l'une à l'autre dans
l'état normal ; si, en même temps, elles sont distinctes l'une
de l'autre ; si, enfin, elles sont seules en possession de tous
ces priviléges, elles sont les véritables et seuls éléments généraux de la vie individuelle, ainsi que je vais essayer de le
démontrer :

1° Aucune portion de l'organisme ayant une forme n'est
étrangère au fonctionnement, quel que soit son état d'apparente passivité. Toutes font partie d'un ensemble matériel,
constituant un appareil grand ou petit, et prêtent leur concours
à une action commune. On ne peut même en excepter celles
qui jouent les rôles les plus secondaires. Tels sont les organes

atrophiés tant qu'ils n'ont pas entièrement disparu, les productions épidermiques, etc.

On sait aussi que la composition et la décomposition n'abandonnent jamais les organes les plus inertes, jusqu'à ce qu'elles meurent, si lentes qu'elles se montrent ; dans les os, la base des ongles et la plus grande longueur des poils ou des des dents. Donc, la nutrition et le fonctionnement sont universels.

2° Si les actes élémentaires de la vie sont tous deux universels, ils sont par cela même inséparables. En effet, on les rencontre partout réunis dans l'état normal. C'est ainsi que pendant l'action fonctionnelle d'un organe, la décomposition nutritive est très active dans le tissu de cet organe, et que, pendant le repos, la recomposition s'opère dans les parties usées par l'action précédente ;

3° L'impossibilité dans un organe de fonctionner sans s'affaiblir, sans diminution de sa matière demi-solide ; et d'autre part, la nécessité pour la nutrition de prendre, dans la matière assimilée par le fonctionnement, des matériaux de recomposition pour entretenir l'activité des propriétés vitales, suffisent à prouver combien ces deux actes sont indispensables l'un à l'autre dans l'état normal ;

4° Ils sont parfaitement distincts l'un de l'autre ; car, sans parler de la continuation des actes nutritifs en cas de paralysie, ou peu de temps après la mort, on sait que les actes de nutrition ne se montrent que dans leurs résultats, tandis que le fonctionnement est manifeste, comme toute action physique pendant la durée de son exécution ;

5° Ils sont les seuls dans l'organisme qui réunissent tous les caractères exigibles d'élément général, car toutes les formes de l'action tiennent du fonctionnement ou de la nutrition. Ils doivent donc être considérés comme étant les deux seuls éléments de la vie individuelle et servir de base à une division de premier ordre.

Quand on veut analyser la vie, il n'est pas indifférent de pratiquer d'abord, à travers la chaîne de ses phénomènes, des sections transversales et sans mesure, ou des divisions longitudinales et motivées. Il ne s'agit pas tant de diviser l'ensemble phénoménal en un certain nombre de parties rudimentaires détachées au hasard, afin de rendre l'étude facile par le morcellement, que de décoller, après les avoir choisies, des actions élémentaires parallèles, soudées dans toute leur étendue, afin de mettre en évidence la valeur propre de chacune d'elles.

Il s'agit, en premier lieu, d'arriver à comprendre la part respective d'importance et la nature particulière de chaque élément d'action dans les manifestations compliquées de la vie et la manière dont ils se combinent. Quelques filets d'écorce de chanvre mouillés et tordus forment un brin dont la résistance égale 2. Si le fabricant réunit deux brins et les tord l'un sur l'autre, ils forment un fil dont la force s'est élevée à 16, et dont les éléments sont les deux brins tordus.

L'acheteur se garde bien de couper le fil en petites parcelles transversales, pour se rendre compte de sa force et de sa durée probables. Il essaie par des tractions calculées sa résistance actuelle ; puis il compte les brins, examine le degré de la torsion et la qualité de la substance dont ils se composent. Un examen méthodique peut seul servir à constater la valeur du produit manufacturé.

C'est pour avoir négligé les plus simples règles de la division élémentaire, que les physiologistes ont tant de peine à comprendre certaines actions importantes, et qu'ils n'ont pas encore assemblé tous les anneaux de la chaîne vitale pour se représenter le mécanisme général. Vous en jugerez en examinant la meilleure des classifications connues, celle de notre illustre BICHAT.

Son œil d'aigle a distingué de bonne heure deux groupes importants d'actions différentes. Cette observation, à défaut d'une étude plus sérieuse, lui sert à pratiquer, à travers la vie individuelle, une première section, hardiment et sans chercher les joints. Il établit ainsi les deux premières classes, *vie interne* et *externe* ou *animale* et *organique*, sans s'inquiéter qu'elles aient ou non la simplicité véritablement élémentaire et primitive.

Il ne s'inquiète pas de cette circonstance, qu'elles sont doublées toutes deux de nutrition. C'est ainsi qu'avant d'avoir séparé les deux brins dont est formé le fil de la vie, il en fait deux tronçons, tous deux complexes ; et l'analyse est manquée dès le point de départ. Cette division, pratiquée du premier coup, ne devait s'opérer qu'en troisième ordre, ainsi que vous le verrez plus tard. Il faut remarquer à cette occasion, que Bichat, croyant séparer en deux la vie individuelle, n'a divisé, par le fait, qu'une des parties de la vie fonctionnelle.

Dans cette première opération d'analyse, il avait négligé la nutrition parce qu'elle était fort mal connue de son temps. Elle n'était pourtant pas entièrement ignorée. Il fallait donc lui donner une place, et il fut obligé de la rabaisser au degré de simple fonction interne, comme si quelque organe spécial était affecté particulièrement à son exécution.

Il est résulté de l'espèce d'avilissement de cette action générale et de première classe, que son étude a fait peu de progrès. Il en est résulté de plus une extrême confusion dans le classement des actes de fonctionnement interne et de graves méprises au sujet de leur nature. C'est ainsi que les actes sécrétoires, qui forment tous des fonctions spéciales, exécutées par des organes spéciaux, avec ensemble, sous la dépendance immédiate des nerfs, aussi bien que l'action musculaire, par exemple, sont pris pour des actes de nutrition.

Il faut bien avouer que la section ainsi faite en travers de la vie individuelle, ne peut pas davantage être considérée comme une véritable analyse, que le partage en plusieurs morceaux d'un fruit de dessert, trop volumineux pour être mangé d'une seule bouchée. La hache inintelligente qui débite les substances animales pour la consommation, ne saurait donner la connaissance de l'admirable et délicate liaison des actes de la vie.

Cette négligence de la méthode ne pouvait, à la vérité, nous empêcher de faire, avec quelque profit, des observations de détail sur des manifestations isolées et quelques-unes de leurs relations; mais elle s'opposait à l'acquisition la plus importante de toutes, savoir : la connaissance complète des relations réciproques de tous ces actes entre eux, et l'intelligence du vrai mécanisme de l'ensemble.

On ne saurait affirmer que la physiologie, telle qu'on la professe aujourd'hui, soit arrivée, malgré son immense développement, au point de constituer une science véritable. Elle ne forme pas autre chose qu'une collection de pièces plus ou moins bien achevées, mais encore incapables de constituer une machine au complet. Ces pièces du mécanisme ne peuvent, au reste, être jointes et liées dans l'ordre naturel qui les enchaîne pendant la marche de la vie, parce que les principes élémentaires sont restés inconnus. L'absence de ce principe a permis de multiplier les transpositions des rouages divers et d'établir une confusion inextricable.

Au point de vue des applications à la pathologie, le mélange confus des caractères du fonctionnement et de la nutrition, et l'ignorance de la part que prend chacun de ces éléments aux actes généraux de la vie, sont une source d'erreurs dans la diagnose, la prognose et le traitement des maladies, parce qu'ils empêchent de comprendre la nature des manifestations pathologiques, leur importance et la direction rationnelle de la thérapeutique.

C'est ainsi que le DIAGNOSTIC met sur la même ligne le trouble des actes vraiment nutritifs, l'inflammation confirmée, par exemple, avec les phénomènes, même très simples et très récents, de suppression, diminution, augmentation et perversion des actes SÉCRÉTOIRES.

Le PRONOSTIC lui-même, attache autant d'importance au trouble de la sécrétion, qu'aux altérations atrophiques, hypertrophiques ou ulcératives du tissu des organes. Le TRAITEMENT des altérations sécrétoires s'établit enfin sur les mêmes indications que dans les phlegmasies.

Voulez-vous savoir ce qu'il est résulté de l'absence de principes élémentaires, au détriment du progrès de la science médicale prise dans sa généralité. On a fait jusqu'à présent d'immenses efforts d'intelligence et de patiente observation, pour découvrir les éléments de la vie pathologique et la simplicité de son véritable mécanisme, sans y parvenir.

Les résultats de ce prodigieux travail, fait par de nombreuses générations successives de savants désintéressés, ont été ce qu'ils devaient être jusqu'à ces derniers temps. Ils ont produit en médecine des connaissances très étendues au sujet de la symptomatologie, sans fournir autre chose de bien solide ; car ils ont laissé tout ce qui a trait à la thérapeutique, sous l'influence d'un empirisme à peu près absolu. Ils ont donné, d'autre part, en physiologie, la connaissance des fonctions particulières à chaque organe et même ils ne l'ont pas encore donnée complète.

Il était impossible, à la vérité, de faire beaucoup mieux, tant qu'on a ignoré le mécanisme de la circulation et de l'innervation ; car on ne pouvait se figurer la combinaison et l'ensemble des actes principaux de la vie, aussi long-temps que les propriétés particulières d'un seul des anneaux indispensables de la chaîne vitale ont pu rester inconnues. Il était, au reste, bien plus difficile encore, en cet état de la science, de comprendre le mécanisme de la vie pathologique, lequel diffère de celui de la santé par beaucoup d'irrégularité, d'exagération, de complication et d'inconstance.

Malgré l'insuffisance manifeste des connaissances indispensables, les meilleurs esprits ont incliné, dans tous les temps, vers la formation de théories générales, dont ils sentaient impérieusement le besoin. Ils avaient le pressentiment de la simplicité des éléments de la vie pathologique, ou plutôt ils étaient frappés de l'air de ressemblance générale qui règne entre les maladies les plus dissemblables aux yeux du vulgaire, et ils étaient irrésistiblement poussés vers la généralisation.

On leur avait malheureusement appris à cultiver avec ardeur l'invention de phénomènes cachés, plus ou moins impossibles. Ils comparaient les manifestations obscures de la vie aux choses de fait ou d'imagination, mises en lumière dans toutes les sciences de leur temps. La métaphysique elle-même, n'était pas à l'abri de leurs emprunts, malgré la hauteur à laquelle ses spéculations transcendantes les obligeait de se hisser.

On peut dire que leurs théories, ainsi faites au hasard, basées sur beaucoup d'hypothèses plus ou moins absurdes et très peu d'observations certaines, étaient parfois merveilleusement habiles et séduisantes. Et, cependant, le hasard n'a pas favorisé suffisamment les médecins jusqu'alors, pour leur faire trouver, dans cette voie aventureuse, une systématisation satisfaisante et complète. Cela prouve encore une fois que le génie ne saurait toujours suppléer à l'étude sévère et patiente.

Dans ces derniers temps, où les connaissances de détail étaient fort avancées et déjà surabondantes en beaucoup de points, où les théories, égales en valeur apparente, étaient contradictoires et fort nombreuses, les médecins, pour se tenir au courant, étaient obligés de se charger l'esprit d'un savoir infiniment trop indigeste. Ils ont pris par dégoût et par lassitude un parti violent ; ils ont décidé de ne plus étudier la théorie. Les hypothèses plus ou moins brillantes, folles ou absurdes, qui ne cessaient de pulluler sur le terrain de la science, ont été subitement arrachées, jetées au vent et vouées au mépris, avec la systématisation qu'elles étaient destinées à soutenir.

Il faut dire en passant que les essais de théorie devaient souvent le jour à des esprits d'une platitude merveilleuse, lesquels

2

sont toujours en nombre et se montrent, plus souvent que de raison, très ambitieux de porter en avant des autres le flambeau de la découverte. Il s'est opéré depuis lors une recrudescence très active de zèle pour l'observation exclusivement partielle; mais on peut déjà s'apercevoir des tristes effets de ce déplacement des anciennes tendances. Il nous a fait commettre des fautes beaucoup moins brillantes et pour le moins aussi préjudiciables au progrès.

Les chefs de cette révolution des études ont appliqué toute leur intelligence à l'observation sèche et tenace des choses dans leurs plus minces détails, sans se permettre de généraliser. Ils sont arrivés ainsi à découvrir une multitude de faits uniformes et stériles qui nous embarrasseront incessamment au même degré que les anciennes hypothèses. C'est, disent-ils, par discrétion qu'ils s'abstiennent de systématiser leurs connaissances. Ils attendent que les plus petites circonstances de la maladie et de la santé aient été vues dans tous leurs aspects. Quand auront-ils tout vu ?

Ils sont arrivés, dès à présent, à substituer dans le champ de la science, au pêle-mêle bariolé de théories passagèrement lumineuses, une foule incalculable de phénomènes pygmées, sans nom possible, et encore plus embarrassants pour l'esprit que les hypothèses les plus hasardées. L'uniformité beaucoup trop constante des choses ainsi mises en lumière par ces esprits volontairement atrophiés, rendrait le classement et l'appréciation des faits aussi difficile que celui des monades dorées qui roulent par torrents les unes autour des autres dans une goutte d'eau verte.

DIVISION DE LA VIE FONCTIONNELLE.

La vie fonctionnelle, isolée de la nutrition par la pensée, quoiqu'elle en soit inséparable en réalité, consiste exclusivement en une chaîne d'actions d'ensemble, différentes, liées entr'elles dans un ordre régulier toujours le même, se reproduisant à des époques périodiques pendant toute la durée de la vie individuelle.

Elle sert à protéger l'individu contre l'action destructive des causes extérieures, prendre au dehors les matériaux de réparation nutritive, rejeter les matières superflues et nuisibles, satisfaire à tous les besoins de repos et d'activité physique, morale et intellectuelle, fabriquer le sang à l'usage de la nutrition, et faire encore avec lui d'autres liquides indispensables au fonctionnement général.

Elle est le produit des forces vitales particulières à chaque appareil, mises en activité par l'impulsion des causes externes, ou par l'influence réciproque des appareils les uns sur les autres.

ANALYSE. — Il est facile de s'apercevoir que la série des actes fonctionnels est double dans toute sa longueur et formée de deux sortes d'actions différentes, élémentaires, dont elle est proprement la combinaison, savoir, l'*action particulière au tissu propre* des organes et l'*action nerveuse*.

Ces deux sortes d'actes divers ont leur siége respectif dans les deux éléments organiques du fonctionnement, lesquels ne manquent jamais de se montrer réunis dans la série entière des appareils, savoir, le *tissu propre* des organes et le *réseau nerveux*, qui sont fort distincts cependant.

Les deux actes et les deux tissus élémentaires sont aussi faciles à démontrer dans un simple organe que dans l'ensemble organique. Tout organe, en effet, si simple qu'il soit, ne peut manquer de posséder un tissu propre, destiné à l'exécution d'actes spéciaux, et il ne manque jamais d'avoir également une armature nerveuse, dont l'influence est indispensable à l'exécution de ces actions spéciales. Il en est de même de la chaîne complète des appareils, laquelle est accompagnée, dans toute sa longueur, d'un réseau nerveux dont elle ne saurait être un instant privée sans paralysie.

Le réseau nerveux n'a pas plus d'indépendance que le tissu

propre des organes, et ne saurait produire à lui seul une manifestation normale qu'on pût nommer une fonction. Il ne
peut que transmettre les impressions du tissu propre des
organes d'un point à un autre, et sans eux il reste forcément
inoccupé. Il est vrai que nous le supposons ici tout-à-fait
séparé de la substance des centres ganglionnaires, laquelle est
douée des mêmes facultés que le tissu propre.

La fonction possède aussi deux éléments distincts, quoiqu'inséparables, et qu'il faut observer isolément, puisqu'ils ont
chacun leur caractère spécial et une certaine indépendance
qui fait varier les effets du fonctionnement suivant les proportions de leur mélange. Ils forment un dédoublement naturel
de la vie fonctionnelle que nous allons étudier sous les deux
noms de *vie d'impression* et *vie de transmission.*

Je suis fâché d'être contraint de m'écarter encore ici des
chemins battus par les physiologistes ; mais il est impossible
de méconnaître l'erreur dans laquelle ils sont restés au sujet
du fonctionnement. Ils attribuent exclusivement l'action fonctionnelle de l'organisme au tissu propre des organes, à l'exception de certains actes dont ils laissent au système nerveux la
possession exclusive. Ils font pour le réseau nerveux ce qu'ils
ont déjà fait pour la nutrition à propos de la vie individuelle.
Ils en agissent avec lui comme s'il était un des anneaux complets de la chaîne des fonctions, et qu'il fût capable d'actions
indépendantes.

Il est vrai qu'on le réunit à la substance ganglionnaire pour
cela ; mais c'est une double faute, car les ganglions possèdent
des propriétés fonctionnelles analogues à celles des autres
tissus d'impression. Ils sentent, perçoivent et veulent comme
les autres secrètent et se contractent, tandis que les simples
nerfs se bornent à *transmettre* les impressions. Il n'y a pas de
meilleur moyen, pour vous faire juger sainement de l'état de
la question, que de mettre sous vos yeux le tableau sommaire
de la fonction abstraite.

DESCRIPTION DE LA FONCTION ABSTRAITE.

Si vous tenez les yeux attachés sur la P. III, f. 1, représentant un organe pourvu de son armature nerveuse, vous ne tarderez pas à reconnaître que l'action combinée des deux éléments, qui constitue la fonction complète, ne comporte pas moins de quatre actes successifs dans l'ordre suivant :

L'excitant étranger *e* agissant en ı, développe l'*impression* étrangère. Celle-ci, *transportée* par n en g dans la direction de *t a*, est *retournée* dans celle de *t r* jusqu'au tissu propre d'où elle est partie. Elle y provoque l'*acte spécial*, et la fonction est exécutée, celle au moins que nous prendrons pour type.

On voit au premier coup d'œil, dans cette simple représentation de l'activité fonctionnelle, l'usage particulier de chaque élément, sa dépendance obligée, réciproque, et l'absolue impossibilité de compter pour une fonction normale l'action isolée de l'un d'eux en l'absence de son collaborateur, si toutefois il était capable d'en exécuter aucune dans l'isolement.

Avant d'entrer tout-à-fait en matière, il faut que vous soyez bien assurés de la valeur que j'attribue aux expressions le plus souvent mises en usage dans la description ; les mots *action propre, spéciale* ou *volontaire*, et le mot *impression*, par exemple, qui servent à distinguer les deux actions différentes du tissu propre dans la fonction normale et à comprendre son véritable mécanisme.

Je me suis servi, sans défiance, de ces expressions, les croyant bien définies. Je m'aperçois un peu tard, que l'on pourrait contester sur la réalité des phénomènes qu'ils représentent, et je cours au-devant des objections. Cela me fournira, d'ailleurs, l'occasion de compléter l'esquisse du fonctionnement, qu'il est bon de terminer pour n'y plus revenir.

Il ne faut pas croire que le mécanisme fonctionnel que je viens de représenter, soit la peinture complète de ce qui se passe dans toute fonction locale, ni dans tous les différents organes en toute occasion. Cette manière de fonctionner est bien celle des organes internes et celle du plus grand nombre des organes externes au moment où ils sont soumis à l'excitation des corps étrangers. Mais le système locomoteur est à peu près insensible à ce genre d'excitation lorsqu'elle est normale, et les ganglions nerveux y sont tout-à-fait inaccessibles. C'est là l'exception.

La fonction est un acte ayant toujours une certaine durée, même dans les cas où l'excitation primitive ne dure qu'un instant. Elle consiste en un cercle vibratoire d'actions élémentaires enchaînées qui, une fois lancées, ne doivent s'arrêter qu'au moment où les propriétés vitales de l'un des points matériels des éléments refuseront leur concours.

Lorsque, dans la fonction prise pour modèle, l'excitation étrangère vient à cesser, l'action circulaire n'en continue pas moins de s'exécuter ordinairement. Alors que la fonction s'est complétée par l'exécution de l'acte *propre*, l'action circulaire recommence par le procédé que voici : L'acte propre fait sur l'armature nerveuse, par le seul fait de son exécution, l'office d'*impression interne*, et une nouvelle série d'actes élémentaires continuent à se succéder en cercle, dans le même ordre que les précédents.

On a l'exemple de ces choses en permanence dans la vie réelle. Les émanations odorantes, suaves, sont vivement senties dans les premiers instants. Si l'agitation de l'air vient à les balayer alors, quoique nous ayons le désir de prolonger la sensation, nous flairons, le fonctionnement est on ne peut plus actif, seulement il est sans résultat en l'absence des odeurs.

La connaissance du mécanisme de la fonction dans les organes précédents se complètera facilement par la connaissance de ce qui se passe dans les muscles et les centres nerveux. Chez ceux-ci, le cercle des actes rudimentaires est exécuté dans le même ordre que dans les autres ; mais il commence par le troisième acte au lieu du premier, en raison de ce que ces organes reçoivent toujours l'impulsion par leurs nerfs. C'est ainsi que chez les muscles la volonté cérébrale, qui est leur excitant normal ordinaire, leur est transmise par le nerf et provoque la contraction. Celle-ci, par son seul fait, développe *l'impression de résistance* que le nerf rapporte au ganglion, et le cercle est complété. F. II.

Il ne faut pas ignorer que les organes à impression externe, peuvent aussi recevoir la première impulsion fonctionnelle, par l'extrémité G de leur nerf, laquelle, portée à l'organe, y provoque la sorte d'action propre que l'on peut nommer chez eux ÉRÉTHISME. Celui-ci forme à son tour une impression que le nerf transmet au ganglion, et la fonction se complète ainsi, quoiqu'il n'y ait pas eu d'impression externe. En voici un exemple :

Un homme obsédé par un rêve tout rempli de bruits inquiétants s'éveille pendant la nuit; il écoute attentivement, il n'entend rien. Il y a certainement ici toute l'activité nécessaire pour constituer la fonction. Elle est aussi complète que si des vibrations sonores avaient frappé l'oreille, mais l'action du tissu propre s'est bornée à l'éréthisme.

On voit d'après cela que dans le mécanisme fonctionnel destiné à servir de type, la suite des actes élémentaires étant celle de la F. I. : 1° impression ; 2° transport d'aller ; 3° transport de retour ; 4° action propre ; les deux actes du tissu propre, savoir : l'action propre et l'impression sont séparés par ceux de l'armature. On voit aussi que dans le mécanisme de deuxième espèce, les deux actes du tissu sont instantanés et même identiques. Ils sont le produit de l'excitation volontaire du ganglion, transmise par les nerfs, au lieu d'être celle d'un corps étranger provoquant le tissu d'une manière immédiate.

L'ordre dans lequel s'enchaînent les quatre actes pourrait sembler, en y regardant d'une manière superficielle, une invention faite à plaisir pour l'établissement d'une théorie lancée au hasard. Rien pourtant n'est plus certain que cette

succession voilée, si l'on s'en rapporte à la distribution anatomique des éléments. Elle est même facile à prouver par l'expérimentation. La compression du nerf en un de ses points, ne
suffit-elle pas pour supprimer tout acte volontaire, quand
d'un côté la volonté d'agir n'est pas douteuse et que, d'un
autre côté, l'on s'efforce d'exciter le tissu propre resté sain?

Si l'on veut entrer plus avant aux sources de la fonction,
il est facile d'y recueillir les preuves de l'existence réelle de ses
quatre actes différents, et la connaissance de la valeur que j'attache aux mots : *Acte propre, impression et transmission.*

1° On admet l'existence de l'impression étrangère dans
l'œil, parce qu'elle y est prouvée par la formation ostensible
de l'image lumineuse. On l'admet par analogie dans les autres
organes externes et dans les internes, soit contractiles ou sécréteurs, sous le nom beaucoup trop vague de *sensibilité*. Elle
est rendue tout aussi certaine dans la majorité d'entre eux, en
effet, par des preuves indirectes, que par l'observation directe
de l'image au fond de l'œil.

Il y a pourtant des exceptions notables auxquelles on ne
semble pas avoir pensé. Si le système musculaire transmet au
centre cérébral des impressions manifestes de Résistance,
elles sont à coup sûr la conséquence directe de ses propres
contractions et non de l'excitation étrangère. Celle-ci ne produit
jamais guères sur la fibre contractile d'autres impressions que
celles anormales, la douleur, par exemple, dont il ne peut être
ici tenu compte, lesquelles sont destinées à l'avertissement de
l'individu pour les besoins de la défense personnelle. Ici donc,
l'impression accompagne l'action propre et se confond avec
elle. Les ganglions nerveux sont dans le même cas, l'excitation
des corps étrangers ne peut les atteindre qu'à travers le réseau
nerveux.

2° On admet d'autre part, dans tous les organes, sans aucune difficulté, l'existence de l'action propre ou spéciale, sous
le nom de Contractilité. Elle est, en effet, prouvée dans la ma-

jorité d'entre eux, et notamment ceux de l'intérieur, par des manifestations directement observées. On la découvre sans difficulté dans le système musculaire, aux alternatives de contraction et de relâchement. On la trouve aussi chez les organes ganglionnaires, dans les perceptions, sensations et volontés.

L'existence de l'action propre peut néanmoins faire l'objet d'un doute chez les cinq organes de sens externe. Ils fournissent l'impression des couleurs, des sons, etc. Mais ce qui se passe alors dans leur tissu propre, étant pris pour la part entière de ce tissu dans la fonction, il en résulte que l'action propre serait nulle dans ces organes.

Cette difficulté, toutefois, n'est que spécieuse; car, indépendamment de la formation toute passive de l'image lumineuse par les verres réfringents de l'œil, par exemple, il existe encore dans l'appareil, d'autres actions d'espèce volontaire, fort actives et compliquées, dont le centre cérébral est l'excitateur exclusif. L'œil est fort complexe, il a des pièces destinées à changer les dispositions relatives de ses couches réfringentes, pour augmenter ou diminuer la quantité de lumière admise, agrandir et resserrer les images, etc. Or, c'est dans le jeu de ces compartiments et d'autres petits appareils accessoires, que consiste la véritable fonction du tissu propre de l'œil. Il en est de même dans les autres organes de sens.

La différence réelle entre les actes d'impression tout physiques des parties réfringentes de l'œil et ceux des autres parties de l'organe, s'exprime assez exactement par ces deux mots du langage ordinaire, *voir* et *regarder*. Un homme ouvre les yeux en plein jour, sans intention arrêtée. Il ne distingue rien parmi les choses qui se peignent sur sa rétine, parce qu'il n'y prend aucun intérêt. Et cependant il s'est formé des impressions qui ont pu être transportées et perçues; car, si elles n'ont pas produit d'émotions ou de pensées avant la clôture des yeux, elles peuvent en produire ensuite quelquefois, dans une opération de mémoire. Cette opération ne suppose dans le tissu de l'œil,

que la simple réfraction et la peinture de l'image sur la rétine ;
c'est *voir*. C'est un fonctionnement incomplet.

Un homme posté dans un taillis épais à l'affût, par une nuit
obscure, regarde très attentivement et ne voit pas. S'il ne se
forme pas alors d'image au fond de l'œil, cet appareil exécute
cependant une fonction des plus actives ; cela est *regarder*. Il
faut conclure de tout ceci, que tous les organes exécutent une
action propre et que tous sont impressionnables quoiqu'ils ne
le soient pas tous par les excitants étrangers.

3° La double transmission, par le tissu des nerfs, n'est pas
plus douteuse que l'action propre et l'établissement de l'impression. L'impression, quelle qu'elle soit, ne saurait aller du
tissu d'un organe vers son correspondant ganglionnaire, par
une autre voie que le filet nerveux, et la volonté du ganglion
est obligée de retourner à l'organe par la même voie. On peut
dire que les actes de transmission, quoiqu'ils soient les plus
obscurs du fonctionnement, sont ceux qui laissent le moins
de doutes sur leur existence. En résumé, cette description
sommaire de la fonction, me paraît suffisante pour prouver :

1° L'existence manifeste de quatre actions différentes dans
la fonction, lesquelles sont liées dans un ordre nécessaire ; ceci
doit servir à faciliter l'analyse des phénomènes pathologiques ;

2° L'existence indépendante des deux éléments d'impression
et de transmission et leurs relations indispensables ;

3° L'existence d'un cercle vibratoire d'actions différentes
dans l'organe qui fonctionne et pendant toute la durée de la
fonction.

Il serait à propos, en finissant, de réclamer votre protection
pour le mot vie d'impression que vous lirez à la tête de l'article
suivant. Il m'a toujours paru, malgré toute la tendresse pater-
nelle dont un auteur doit entourer de préférence les points
faibles de son œuvre, comme une des innovations les plus
malencontreuses à introduire dans le langage médical. Il a
pour mission de désigner collectivement deux phénomènes ;

or, il n'en rappelle qu'un seul, et même il désigne celui des deux qui se trouve le moins en vue dans l'activité du tissu propre des organes. J'ai pour excuse de n'avoir pu découvrir, dans la langue scientifique, un mot ayant la double signification requise. J'aurais dû, sans contredit, faire dérober au jardin grec, par quelqu'un de ses habitués, une de ces magnifiques racines qui semblent si douces au linguiste. Mais, au souvenir de l'ivresse qu'elles ont souvent produite chez les médecins, j'ai craint qu'elles ne me fissent perdre de vue le but de la science véritable et solide.

LIVRE II.

VIE D'IMPRESSION.

ACTIVITÉ DU TISSU PROPRE DES ORGANES.

TROISIÈME LEÇON.

Organisation et action spéciale des appareils fonctionnels.

La vie d'impression étudiée dans l'ensemble organique, sera pour nous l'action enchaînée des dix-huit grands appareils isolés par la pensée du réseau nerveux qui les accompagne. Elle se manifeste par les deux sortes d'actes déjà signalés, d'impression et d'action propre ; son but est l'exécution élémentaire la plus considérable, la plus variée et la plus importante de la vie fonctionnelle. Elle est déterminée primitivement par l'excitation des corps étrangers, et secondairement par l'influence réciproque des appareils les uns sur les autres, laquelle s'établit plus spécialement par les actes de transmission du réseau nerveux.

C'est la vie d'impression qui fournit toutes nos sensations, perceptions et volontés. C'est elle qui exécute directement

tous les actes protecteurs et conservateurs de l'existence individuelle. Les parties de l'organisme chargées de développer les
impressions et d'exécuter l'action propre, forment la masse
presque entière du corps humain; il n'en faut excepter que la
substance des nerfs séparés de leurs ganglions. C'est là ce que
nous nommerons, *élément d'impression, tissu propre* ou *élément principal*.

Ces parties forment l'élément fonctionnel le plus important,
par cela qu'elles ont une prédominance matérielle énorme sur
les nerfs proprement dits. Leur contingent d'influence dans
l'exécution de la vie individuelle, est aussi bien plus considérable par la variété de leurs manifestations, surtout en leur
adjoignant, comme il est juste, toute la substance des ganglions
nerveux. Ceux-ci, loin de se borner, comme la substance du
réseau nerveux, à transmettre des impressions, s'emploient
principalement à faire naître des sensations, des volontés et
des perceptions.

L'organisation et l'influence des nerfs qui forment l'élément
de transmission, sont infiniment plus uniformes et plus simples
que celles du tissu propre. Les nerfs sont uniquement chargés
de faire communiquer les unes avec les autres, toutes les parties différentes de l'élément d'impression, au moyen d'une distribution calculée de ses fils conducteurs.

Le système d'impression avait besoin, pour être capable
d'exécuter la part qui lui est attribuée dans les opérations de
la vie fonctionnelle, de prendre, dans les diverses régions de
l'organisme, des formes très variées en rapport avec la grande
diversité des besoins de l'économie et avec les causes externes
qui lui servent d'excitateur. Il est, à cet effet, distribué par
grandes parties fort différentes les unes des autres, au nombre
de dix-huit, qu'on peut nommer GRANDS APPAREILS, lesquels
sont chargés des dix-huit grandes fonctions de la vie.

Le plus grand nombre de ces appareils se divise et sous-
divise hiérarchiquement, à peu près cinq fois, en *petits*

appareils, organes, lobes, lobules ou faisceaux, et enfin en *granulations* ou *tubes, vésicules, fibres, lamelles.* Il nous faut étudier sommairement les divisions graduelles du grand appareil pour avoir une idée générale des effets de leur emboîtement successif. Cela nous servira plus tard à comprendre son mode de jonction avec les innombrables filets de l'armature nerveuse,

GRANULATION. — L'élément d'impression, dans sa plus grande simplicité, c'est la *vésicule* ouverte ou fermée, la *membrane* et le *tube* ou *canalicule* sécréteur, chargés de la préparation, de la conservation, du transport et de l'épanchement de la matière sécrétée ; c'est la *fibre*, la *membrane* et le *granule* solides ou demi-solides, chargés du mouvement, de la résistance, de la perception, de la sensation et de la volonté.

C'est la plus petite division possible de l'appareil. Nous supposons que cet organuscule forme un petit élément complet, déjà doué de complication anatomique et possédant ses nerfs et ses vaisseaux à lui. Il jouit de l'indépendance que donne un certain isolement. Il n'est déjà plus de la matière amorphe, vivante, ainsi que serait une partie de son entier qu'on aurait séparée, laquelle, considérée isolément, n'est plus arrangée pour faire un tout fonctionnel, mais simplement pour se nourrir. Il forme un ensemble dont les diverses parties dissemblables sont disposées harmoniquement de façon à produire en commun le résultat général qu'on nomme *fonction.* C'est ainsi que le tube secrétoire a des parois isolées qui transforment le sang artériel, une cavité qui conduit la nouvelle matière formée; la fibre a un corps et des extrémités attachées, etc. Tandis qu'une portion isolée de ces organes, ainsi que le serum sanguin amorphe, solidifié, nouvellement déposé dans un tissu, n'ont encore d'autre faculté que celle de se nourrir, ils ne sont pas encore organisés fonctionnellement.

C'est la simultanéité des actions partielles de tous ces petits appareils réunis, effectuées dans un même lobule ou fascicule dont ils font partie, qui constitue l'action générale du lobule. Le fonctionnement du lobule n'est que la résultante des actes particuliers des organuscules concourant tous au même résultat. C'est ainsi, d'ailleurs, que se composent, par l'emboîtement successif des petits organes dans ceux d'ordre supérieur, les diverses divisions qui constituent les grands appareils.

LOBULE, LOBE, ORGANE. — Le *lobule* et le *fascicule* se forment par la réunion d'une masse de canalicules, granulations ou fibrilles analogues, voisins les uns des autres, au moyen d'une enveloppe celluleuse ou membrane plus ou moins complète et imperméable. Tous les canaux sécréteurs se réunissent en un seul, ou bien, toutes les extrémités des fibres motrices s'attachent au même point solide. C'est ainsi que se forme la première agglomération de parties rudimentaires différentes, d'un même appareil. Le *lobe* ou le *faisceau* se forme par groupement de lobules ou fascicules d'espèce variable. On en peut dire autant de l'*organe* qui se compose de lobes et de faisceaux différents ou analogues.

Il y a cette différence remarquable entre les agglomérations successives, qu'elles s'isolent de plus en plus et se dessinent d'une manière plus tranchée dans l'économie, à mesure qu'elles grandissent pour arriver à la formation du grand appareil. Leur élément nerveux s'isole aussi davantage en branches spéciales. Leurs fonctions deviennent en même temps, et par la même raison, plus distinctement différentes et plus indépendantes les unes des autres,

On peut aisément comprendre qu'il soit très difficile à une seule des vésicules pulmonaires, saine d'ailleurs, de se refuser à l'admission de l'air atmosphérique dans un acte général d'inspiration. Cette résistance partielle doit être également assez rare dans un lobule du poumon. Mais elle est déjà facile à reconnaître dans un lobe ou une région plus étendue, et l'on a de fréquentes occasions de l'observer pendant quelques instants, avec des variations assez bizarres. Cela se voit chez les personnes très impressionnées, celles qui sont au début de la pleurésie, et celles dont le système pulmonaire est sujet aux manifestations paralytiques ou convulsives de cet appareil dans les affections asthmatiques, par exemple.

Il y a quelques-uns de ces rouages de l'organisme qui ne sont pas susceptibles des cinq divisions graduelles; ainsi, le foie ne forme guère qu'un simple organe, fort compliqué sans doute, et qui mérite à lui seul d'être compris au nombre des grands appareils les plus indispensables et les plus intéressants de la vie interne.

APPAREIL, GRAND APPAREIL. — Plusieurs organes d'espèce analogue ou différente à divers degrés, réunis dans un but de fonctionnement commun, composent l'appareil. Les glandes salivaires, la langue, les joues, etc., forment par leur assemblage l'appareil buccal, dont le but fonctionnel général est la formation du bol alimentaire. C'est de l'action de ces parties que résulte, par le fait de l'humectation et de l'agitation des aliments, la formation de la pâte à déglutir. On voit que si la plupart des organes associés pour cette œuvre commune diffèrent les uns des autres, il en est qui se ressemblent, telles sont les six glandes salivaires, etc.

C'est de la réunion des petits appareils que se forme le grand appareil. Celui de la vision, par exemple, est composé des appareils palpébral, moteur du globe, lacrymal et optique. Les grands appareils sont au nombre de dix-huit, savoir : *cérébro-médullaire, visuel, auditif, gustatif, olfactif, thermométrique, locomoteur, digestif, chylifère et lymphatique, hépatique, cardiaque, pulmonaire, aortique, spléno-thyroïde, rénal, adipeux, capillaire, veineux.*

AGGLOMÉRATIONS ET CONNEXIONS MATÉRIELLES DES GRANDS APPAREILS ENTRE EUX.

Les appareils principaux étant constitués par l'assemblage

successif de parties rudimentaires de plus en plus compliquées, il ne faut pas croire que la réunion et le placement de
ces dix-huit pièces capitales de l'organisme s'opère aussi
par un procédé qui ressemble en rien à la simple superposition.

Dans l'état d'agglomération, en quelque sorte circulaire, où
se trouvent les grands appareils, chacun d'eux est plongé de
toutes parts dans la substance des autres. Il n'y a d'exception
que pour quelques-uns dont une des faces est tournée vers
la périphérie du corps, ainsi qu'il arrive aux extrémités des
alvéoles d'un gâteau de cire. Leur placement, toutefois, n'est
pas laissé au hasard, comme dans un conglomérat de matières
inorganiques. Il est dirigé dans un ordre très intelligent et
très précis, en vue de l'unité harmonique du fonctionnement, P. IV, F. 9 et 13.

La loi de localisation peut se formuler en trois articles :
1° faciliter l'accès de l'excitant normal ; 2° donner au fonctionnement la liberté nécessaire ; 3° établir les relations textulaires entre les parties.

Les connexions des organes entr'eux sont de deux sortes
bien différentes, qu'on peut nommer vitales et matérielles.
Les premières sont effectuées par le réseau nerveux, et seront
amplement décrites avec la vie de transmission. Il ne s'agit,
en ce moment, que de celles opérées entre les appareils par
accollement réciproque plus ou moins immédiat de leur tissu
d'impression.

Les liaisons matérielles des organes sont d'autant plus étendues et plus immédiates, que celles d'espèce vitale sont plus
rares et plus interrompues par des anastomoses et des ganglions nerveux. Il existe à cet égard de remarquables différences entre les appareils internes et externes qui nous per-
mettront de les étudier séparément.

C'est ainsi que l'œil et l'oreille ont avec les appareils voisin

des accolements peu variés et de peu d'intérêt comparativement, tandis que leurs nerfs sont directs, courts et d'un volume considérable. La rate et le rein, au contraire, ont des
nerfs blancs d'une longueur très étendue, d'un très petit volume, avec des nerfs rouges, nombreux sans doute, mais formant des mailles anastomotiques très petites et toutes parsemées
de renflements ganglionnaires. Le tissu propre de ces organes
est, en récompense, complètement envahi par les canaux sanguins chargés de leur fournir la matière de leur sécrétion. Cela
leur constitue des relations très intimes avec l'appareil vasculaire en surplus de celles nécessitées dans tout appareil pour
les besoins de sa nutrition.

CONNEXIONS MATÉRIELLES DES ORGANES EXTERNES.

Ces appareils sont au nombre de sept, en y comprenant
l'intermédiaire général, savoir : cérébro-médullaire, locomoteur, optique, acoustique, olfactif, gustatif et thermométrique.
Leurs liaisons par le tissu propre sont d'autant plus considérables, que les actes de leur fonctionnement sont plus variés.
Voici le tableau succinct de leurs accolements, présenté dans
l'ordre décroissant de la variété des fonctions.

L'APPAREIL LOCOMOTEUR, muscles, os et corps fibreux, est le
plus compliqué de tous par la grande variété de ses fonctions,
et le plus considérable par son étendue et son volume. Il se lie
directement à un très grand nombre d'appareils et indirectement à presque tous.

Il sert de soutien au système adipeux et de protecteur aux
appareils aortique et veineux. Il enveloppe et attache l'appareil respiratoire, qui ne pourrait sans lui faire pénétrer l'air
atmosphérique et chasser l'air décomposé. Il lui prête un appareil spécial pour l'exécution de la voix, lequel se continue à
l'intérieur avec les cartilages et le tissu musculaire du poumon.
Le système locomoteur loge et protége l'appareil digestif.

Il lui fournit, aux deux extrémités, un système assez compliqué de muscles, faits pour aider l'introduction de la substance
alimentaire, ses premières préparations et l'expulsion du
résidu. Il se continue directement avec la couche musculeuse
de cet appareil.

Il enveloppe le foie dans les deux tiers de son étendue, s'y
attache fortement en arrière et le tient suspendu de façon à lui
imprimer des mouvements nécessaires, le préserver des chocs
violents de l'extérieur, et l'empêcher de tirailler ses attaches
vasculaires, trop faibles pour supporter son poids dans les
mouvements et les positions diverses du tronc.

Il sert de point d'attache fixe à la glande thyroïde; il se
borne à supporter le poids de la rate et des reins. Il fournit des
muscles aux organes excréteurs de l'urine, et se continue avec
leurs tissus érectiles ou musculaires internes. Il a peu de relations avec l'appareil chylifère.

L'appareil locomoteur fournit à chacun des cinq autres organes de sens externe, un mécanisme spécial pour l'aider dans
l'exercice de son action volontaire. C'est ainsi qu'il s'attache
en divers points de la face interne de l'enveloppe cutanée, à la
face palmaire des extrémités, au cou, au visage, au crâne, autour de toutes ses ouvertures, pour lui imprimer les mouvements nécessaires. Il sert en outre à la soutenir et lui prêter ses
formes extérieures. Il s'applique partout à la face interne de cette
vaste membrane, il agit sur elle comme un repoussoir général
qui la tient tendue et développée.

Il fournit aux autres appareils externes des anfractuosités
osseuses ou de véritables boîtes exactement adaptées où ils se
logent, comme le cerveau. Il procure à d'autres des muscles
communs pour faciliter l'approche de l'excitant. Tels sont les
inspirateurs, qui favorisent le contact de l'air le plus large possible dans l'action de *flairer,* et les muscles de la bouche qui
promènent l'aliment sur la langue. Il y a de plus, pour les fosses
nasales, des bandes contractiles propres à les dilater et resser-

rer, dans le but de favoriser l'accès ou le frottement de l'air sur la membrane olfactive.

Il donne à l'oreille et à l'œil des appareils complets et indépendants, pour favoriser leur jeu de machine optique et acoustique. Il leur en procure, en outre, d'autres extérieurs, pour établir et favoriser leurs rapports avec les vibrations sonores et lumineuses.

L'APPAREIL TÉGUMENTAIRE, appliqué par sa face interne sur le précédent, avec interposition de tissus graisseux en certaines régions, pour adoucir la dureté du contact des corps extérieurs et les anfractuosités de la périphérie, sert lui-même aux agents directs de la locomotion, de ceinture générale, comme une vaste aponévrose, pendant la contraction et le repos. Il le préserve, ainsi que le reste de l'organisme, du danger des variations brusques de la température.

La peau s'ouvre devant les quatre autres appareils de sens externe, pour laisser libre, suivant les besoins, l'accès de la lumière, des sons, des odeurs et des saveurs. Elle se continue, d'ailleurs, avec leur tissu propre, sur les bords de l'ouverture, afin de ne point laisser de véritable solution de continuité. Elle s'accole de la même manière au tissu propre des organes internes, qui sont obligés de communiquer avec l'extérieur. Elle se confond avec les muqueuses de la bouche, de l'anus, des voies urinaires, etc., dont elle tient les ouvertures disponibles.

L'APPAREIL GUSTATIF, qui fait aussi les fonctions d'organe thermométrique, de secrétion et de contact, comme la peau, se lie intimement au tube digestif par toute sa face interne; il en est une dépendance immédiate.

L'APPAREIL OLFACTIF est un peu plus spécial dans ses fonctions et, cependant, il est aussi lui-même une dépendance du canal digestif et plus particulièrement du système respiratoire, dont il tapisse l'ouverture extérieure. Il se lie au tissu de l'organe gustatif dans le pharynx.

LES APPAREILS AUDITIF ET OPTIQUE seuls, ont une spécialité

de fonctions bien arrêtée. Ils se lient seulement, comme nous
avons dit, aux systèmes locomoteur et cutané. Ils n'ont aucune
connexion avec les autres organes externes, si ce n'est que l'auditif communique par la trompe d'*Eustachi* et l'optique par les
voies lacrymales avec la muqueuse de *Schneider*, pour des relations fort secondaires. Ils ne se lient en aucune autre façon
avec les organes internes par le tissu.

L'APPAREIL GANGLIONNAIRE CENTRAL n'a de liaison anatomique avec aucun appareil, ainsi qu'il devait résulter de ses fonctions particulières. Son tissu ne peut être lié qu'avec le réseau
nerveux dont il est l'aboutissant général. Il a seulement des
rapports de voisinage avec les os dans le crâne et le canal
vertébral, ou quelques parties molles telles que les artères et
les veines.

CONNEXIONS MATÉRIELLES DES APPAREILS INTERNES.

Il n'est pas nécessaire de revenir sur les connexions que peuvent avoir ces appareils avec ceux du dehors, que nous venons
de signaler. Vous trouverez ici, comme dans ces derniers, que les
rouages les plus étendus et dont les actes sont le plus variés,
ont de plus nombreuses liaisons par le tissu propre.

L'APPAREIL ADIPEUX, en y comprenant le système fibrillaire
ou lamineux, sert d'enveloppe à tous les organes presque dans
tous les sens. Il remplit aussi leurs interstices et sert primitivement de base à leur texture, en affectant des dispositions spéciales dans chaque espèce et variant sans doute un peu dans sa
composition moléculaire.

LE SYSTÈME VASCULAIRE SANGUIN en son entier, communique
avec tous les organes et pénètre leur substance de manière que
la portion capillaire s'y perd entièrement. Il leur porte le sang
nécessaire à la nutrition, et à la fois, la matière des exhalations et sécrétions, quand les organes sont fabricateurs. Il sert
encore à leur enlever les matériaux superflus

L'APPAREIL LYMPHATIQUE, simple en comparaison, n'absorbant à l'intérieur des organes que les parties liquides laissées par le précédent, est beaucoup moins généralement répandu par ses racines. Il se joint en divers points au système veineux, où il verse les substances absorbées.

L'APPAREIL DIGESTIF est directement lié au foie par le canal excréteur de la bile. Il l'est encore indirectement par le système de la veine porte et des vaisseaux chylifères. Il touche une des faces de la rate et une grande étendue de l'appareil urinaire.

L'APPAREIL HÉPATIQUE a des liaisons intimes avec le système veineux mésaraïque et le cœur droit, par la veine porte et la veine cave. Il reçoit par le premier les matières de sa plus importante fabrication, et communique indirectement par le cœur avec le poumon.

L'APPAREIL SPLÉNO-THYROÏDE, tout rempli du tissu des vaisseaux qui lui apportent le sang à modifier, n'a que d'imparfaites liaisons avec les autres organes splanchniques.

L'APPAREIL URINAIRE, en ce qui concerne le rein, se trouve dans les conditions analogues à celles du précédent. Les urétères, la vessie, l'urèthre, ont en outre des attaches externes déjà signalées avec les muscles, la peau, les tissus vasculaire et adipeux.

Les connexions anatomiques entre les appareils ont des causes, des raisons d'être que nous aurons peut-être l'occasion de signaler dans une autre leçon plus à propos qu'en ce moment, où leur connaissance ne nous est pas indispensable. Quant à l'effet principal des connexions, il consiste à lier les fonctions dans un certain ordre dont nous allons chercher à décrire le parcours pour l'intelligence du mécanisme général.

On verra que, pour constituer l'union harmonique de l'ensemble, les appareils s'associent par groupes de collaboration. Il nous restera quelque chose encore à faire ensuite pour comprendre l'enchaînement général de la vie ; mais il convien-

dra mieux d'étudier entièrement la chaîne fonctionnelle, quand
nous aurons pris connaissance des connexions vitales ou nerveuses. Lorsque nous aurons étudié l'action spéciale de l'élément de transmission, et que nous pourrons le joindre à celui
d'impression pour constituer le fonctionnement à l'état complet, nous prendrons une idée plus juste et plus facile de la
marche régulière et successive des appareils.

LIAISON DE L'ACTIVITÉ SPÉCIALE DES GRANDS APPAREILS.

Les connexions textulaires les plus variées, les plus étendues et les plus importantes qu'il y ait entre un seul des grands
appareils et le reste de l'organisme, sont, ainsi que vous l'avez
vu, celles du système locomoteur. Il ne faut donc pas s'étonner qu'il serve à tous les autres et beaucoup à certains dans
leurs fonctions les plus actives. C'est à de telles circonstances
qu'il doit de se trouver dans une sorte d'antagonisme général
avec le reste des rouages organiques.

Du point de vue des effets matériels, du fonctionnement sur
la conservation de l'individu, l'action des organes semble évidemment se partager entre la locomotion d'un côté et le reste
des fonctions de l'autre part. On sait combien l'absence de cet
appareil dans les végétaux supprime chez eux de fonctions et
d'organes dont l'existence est inutile ou impossible sans lui.

La liaison fonctionnelle du système locomoteur est cependant bien plus intime avec le centre cérébral et les cinq organes de sens externe proprement dits, qu'avec le reste de
l'organisme. Il résulte de là que cet appareil forme avec eux
un groupe distinct qui peut servir de base à une division importante des appareils d'impression.

MÉCANISME DU FONCTIONNEMENT EXTERNE.

La liaison des fonctions, établie par les connexions textulaires dans les organes externes, n'est pas de celles qui déterminent l'enchaînement successif et régulier des actes divers.

Elle provoque seulement un mélange d'actions, irrégulièrement successives dans un même temps, selon le caprice des causes accidentelles.

C'est ainsi que l'excitation, partant de l'intérieur et provoquant le cerveau, peut, suivant la disposition organique, se porter sur le système musculaire général immédiatement sous forme de besoin instinctif de mouvement, et provoquer ses contractions sans autre but, ou s'orienter d'abord sur l'un ou l'autre des organes de sens, et de là se reporter sur les muscles en repassant par le cerveau.

L'excitation étrangère, externe aussi, peut indifféremment, après avoir impressionné les sens et provoqué le cerveau, revenir vers les sens ou se prolonger aux muscles. Dans l'exercice de la vie réelle, le fonctionnement commence de certaine façon, pourtant, et suit en général une marche différente, selon les différentes phases de la vie; mais il faut avouer que les connexions nerveuses sont la cause principale de cette sorte d'enchaînement.

Au commencement du jour, par exemple, lors du réveil, la succession des actes externes s'établit dans l'ordre suivant : c'est le cerveau qui, dans sa partie intellectuelle, commence la série des actes externes, parce qu'il s'éveille partiellement avec les sens divers. Il existe une grande ressemblance alors entre son action et celle qu'il exécute pendant les rêves. Le sens de l'ouïe s'éveille avec lui le premier. La vision s'établit ensuite, mais trouble et incertaine. Le sens de la température s'éveille en même temps que celui de la résistance dans les muscles. Il y a, dans tout ce croisement de fonctions, de grandes variations dues à l'influence des causes accidentelles.

Au moment où la faim se développe, quelque temps avant le repas, le cerveau, excité par le besoin général d'aliment vers sa base, sa région instinctive, met en activité le système musculaire, même avant que son action ait un but déterminé. C'est ainsi que les gens d'un grand appétit se promènent de long en

large en attendant le repas qui tarde à leur gré. Les sens de la
vue et de l'ouïe sont mis ensuite en état d'éréthisme, pour découvrir les substances alimentaires, quel que puisse être leur
état d'épuisement à la suite d'un long travail.

Lorsqu'ils ont découvert l'aliment, ils éveillent le sens de
l'odorat, puis ces trois sens réunis transmettent la connaissance de leur découverte à l'appareil cérébral, qui porte un
jugement et donne aux muscles des ordres et une direction.
Ceux-ci entraînent la peau dans l'acte du toucher et de la
préhension, ressentent en commun avec elle l'impression de la
résistance et de la température qu'on nomme dans leur réunion le *toucher*, présentent la substance alimentaire à l'organe
de gustation, l'introduisent et lui font subir les premières
formes de l'assimilation.

Après le repas naît la satiété; tous les organes externes
doivent rentrer pour un temps à l'état de veille paisible. Ils
sont alors soumis à l'influence souveraine des causes accidentelles, des passions et des habitudes. C'est alors le cerveau
qui prend la direction des six autres appareils externes. Il a
peu d'activité instinctive, et ses collaborateurs sont encore
plus que lui disposés à se tenir en repos, tant que les excitants
du dehors et quelque volonté réfléchie ne vient pas les en
tirer.

MÉCANISME DU FONCTIONNEMENT INTERNE.

Les connexions matérielles des appareils internes et la manière
d'être de leurs excitants naturels, rendent la succession de leurs
actes inévitable et obligatoire. Il suffit, en effet, de considérer
que leur but d'utilité finale est la préparation de la matière
alimentaire au profit de la nutrition, et que leur agencement
constitue une série de cavités soudées bout à bout, en diverses
manières, afin de conduire l'aliment à destination, sans désem-
parer, pour s'apercevoir que leur action doit être nécessairement progressive.

L'aliment, reçu dans l'ouverture supérieure du canal digestif, après avoir provoqué les actions qui lui font subir une première préparation, force le conduit œsophagien qui continue la cavité de la bouche à le recevoir et le verser dans l'estomac. Celui-ci pratique sur le bol alimentaire, qui l'excite, une deuxième opération après laquelle il le pousse dans l'intestin, qui le soumet à la dernière modification digestive.

Le tube général chargé de contenir et de faire passer l'aliment de l'extérieur jusque dans la profondeur des parties, semble s'interrompre ici. Sa continuité moins évidente s'effectue néanmoins, quoique ce ne soit pas au moyen de canaux largement ouverts les uns dans les autres, et elle n'est pas moins complète et infaillible. Il s'exécute dans le tissu muqueux une absorption moléculaire du chyle, au profit des vaisseaux capillaires sanguins qui le recueillent en partie, en même temps que les vaisseaux lymphatiques, par leurs extrémités béantes, absorbent le reste de ce liquide devenu libre dans les spongioles de la muqueuse.

Alors, le tube général est véritablement reconstitué; mais au lieu d'être unique il se partage en d'innombrables petits vaisseaux qui tendent à se réunir en deux troncs principaux, lesquels verseront séparément le liquide alimentaire dans le cercle vasculaire sanguin général.

Les vaisseaux lymphatiques portent le chyle qu'ils ont absorbé dans les glandes lymphatiques qui le modifient. Les veines en recueillent une partie et ils conduisent le reste dans le cœur droit. Les racines inférieures de la veine porte, qui ont absorbé directement l'autre partie du chyle, le jettent dans le foie en se capillarisant de nouveau, puis le transmettent au cœur droit par la veine cave inférieure.

Le chyle, mêlé dans le cœur droit à tout le sang veineux, est projeté dans le poumon par l'artère pulmonaire qui se capillarise. Il est mis en contact médiat avec l'air atmosphérique, modifié de nouveau, puis rassemblé par les veines pulmonaires pour être jeté dans le cœur gauche.

La matière alimentaire devenue chyle, puis sang artériel, est lancée par le cœur gauche dans le système aortique, pour être portée : 1° en certaine quantité dans des organes spéciaux, chargés de lui faire subir des préparations nouvelles, destinées à conserver dans la masse du sang des qualités indispensables; 2° en plus grande partie dans la profondeur du reste des organes, pour y servir à tous les usages des exhalations et sécrétions, à la formation de la réserve de la graisse et surtout à la nutrition générale.

Les vaisseaux capillaires qui distribuent le sang artériel à tous les organes, se continuent avec les veines auxquelles ils transmettent ce qui n'a pas été mis en œuvre et de plus ce qu'ils ont absorbé des détritus de la nutrition. Celles-ci rapportent le sang appelé veineux, jusqu'au cœur droit, où nous avons fait commencer le cercle de la circulation sanguine.

QUATRIÈME LEÇON.

Système vasculaire sanguin.

Il sera tout-à-fait indispensable d'étudier avec un certain développement, au chapitre de la vie de transmission, la distribution générale du réseau nerveux, pour se représenter fidèlement le mécanisme de l'innervation. Il ne serait pas facile de bien comprendre non plus le fonctionnement de l'élément d'impression, si l'on n'avait une idée juste de l'influence dont jouit la circulation sanguine sur la chaîne organique. C'est pour cela qu'il faut chercher à se rendre compte de l'agencement des diverses pièces de l'appareil circulatoire, de leur action sur le sang qu'elles contiennent et de l'influence qu'elles ont sur l'activité fonctionnelle des grands appareils.

La circulation du sang est d'une importance considérable,

parce qu'elle distribue dans l'organisme les matériaux indispensables à la nutrition de tous les organes et la substance destinée aux exhalations et sécrétions exécutées par certains d'entre eux. Elle possède ainsi la propriété de réunir les unes aux autres, toutes les parties de l'organisme, en leur partageant une substance liquide partout identique, au moyen de canaux qui les traversent de part en part et dans tous les sens.

Le système sanguin consiste en un nombre considérable de tubes continus, ramifiés en divers sens opposés, sans issue, dans le cercle desquels tourne le liquide nourricier, incessamment et toujours dans la même direction. Il faut l'étudier dans ses deux parties différentes, les vaisseaux et le sang.

VAISSEAUX.

Considérés dans leur ensemble, on peut se les figurer comme un tube unique formant un canal circulaire partout fermé, si ce n'est en quelques points de ses parois qui sont ouverts seulement pour admettre la lymphe et la substance alimentaire fournie par la digestion, P. III, F. 3.

Le sang ne peut ressortir des ouvertures L signalées, à cause de leur disposition anatomique bien connue et de la direction du courant général. Quant à l'exacte fermeture du cercle en d'autres points et notamment dans le réseau capillaire, elle ne saurait actuellement faire pour personne l'objet d'un doute, ainsi qu'il résulte d'une foule de raisons que nous aurons l'occasion d'apprécier dans le cours de cette leçon. Consultez par anticipation les P. I et II publiées en 1836, lesquelles, dessinées d'après nature, sous un fort grossissement, démontrent l'exacte continuité du système capillaire général et son abouchement direct et universel avec les artères d'un côté et les veines de l'autre.

Les principales régions du canal circulatoire ont une organisation et des fonctions qu'il faut étudier avec méthode. Les complications de leur agencement nous forceront à couper le cercle en plusieurs manières pour les isoler, suivant qu'elles diffèrent à divers points de vue. Si, comme dans la F. 3, vous pratiquez une section verticale, vous trouvez en A *le demi-cercle artériel* et en V *le demi-cercle veineux.*

DEMI-CERCLE ARTÉRIEL. Il a son origine dans le poumon, où il commence par une multitude de vaisseaux capillaires qui résultent de la ramification de l'artère pulmonaire. Ces vaisseaux, réunis en branches de plus en plus grosses à mesure qu'elles avancent, finissent par se réunir en quatre troncs qui se joignent et s'arment en même temps d'un puissant anneau contractile nommé COEUR GAUCHE. Au sortir du cœur, elles recommencent à se ramifier pour se distribuer à tout l'organisme dans la profondeur duquel on les voit redevenir capillaires. Il résulte de là, que le côté artériel du système circulatoire peut être figuré comme un tronc d'arbre représenté par *l'aorte*, implanté par ses racines dans le poumon et ramifié dans tout le corps. C'est ce demi-cercle de vaisseaux qui porte le sang du poumon à tout l'organisme, F. 6. A.

DEMI-CERCLE VEINEUX. Celui-ci, au rebours du précédent, naît dans les organes, au point où finit l'arbre artériel dont il est la continuation immédiate en N. Les veines se réunissent les unes aux autres, à mesure qu'elles avancent vers le poumon. Arrivées près de cet organe elles ne forment plus que deux troncs volumineux qui se confondent dans le *cœur droit*, et forment un seul tronc dans l'artère pulmonaire au sortir du cœur. Elles s'enfoncent dans la substance du poumon où elles se ramifient et s'abouchent au système artériel. Le demi-cercle veineux ramène de tout l'organisme au poumon le sang des artères et quelques autres substances absorbées dans les autres organes.

Il résulte de la disposition générale des deux parties du cercle vasculaire, qu'elles peuvent être comparées à deux arbres plantés à côté l'un de l'autre. Les deux troncs se touchent par l'adossement des cœurs, et leurs extrémités radiculaires ou ramusculaires étendues au loin, se réunissent à diverses distances du point de départ, f. 6.

Si vous coupez le cercle vasculaire horizontalement vers les deux régions N et P, f. iv, vous aurez trois zones inégales : au milieu des vaisseaux IMPERMÉABLES, I, artères et veines ; aux extrémités des vaisseaux capillaires PERMÉABLES, nutritifs et pulmonaires, N. P.

VAISSEAUX IMPERMÉABLES. — Si les vaisseaux artériels et veineux sont perméables, ce que je me garderais bien de nier, ils le sont tellement peu relativement aux capillaires et d'une manière si différente, que cela ne peut altérer l'exactitude de leur désignation.

Les ARTÈRES proprement dites commencent au cœur gauche et finissent à l'entrée du réseau capillaire nutritif. Elles sont, en général, droites, épaisses, béantes, fermes, élastiques et même contractiles ; elles reçoivent le sang foulé par le cœur gauche et le distribuent ordinairement jusqu'à leurs extrémités avec la vitesse qui lui est imprimée par les contractions du cœur. Elles ont cependant la faculté de lui résister au besoin et de ralentir ou accélérer localement la marche du liquide.

La propriété contractile des artères est surtout remarquable en ce qu'elle peut se diminuer ou s'accroître isolément chez l'une d'elles. Cela se voit dans certaines affections locales bien circonscrites ; mais je ne l'ai vu nulle part d'une manière plus frappante que chez les hypocondriaques, dont quelques artères de très petit volume présentent quelquefois de très forts battements vers les extrémités, en des lieux où la pulsation est ordinairement imperceptible. C'est ainsi qu'un organe peut être inondé seul parmi tous les autres, d'un courant de liquide nourricier très rapide, ou s'en voir presqu'entièrement privé, suivant l'état des propriétés vitales de son artère.

On devrait leur adjoindre les veines pulmonaires à partir du moment où elles quittent les vaisseaux capillaires du poumon, quoiqu'il y ait entre celles-ci et les artères véritables quelques différences de texture et de fonction ; car toutes deux sont affectées au transport du sang artériel, du point où il se forme jusqu'à celui où il est mis en œuvre.

LES VEINES commencent là où finit le réseau capillaire nutritif, auquel elles s'abouchent par des radicules bien plus nombreuses que les derniers rameaux artériels, P. II. Elles sont larges, sinueuses, minces, flasques et peu contractiles en comparaison des artères. Elles sont pourtant contractiles même avant la fin de leur trajet. J'ai vu, avec une extrême surprise, chez une chatte fécondée, qui venait de succomber, une veine du volume d'une petite plume à écrire, placée fort en saillie sous le péritoine de l'utérus, se contracter pendant plusieurs minutes, comme ferait une artère, avec une périodicité régulière, puis cesser toute action, s'affaisser et disparaître dans le parenchyme utérin.

Les veines, si différentes des artères par le nombre, la largeur et les sinuosités de leur parcours, se rétrécissent vers leur entrée dans le poumon où elles s'abouchent aux capillaires.

VAISSEAUX PERMÉABLES OU CAPILLAIRES. — Ces canaux, presque toujours invisibles à l'œil nu, semblent pénétrer la substance de l'organisme à de telles profondeurs, qu'ils prennent dans l'épaisseur des tissus, par leur calibre, environ le sixième de l'espace total, ainsi qu'il est aisé de le voir à l'inspection des deux Planches I et II.

Ils ont des parois extraordinairement déliées, même relativement à la petitesse de leur diamètre. Ces parois sont minces, à tel point que, dans le mésentère d'un batracien de petite espèce, elles sont encore plus transparentes que la mince couche de tissu cellulaire interposée aux deux feuillets de la séreuse. Cela pourrait faire penser que les capillaires sont de simples canaux creusés dans la substance des organes. Leurs parois quelconques sont, d'ailleurs, exactement continues et incapables de laisser répandre aucune partie du sang qui les traverse, et leur transformation en vaisseaux artériels ou veineux se fait d'une manière tout-à-fait insensible.

Je n'ai jamais vu, dans les vaisseaux que j'ai suivis sous le microscope, aucune solution de continuité qui puisse admettre la plus petite division de la matière demi-solide contenue dans le sang, ce qu'on nomme les globules. Cela ne permet donc pas d'admettre, en aucune proportion, la possibilité d'un épanchement de la matière sanguine en son entier, soit par des ouvertures latérales pénétrant d'une manière brusque et directe dans l'épaisseur du tissu demi-solide, soit par des vaisseaux secondaires décroissants, analogues à ce qu'on avait inventé sous le nom d'EXHALANTS et d'ABSORBANTS, F. 8.

Il devient, dès lors, évident que les parties du sang qui peuvent traverser les parois des vaisseaux capillaires ne sauraient, dans l'état normal, le faire par épanchement, et que ces parties ne peuvent être en aucun cas la matière des globules. Il est parfaitement démontré qu'il s'échappe du cercle vasculaire général une quantité de liquide au moins égale à celle introduite par la veine porte et le réservoir de Pecquet. La quantité dépensée pour entretenir l'équilibre de la masse du sang ne saurait passer à travers les parois des artères ou des veines; il faut donc que ce soit à travers celles des vaisseaux capillaires. C'est, en effet, ce qui a lieu en vertu de la loi découverte par Dutrochet. Ces parois sont elles-mêmes perméables aux gaz et liquides épanchés dans les tissus qui les entourent.

LES VAISSEAUX CAPILLAIRES NUTRITIFS sont ceux tournés en N dans la F. 4. Ils ont la propriété de fournir aux tissus qu'ils parcourent la substance liquide alimentaire. Ils reçoivent en échange, dans leur calibre, les liquides formés par la décomposition et d'autres substances absorbées par les tissus. Il y a certains de ces vaisseaux qui, situés dans le voisinage des surfaces, fournissent en même temps à des exhalations assez abondantes, passagèrement ou de manière continue ; tels sont ceux de la peau, des séreuses et muqueuses, etc.

D'autres vaisseaux capillaires de la même espèce, dite nutritive, semblent avoir de bien autres préoccupations que de fournir à la réparation de l'organe qu'ils parcourent et lui procurent à la fois des matériaux de sécrétion très abondants, comme dans la rate, le rein, les glandes salivaires, etc.

Les vaisseaux capillaires pulmonaires, distribués dans l'épaisseur des parois des vésicules aériennes en P, les imbibent de sang veineux qu'elles transforment en gaz. Ils reçoivent, en échange, des gaz tirés de l'air atmosphérique pour les mêler à la partie du sang restée liquide dans leur calibre. C'est là leur principale fonction, la pneumatose. Ils sont si peu faits pour nourrir le tissu pulmonaire en son entier, qu'il a été jugé nécessaire de fournir un système artériel nutritif spécial aux parties de cet organe qui n'ont pas de cellules et peut-être aux cellules elles-mêmes.

Si vous partagez enfin pour la troisième fois le cercle circulatoire en haut, par la ligne horizontale, comme dans la f. 5, vous aurez en P le demi-cercle circulatoire pulmonaire et en N le demi-cercle nutritif.

Le demi-cercle circulatoire pulmonaire ne forme que la plus petite portion du cercle vasculaire général. Il comprend le côté radiculaire des deux arbres artériel et veineux. Toutes les veines rassemblées dans le ventricule droit de l'*artère pulmonaire* se capillarisent dans l'épaisseur des parois vésiculaires. C'est là que le sang noir, mis en contact médiat avec l'air atmosphérique, devient rouge et nutritif. Au sortir des vésicules, les capillaires deviennent *veines pulmonaires* qui se réunissent de proche en proche et viennent se confondre dans l'oreillette gauche.

Il est fort intéressant de considérer cette partie du système circulatoire isolément pour comprendre l'importance de l'appareil pulmonaire. Il sert, en effet, lui seul, à *pneumatoser* tout le sang destiné à la nutrition et au fonctionnement de tout le reste de l'organisme. Il est, sans contredit, le plus important de tous ceux qui travaillent à l'*hématose* ou à la dispensation du sang artériel. Il est plus indispensable que le foie, la rate et le cœur surtout, cet organe tout simple, obéissant et passif en comparaison.

LE DEMI-CERCLE CIRCULATOIRE NUTRITIF est représenté par les deux arbres artériel et veineux, séparés de leurs racines. Il est important de remarquer ici que ces deux arbres, en se ramifiant, fournissent chacun de leur côté des branches placées à des distances du cœur, de plus en plus éloignées à mesure qu'elles tendent à devenir capillaires; que ces branches des deux troncs opposés, en se réunissant par les capillaires dans l'épaisseur des organes, forment des *anses*, lesquelles ne sont pas toutes de la même importance, ce qui nous oblige à les étudier séparément, F. 6.

LES ANSES de certaine importance, les plus courtes et les plus rapprochées du cœur, se perdent en général dans la profondeur des organes sécréteurs. Nous les nommerons FONCTION-NELLES. Elles sont remarquables en ce qu'elles sont d'un calibre considérable pour le volume de l'organe qu'elles alimentent. Elles apportent le sang artériel destiné à nourrir, mais surtout ce qu'il en faut pour alimenter les sécrétions. Elles rapportent au cœur droit le sang devenu veineux, simplement appauvri ou mêlé de substances nouvelles; telles sont celles qui se forment dans le rein, la rate, le pancréas, etc.

ANSES NUTRITIVES. — Celles-ci portent dans les organes qui ne sont pas fabricateurs ou qui ne le sont pas exclusivement, le sang propre à les nourrir. Elles sont moins volumineuses que les précédentes relativement au volume des organes qu'elles traversent. Elles sont tellement nombreuses et tellement différentes par la grande variété des organes qu'elles parcourent, qu'on éprouve le besoin de leur appliquer des désignations

4

particulières, suivant les régions à l'alimentation desquelles elles sont affectées. On les voit former des lignes distinctes, de plus en plus longues et éloignées du cœur, et de moins en moins actives à mesure qu'elles s'enfoncent dans des organes plus excentriques.

Elle formeront des anses *thoraciques, abdominales, trachéliennes, céphaliques, pelviennes,* et des *membres* supérieurs ou inférieurs. On pourrait même désigner ces petits systèmes circulatoires partiels, dans chaque portion des organes qu'ils pénètrent, par le nom de ces parties rudimentaires, s'il arrivait qu'on eût besoin en pathologie de pousser plus avant leurs distinctions hiérarchiques.

SANG.

Le liquide contenu dans l'appareil vasculaire sanguin doit être étudié dans les sources qui le fournissent, ses moyens d'épuisement, sa composition, sa qualité nutritive, sa distribution et ses usages.

SOURCES DE PRODUCTION ET D'ÉPUISEMENT. — Le sang destiné à tous les usages de la nutrition, des sécrétions et des exhalations, s'affaiblit et s'épuise incessamment. C'est pour parer aux inconvénients de la perte de ses qualités nutritives surtout, que le cercle vasculaire admet périodiquement l'entrée des matières chyleuses par les points que nous avons dits.

L'introduction à peu près continue de la lymphe par les mêmes voies sert à l'entretien de la quantité totale. Il faut encore joindre à la lymphe, comme ayant les mêmes effets, le détritus absorbé par les capillaires nutritifs dans l'intérieur des tissus ou sur les surfaces internes et externes. Il faut signaler, en outre, une autre sorte de produits fabriqués dans certains organes spéciaux, qui se mêlent au sang et dont l'effet doit être d'apporter une modification inconnue, mais nécessaire, à la conservation des propriétés de la masse. Tels sont les liquides élaborés par la rate et la glande thyroïde, etc.

L'admission périodique d'une quantité nouvelle de matière nutritive dans le système sanguin ne l'expose pas à s'encombrer, quoiqu'il n'ait pas d'ouverture visible pour laisser répandre le superflu. Ses vaisseaux perméables, par lesquels s'exhalent certaines parties du sang, forment une surface considérable, bien suffisante pour entretenir l'équilibre.

Les capillaires du poumon ne peuvent pas être bien dispendieux pour la masse totale du sang, s'il est vrai qu'ils se laissent pénétrer par autant de substance gazeuse qu'ils en laissent échapper dans l'atmosphère. Dans les capillaires fonctionnels et nutritifs, il en est bien autrement, et, d'ailleurs, ils ont une étendue de surfaces perméables bien des fois plus considérable.

Il est quelques-uns de ceux-ci dont le contenu, d'abord exhalé, retourne ensuite dans le cercle circulatoire, comme le liquide élaboré par le tissu propre de la rate et du corps thyroïde. Presque tous reprennent sous une autre forme le liquide par eux exosmosé, comme dans la nutrition et l'exhalation des surfaces séreuses. Quelques-uns n'en reprennent qu'une partie comme dans la muqueuse intestinale. Un petit nombre d'entr'eux, enfin, ne peut ressaisir la portion exhalée, comme dans le rein et la peau. C'est par ces voies diverses que s'échappe dans un tour complet de la vie une quantité de matière sanguine égale aux substances alimentaires introduites pendant cette période.

Composition physique. —Le sang, vu dans les vaisseaux, est un liquide coloré en rouge plus ou moins foncé. Si on l'observe au microscope par réfraction, dans les artérioles et les veinules dont la circulation est peu rapide, il se montre comme un liquide composé de stries ou de taches, or et rouge. Quand son mouvement s'arrête, les stries sont remplacées par des points.

Dans les vaisseaux proprement capillaires, lorsque la circulation est lente et incertaine, il apparaît manifestement composé de deux choses fort différentes : d'abord, un grand nombre de petits corps isolés qu'on nomme *globules*, et ensuite un liquide très transparent, dans lequel nagent ces corps demi-solides ; ce liquide est le *serum*.

SERUM. — La portion liquide du sang à l'état normal et vivant doit être soigneusement distinguée des substances diverses auxquelles on a donné le nom de *sérosité*, sans faire exception de celle qui se forme sous le caillot lors de la coagulation du sang à l'air libre.

Le serum est de beaucoup la partie la plus considérable du liquide sanguin. Il est indispensable au mouvement de translation des globules et l'agent unique et direct de la composition nutritive des sécrétions et exhalations. Il est impossible de le distinguer quand il est seul dans les vaisseaux appartenant à des tissus très minces. On peut seulement soupçonner sa présence à la vue d'une trace blanche qui marque le parcours du canal qui le contient. On reconnaît sa présence ordinairement à la direction suivie par les globules qu'il entraîne dans sa course.

Le serum est la seule des deux parties du sang qui puisse directement servir à la nutrition, à cause de son état physique de liquidité d'abord, qui lui permet la circulation indépendante et surtout la transsudation exosmotique à travers les parois vasculaires. La liquidité lui permet en outre les mouvements de translation au travers de la substance demi-solide des tissus, avec laquelle il est mis en relation au sortir des vaisseaux. Il doit sa propriété nutritive, en certaine proportion, à la plasticité dont il jouit, laquelle lui donne la faculté de se solidifier en temps utile et dans les formes convenables, à la place des parties dissoutes antérieurement par la décomposition.

GLOBULES. — Ils forment la partie demi-solide du sang en circulation et la moins considérable. Ils ont, à les voir isolément, une couleur dorée qui paraît tenir à un enduit infiniment léger, de matière colorante rouge. Ils sont moins transparents que le serum, alors même qu'ils ont perdu leur voile de matière colorante et surtout à leur centre, ce qui permet de penser que leur solidité s'augmente de dehors en dedans, à peu près comme celle du cristallin.

Je n'ai jamais vu de globules se dissoudre dans leurs canaux, à moins qu'ils ne soient restés à sec, et, néanmoins, ils s'arrêtent souvent lorsque la circulation générale se ralentit. Lorsque le serum leur fait défaut, ils se tassent les uns contre les autres en quelque point, deviennent bientôt impossibles à distinguer, et se laissent suprendre en cet état par la dessication générale des minces membranes qui les enferment.

Ils ne suivent jamais une autre route que celle du calibre vasculaire, et tant que le véhicule ne leur fait pas faute, ils nagent et tourbillonnent dans la même direction que lui. On ne les voit jamais se plonger dans la substance des tissus en dehors du vaisseau; cela même n'est pas possible.

Les vaisseaux capillaires n'ont pas d'ouvertures latérales propres à l'épanchement du liquide sanguin complet. Ils sont parfaitement continus dans toute leur étendue, ainsi qu'on le voit fort bien à la constance et à la facilité de la marche que suit le sang à l'intérieur. Ils ne peuvent avoir de communication béante avec les tissus, parce que, pour arroser ceux-ci de globules, facilement et partout, si cela était nécessaire, il faudrait, en raison du grand volume des globules relativement au calibre des canaux, des déchirures vastes et assez nombreuses pour faire ressembler ces canaux à des cribles plutôt qu'à de véritables tubes hydrauliques. Il est évident que, s'il y avait de telles ouvertures, elles seraient aussi visibles que les globules eux-mêmes, et que l'entrée de ces petites sphères dans de telles lacunes aurait été vue, dès l'abord, par les observateurs, F. 8.

S'il existe des ouvertures dans les parois vasculaires, elles sont de la nature des pores moléculaires imperceptibles de tous les solides ou demi-solides organiques les mieux fermés à la pénétration en masse des liquides imparfaits. Ces pores imaginaires, à l'existence desquels je n'ai aucune foi, comme ouvertures persistantes, sont toujours prêts à se laisser traverser en tous sens, à la faveur des lois d'endosmose et d'exosmose ; mais, entre leur diamètre et celui des plus petits globules sanguins à notre connaissance, il y a autant de disproportion qu'il en existe entre un petit cristal nouvellement formé dans un sirop, et l'espace métaphysique compris entre les molécules du sucre encore dissous et celles de l'eau qui le tient en dissolution.

Coagulation. — Le sang abandonné à lui-même, au sortir des artères et des vaisseaux capillaires, se coagule vite en une masse d'un rouge vif, ne donnant que peu de sérosité. Au sortir des veines, la coagulation est plus lente, le caillot plus foncé en couleur et la sérosité plus abondante. Le sang mêlé à de l'eau conserve sa liquidité ; le serum reste dissous et les globules solides. Ceux-ci ne tardent pas à se dépouiller de leur enveloppe colorante, ils se gonflent et se dissolvent de la circonférence au centre, et disparaissent ainsi graduellement.

À l'air libre, le sang pur forme un caillot qui, bientôt, se contracte dans la partie supérieure principalement, et fait sortir par expression la *sérosité*. C'est cette substance que nous vous conseillons de ne jamais confondre avec le serum. Celui-ci, en vertu de sa propriété dominante, la *plasticité*, est la seule cause de la formation du caillot. Cela est si vrai, que, quand il s'isole, comme dans la *couenne inflammatoire*, il forme à lui seul un champignon plus ferme et plus contracté que quand il reste mêlé aux globules.

La sérosité n'est que le rebut du serum, composée d'eau en très grande partie, laquelle, ne pouvant séjourner dans les mailles du caillot, en est chassée par expression. Cette eau retient, en s'échappant, comme un échantillon de toutes les parties organiques du sang. C'est ainsi qu'on y trouve encore du serum et quelques globules auxquels elle emprunte sa coloration jaune ou verdâtre.

COMPOSITION CHIMIQUE. — Elle est assez imparfaitement connue, et, pour l'instant, il n'y a pas grand mal. Elle consiste, au dire de quelques-uns, en une solution d'albumine dans un menstrue alcalin. On y trouve des sels de soude surtout, puis d'ammoniaque, de potasse, de chaux, etc., de même à peu près que dans toute sorte de substance animale.

La composition du sang et son entretien dans une sorte d'état vivant dépendent des sources dont il émane, des usages auxquels il est employé, du mouvement auquel il est soumis, et de la vitalité particulière à tous les vaisseaux et tissus qu'il traverse. Il est vivant à certain degré, dans toutes ses parties, à quelque point qu'on le prenne dans le cercle vasculaire, c'est-à-dire qu'il est doué de propriétés attractives et répulsives pour les tissus organiques divers. Il conserve en grande partie sa plasticité dans les veines, laquelle équivaut à la plus haute vertu du sang destiné à nourrir l'organisme et lui constitue une sorte d'activité fonctionnelle. Il la conserve encore long-temps après la privation de l'air respirable. Ainsi donc, le sang veineux est encore du sang artériel, mais affaibli.

Les divers éléments de la composition du sang sont unis par des affinités bien peu fixes, si l'on en juge par la facilité qu'ils ont de changer d'état. Il le fallait bien pour que le liquide nourricier universel, pût se prêter à subir tant de transformations auxquelles il est destiné. Il imprègne dans sa course tous les tissus différents de l'organisme, il fournit seul toutes les matières si diverses de la sécrétion. Il remplace toutes les substances organiques solides que décompose la nutrition, et se revêt aussitôt à leur place des propriétés fonctionnelles qui leur étaient attachées.

QUALITÉ NUTRITIVE. — Il faut bien distinguer la quantité du sang d'avec sa qualité nutritive, à cause de la différence très importante de leurs effets sur la vie. La dernière est bien supérieure à l'autre sous ce rapport, car elle dépend de l'abondance des matières alimentaires comparées à l'eau et à d'autres substances indifférentes ou nuisibles qui s'interposent. C'est elle qui constitue la véritable richesse de l'organisme normal. Elle se règle sur l'inhalation des substances assimilables fournies par la digestion dans ses relations avec la dépense qui se fait dans la recomposition des tissus et des sécrétions. C'est ainsi que la qualité nutritive augmente ou diminue, suivant que prédominent l'une ou l'autre de ces deux sortes d'actions opposées.

La composition nutritive du sang est à peine sensible à l'analyse chimique ; elle est beaucoup mieux connue par expérience. On sait que le sang, après avoir long-temps servi à la nutrition générale et aux diverses fabrications, sans être réparé par une absorption suffisante de matière chyleuse, devient de moins en moins nutritif quand même sa quantité ne diminuerait pas.

La richesse nutritive du sang doit particulièrement se manifester par l'abondance relative des globules, s'il est vrai que leur composition soit analogue à celle du serum. Ils semblent, en effet, jouer dans l'intérieur du liquide sanguin, le rôle de réserve, en attendant que le serum s'appauvrisse, pour le reconstituer en se dissolvant à propos. Ils seraient ainsi comme un nouet dans une infusion.

Cela n'a pas été constaté bien régulièrement, mais il est admis que les globules sont plus nombreux dans le sang artériel que dans celui des veines et qu'ils diminuent en général dans la masse totale, par la privation des aliments. On pourrait donc supposer que plus tard, lorsqu'on aura davantage étudié la question, il sera possible de se servir du nombre et du volume des globules pour déterminer la richesse nutritive du sang. Quelle que soit l'importance présumable des globules, elle n'est pourtant pas un motif suffisant pour faire admettre, comme on l'a toujours fait, leur présence immédiate dans l'intimité des tissus comme indispensable à la recomposition. Il est plus difficile de comprendre, en effet, leur emploi pour un tel usage que celui du serum ; car on sait que celui-ci est plastique et peut immédiatement se prêter à la reproduction de toutes les formes organiques, tandis que les globules, pour remplacer des tissus organisés, seraient obligés de se dissoudre préalablement, et cela n'est pas conforme à la grande simplicité habituelle des actes de la nutrition.

Au point de vue de l'effet des propriétés nutritives du sang, on n'a pas à s'occuper de savoir si, dans un temps donné, ces propriétés sont plus fortes ou plus faibles dans tel point que dans tel autre ; car la rapidité du mouvement et l'unité du liquide à son point de départ du poumon, entretiennent l'uniformité de richesse à peu près constante dans toutes les régions de l'organisation en un même temps. Ces propriétés sont, au contraire, essentiellement variables d'un temps à un autre.

Le sang est riche après l'absorption des produits de la digestion. Il est pauvre après un travail long ou fatigant, un jeûne forcé, le sommeil de la nuit entière. Il est pauvre accidentellement après un repas composé d'aliments trop peu substantiels ou d'espèce trop uniforme ; car il faut pour arriver à produire de l'albumine dans le canal digestif, des substances à la fois choisies par leur animalisation et formant un mélange compliqué de matières différentes. Toute l'expérience de la vie tend à démontrer ces choses.

La quantité nutritive du sang a des effets cachés que l'observation a fini par rendre évidentes. On sait ainsi que l'abondance de la matière assimilable favorise le mouvement de composition, les sécrétions et exhalations, tandis que sa rareté provoque la décomposition et l'absorption. Ses effets sur le fonctionnement général consistent à favoriser le développement des *attractions* et *répulsions* des tissus pour la matière nutritive.

Ces deux sortes de besoins, sentis ou non sentis dans le centre intellectuel, ont un immense poids dans la direction des actes de la vie fonctionnelle, car ce sont eux qui, joignant leurs alternatives à celles de l'excitation externe, servent à provoquer dans un certain ordre de succession, le repos et l'action des organes et à les diriger dans la voie de l'enchaînement.

DISTRIBUTION DU SANG. — Elle se fait dans une direction toujours la même suivant les ramifications des deux arbres vasculaires et le sang ne s'arrête jamais. Il passe incessamment du cœur gauche au cœur droit pour revenir à son point de départ. Le principal mouvement de translation du liquide est déterminé par les contractions du cœur, dont les deux côtés droit et gauche l'attirent et le repoussent dans le même sens. L'oreillette droite aspire le sang des veines et le ventricule le foule dans le poumon, tandis que l'oreillette gauche attire le sang du poumon et que le ventricule du même côté le lance par les artères dans le sens de l'oreillette droite. Il y a bien, pour aider à cette progression, la contractilité des vaisseaux imperméables et certaine succion exercée par les tissus autour des capillaires, mais elle est difficile à apprécier et moins constante que l'action cardiaque. Toujours est-il que la stase du sang a été rendue difficile par l'application de la force du cœur au centre du cercle et l'incessante activité des exhalations et absorptions qui s'exécutent à ses deux extrémités.

C'est par le mouvement circulatoire que les diverses parties de l'organisme sont tenues dans un contact incessant avec les parties du sang nécessaires à leur nutrition et à l'exercice de leurs fonctions spéciales. Le poumon et le foie, par exemple, sont toujours arrosés de sang veineux et les autres organes de sang artériel. La circulation met aussi le cercle vasculaire à la disposition des organes pour y verser leur superflu.

C'est encore la circulation qui sert à favoriser le mélange des divers éléments du sang veineux, de manière à maintenir sa composition dans un état aussi voisin que possible de l'homogénéité, lors de son entrée dans le poumon et celle du sang artériel au sortir du cœur. Dans les artères, le mélange est facile ; car, en supposant quelques différences de composition dans les quatre parties versées par les veines pulmonaires dans le cœur gauche, elles doivent être aisément effacées par l'agitation des cavités contractiles à l'intérieur desquelles elles sont déposées.

Dans les veines il en est tout autrement, surtout depuis leur origine jusqu'au cœur. Chaque veine sortant d'un organe particulier où elle a recueilli des liquides différents, mêlés au sang artériel qui n'a pas été mis en œuvre, contient, sous le nom de sang veineux, une substance qui doit beaucoup différer de celle rapportée par les autres veines. Il résulte de là que le sang des troncs veineux doit varier dans sa composition par zones, selon les affluents divers qu'ils reçoivent à différentes hauteurs, et même cette variété doit se déplacer d'un temps à l'autre, f. 6.

Cette sorte de bigarrure dans les différentes couches liquides superposées qui forment la colonne veineuse générale, loin d'être une cause de désunion dans les principes du sang est, au contraire, toute-puissante pour entretenir l'homogénéité nécessaire dans le sang artériel et une sorte d'unité générale dans la composition de la masse. En effet, si la totalité du sang parti du poumon au même instant, avait subi sur tous les points du système capillaire nutritif une altération analogue, et que cette altération eût été susceptible de varier d'un instant à l'autre, les zones veineuses auraient été bien plus disparates. Il en serait forcément résulté que le sang artériel serait devenu riche et pauvre à tour de rôle, et que la vie aurait été soumise à des chances tournantes qui pouvaient l'arrêter, pour cause de pléthore ou d'inanition d'un moment à l'autre. Le sang aurait eu des passages beaucoup trop chargés de matière nutritive et, peu de temps après, d'autres ondées presque réduites à l'état d'eau salée.

Quantité. — La quantité certaine du sang contenu dans le système circulatoire, est impossible à constater en aucun temps et chez aucun sujet, à cause de ses variations incessantes ; mais cela ne nous importe guères et l'on peut se contenter d'une mesure très approximative. Cette mesure, toutefois, nous est indispensable pour calculer aussi juste que possible la quantité spéciale du sang distribué dans chaque région de l'organisme, afin de bien comprendre l'importance relative des organes et particulièrement des organes fabricateurs.

Il est à remarquer, en effet, que ceux-ci, presque tous très rapprochés du centre circulatoire, peu volumineux pour la quantité de sang qu'ils reçoivent, ont besoin d'activer beaucoup leur travail à certains moments déterminés, et qu'il leur faut, toujours présente alors, une quantité suffisante de ce liquide pour alimenter momentanément leur industrie spéciale quand elle devient plus active.

Il faut, pour apprécier au juste le rôle particulier des divers organes, se figurer le cercle sanguin général comme un composé de cercles partiels, qu'on pourrait distinguer dans toute la longueur de leur parcours comme dans la r. 7. Il faudrait d'abord étudier la quantité probable de la colonne sanguine générale et le temps qu'elle met à parcourir le cercle vasculaire entier. On déduirait ensuite aisément les quantités dévolues à chaque organe.

Supposons, pour représenter le cercle général, le tube de la r. 5, partout égal en capacité. La longueur de c, g en N est de 1^m 40. Si elle était remplie et que chaque 0^m 05 de sa longueur renfermât une colonne de liquide pesant 70 grammes, elle contiendrait 28 colonnes ou près de 2,000 grammes de liquide.

Si chaque contraction du ventricule gauche dure 1 seconde, il faudrait 28 secondes pour faire arriver une colonne du point de départ au point N. Il faudrait donc ce temps au cœur pour remplir le système artériel s'il était vide. Il lui faut probablement le double de ce temps, car les artères et les capillaires à la suite, en se multipliant, augmentent la capacité du demi-cercle circulatoire, ce qui augmente la quantité du sang dans la même proportion, c'est-à-dire qu'il serait de 4,000 grammes et la durée du parcours de 56 secondes.

La longueur totale du système artériel, d'un autre côté, doit être réduite d'environ moitié, par la raison que si les ramifications excentriques ont cette longueur de 1^m 40, du cœur aux extrémités les plus éloignées, celles qui sont les plus rapprochées du cœur s'abouchent aux veines à quelques millimètres de cet organe. Cela réduit donc encore une fois de moitié la longueur du parcours, le temps du parcours total et la quantité du sang, qui se retrouve alors au chiffre de 2,000 grammes, comme la durée revient à 28 secondes et la distance parcourue à 1^m 40.

Pour ce qui est du système veineux, on ne peut lui appliquer ces chiffres comme s'il était l'égal de l'artériel. Il est beaucoup plus sinueux et plus large ; sa capacité ne peut être évaluée à moins que quatre à six fois de celle de son antagoniste. Il résulte de là que, si l'on ajoute la quantité du sang des artères à celle du sang des veines et du poumon, on obtient environ 12 litres pour somme totale.

La quantité cinq fois plus considérable du sang veineux, ne parcourt son demi-cercle de canaux que dans 140 secondes. On trouverait ainsi que le sang fait le tour de l'organisme en 168 secondes ou 2 1/2 minutes et qu'il parcourt une étendue d'environ 8 mètres.

La capacité particulière du cercle sanguin appartenant à chaque organe et le temps qu'il met à faire une révolution complète, peuvent être facilement établis sur ces bases. Il ne s'agit que de mesurer le calibre de la branche artérielle à sa sortie du tronc aortique, de la comparer à celui de l'aorte à son origine et de mesurer la distance complète entre ce dernier point et le point où la branche pénètre dans l'organe qu'elle alimente.

Les circuits partiels spécialement fonctionnels, sont d'une

étendue à peu près égale, car ils se distribuent à des organes situés presque tous à la même distance du cœur. S'il y a de notables différences pour le corps thyroïde et les reins, ils ont l'avantage de ne pas envoyer leurs veines au cœur par le chemin de la veine porte, et de regagner ainsi la rapidité que leur fait perdre un peu plus de longueur générale dans le parcours. Il n'est donc pas bien nécessaire de prendre plusieurs mesures pour ceux compris sous les dénominations de circuits stomachique, hépatique, spléno-thyroïde, salivaires, mésentériques supérieur et inférieur, et rénal. On pourrait même les considérer tous comme égaux en volume, à l'exception du mésentérique supérieur et du rénal qui sont à peu près doubles des autres.

Il résulte de là que si la majorité des circuits fabricateurs a seulement 1/10e de volume de l'aorte à son origine, et le 1/5e de la longueur totale du cercle vasculaire général, leur tour complet s'exécute en 67 secondes et ils peuvent passer en revue une masse de liquide égale au volume total du sang de l'organisme en 2,800 secondes ou 46 minutes. Il ne faudrait que doubler les chiffres pour les circuits rénal et mésentérique supérieur. C'est ainsi qu'il serait facile de constater l'importance particulière du rein et de l'appareil spléno-thyroïde. Leurs artères ont chacune 1/40e de la capacité de l'aorte. Elles ont environ 1/5e de la longueur du cercle général. Il en résulte que l'un et l'autre de ces appareils peut passer en revue toute la masse du liquide sanguin, ou son équivalent, en 224 minutes ou 4 heures environ.

Cela donnerait une merveilleuse facilité pour apprécier l'importance des organes auxquels se distribuent les diverses artères fonctionnelles. On prendrait une idée juste du rôle que jouent ces organes dans l'exécution générale de la vie, soit comme appareils sécréteurs ou de réserve, destinés à ménager la consommation de la substance nutritive lorsque le sang en est abondamment pourvu, pour les temps où elle s'est beaucoup raréfiée.

LIVRE III.

VIE DE TRANSMISSION.

ACTIVITÉ SPÉCIALE DE L'ÉLÉMENT NERVEUX.

CINQUIÈME LEÇON.

Organisation rudimentaire.

La vie de transmission consiste dans l'activité spéciale des nerfs proprement dits, considérés séparément de la substance des ganglions. Les nerfs sont principalement affectés au transport des impressions nées dans les diverses régions du tissu propre de l'organisme. Ils forment un réseau de cordons partout tendus entre les organes ; ils établissent des communications indispensables de l'un de ces organes avec tous les autres, afin de les mettre les uns par les autres en action tour à tour.

On peut se représenter la disposition et la manière d'agir de cet élément fonctionnel dans sa plus grande simplicité, par la F. 1 de la P. IV, comme si c'était une corde unique N tendue entre deux corps solides. Ceux-ci représenteraient alors les deux moitiés externe et interne de l'élément d'impression en E et I.

Si, dans cet exemple, un choc produit en I, F. 2, un ébranment, la corde N sera mise en vibration et communiquera l'ébranlement en E. Ceci est la représentation de la première partie de l'acte de transmission ; voici la deuxième. À l'occasion de la communication d'une première impression de I en E, il s'opère dans le corps E une vibration modifiée, que le même nerf se charge encore de transporter en sens inverse, de E en I. C'est la translation des ébranlements impressionnels dans les deux sens opposés, qui constitue l'activité particulière de l'élément nerveux dans l'acte fonctionnel complet des organes.

La manière dont s'exécute l'action élémentaire du cordon nerveux placé entre deux organes, pourrait être assez exactement comparée à ce qui se passe dans un fil conducteur d'électricité dont les deux extrémités plongent dans des liquides au sein desquels se passent des opérations chimiques. On admet que ce fil conduit en sens opposé deux courants de fluide électrique, l'un négatif et l'autre positif. Le fil nerveux est évidemment, à bien peu près, dans le même cas, puisqu'il porte les impressions d'un organe à un autre, et qu'il rapporte au point de départ des ordres qui déterminent l'action propre.

Il y a, dans le fil conducteur des impressions, trois choses différentes qu'il faut étudier séparément, savoir : l'ÉPANOUIS-SEMENT qui reçoit directement l'impression, le CORDON qui la conduit, et le GANGLION qui a le pouvoir de la laisser passer ou de l'intercepter au besoin.

ÉPANOUISSEMENT.

Le cordon, par ses deux extrémités, s'enfonce dans la profondeur des organes où il prend la forme de renflement, tubercule, pulpe et anses microscopiques. C'est cette partie extrême du nerf, mise en contact immédiat avec les divisions rudimentaires du tissu propre, qui sert à l'établissement des relations entre les parties différentes de l'élément de transmission. C'est elle qui reçoit directement l'impression du tissu propre et la transmet au cordon.

L'épanouissement possède manifestement en certaines régions une organisation spéciale pour devenir apte à recevoir des impressions également toutes spéciales. Cela s'observe particulièrement chez les organes de sens externe. En ces points de l'organisme surtout, il ne semble pas pouvoir être remplacé par d'autres parties du nerf.

Il paraît être organisé d'une manière à peu près analogue

dans tous les organes de sens interne. Il plonge dans leur intérieur avec les artères auxquelles il forme une gaîne de ses nombreux filets plus ou moins noueux et confusément anastomosés. Il s'y répand avec la même profusion que les vaisseaux capillaires.

Dans la peau, la muqueuse du nez et de la langue, il forme des houppes de filets anastomosés en arcade ou de tubercules terminaux, à ce qu'on dit. Dans les muscles, il forme un lacis d'arcades échelonnées. Dans l'œil et l'oreille, dont les surfaces excitables sont très bornées, il prend une disposition particulière. Il s'étale en membrane mince qui reçoit la peinture des images lumineuses, ou bien en pinceaux de filets tomenteux qui nagent au gré de liquides, au milieu desquels il reçoit le contre-coup des vibrations sonores.

Il ressort, on ne peut plus clairement, de la situation de l'épanouissement au fond du tissu, derrière la substance duquel il s'abrite contre l'excitation directe des corps extérieurs, et de la rareté de la substance nerveuse relativement à la matière propre dès organes, que l'épanouissement ne saurait se passer d'intermédiaire qui lui transmette l'excitation des corps extérieurs, et qu'il n'est pas le siége du développement de l'impression.

Ne sait-on pas, en effet, que, s'il était possible de mettre la rétine en contact direct avec la lumière, dans un œil préalablement vidé, elle ne pourrait donner à l'individu nulle connaissance de la forme ou de la couleur des corps lumineux.

Le son arrivant à des nerfs acoustiques privés de la lymphe de Cotugno ou de toute autre partie essentielle de l'oreille interne, ne saurait donner à l'épanouissement des nerfs auditifs l'impression normale de vibrations sonores.

Les substances sapides déposées sur les papilles d'une langue privée d'epithelium, sans autre lésion grave de la muqueuse, ne transmettent pas d'impression gustative.

L'excitation de l'épanouissement par une action étran-

gère a tellement besoin de lui être transmise par le tissu propre
dans lequel il est plongé, que quand elle lui arrive directement,
elle ne peut y développer qu'une impression plus ou moins
douloureuse pour éclairer le besoin de la défense personnelle,
toujours plus ou moins éveillée dans l'organisme.

La substance nerveuse est tellement peu faite pour recevoir
directement l'impression des corps excitants, que là même où
elle est plus voisine de l'extérieur, elle est presque toujours re-
vêtue de névrilême ou de couches membraneuses spéciales, indépendamment des épaisseurs plus ou moins fortes de tissu
d'impression interposé.

Ne voit-on pas le tissu propre de quelques organes, certainement privés de nerfs à leur surface, s'impressionner au plus
léger contact de substances très légèrement actives, et transmettre de vifs ébranlements instantanés à des nerfs sains ou
malades, profondément cachés derrière eux, les gencives et les
dents, par exemple?

Ces substances d'impression peuvent, dans leur état de maladie, devenir sensibles à des excitations qui les trouvent im-
passibles ordinairement, quoiqu'on ne puisse supposer chez
eux la création de nerfs anormaux qui viennent momentanément affleurer la surface. Réfléchissez à ce qui se passe dans
les tumeurs des os, des poils et des ongles.

Il est d'ailleurs évident que la sensation de résistance ou de
poids, que nous éprouvons si distinctement lorsque nous sou-
levons un corps, n'est pas déterminée primitivement par les
nerfs, mais bien par la contraction musculaire : or, c'est la
contraction qui forme la matière même de l'impression, et la
contraction n'a pas d'autre siége que le tissu propre. C'est
aussi la concentration et l'arrangement des vibrations sonores
dans l'appareil formé par l'oreille, qui constitue l'impression
musicale, au même titre que l'image peinte sur la rétine est
l'impression visuelle.

Si l'on peut représenter le système nerveux sous la forme

d'une seule corde épanouie par ses deux extrémités dans les deux parties antagonistes de l'organisme ; si cette corde est l'unique agent qui transmette les impressions entre ces deux parties ; si le tissu propre est le siége exclusif du développement de l'impression, il est évident que chaque épanouissement doit être chargé de deux actes rudimentaires opposés, ayant des résultats fort différents pour la partie de tissu dans laquelle il plonge :

1° Recevoir l'impression développée dans le tissu, pour la transmettre au cordon qui lui fait suite, dans le sens de I en E, F. 2. 2° Recevoir du cordon les impressions envoyées du tissu propre situé en E pour les communiquer au tissu I.

Dans les organes de sens externe, la lumière, le son, l'odeur, la sapidité, la température, développent une impression. Cette impression est transmise, ainsi qu'on le verra, au reste de l'organisme, lequel renvoie à l'organe primitivement impressionné, l'ordre d'agir ou de s'abstenir, et cet ordre plonge l'organe dans l'inaction ou l'éréthisme.

Dans le système musculaire, l'ordre d'agir commence ordinairement par provoquer une contraction, et l'impression qui résulte de cette contraction même, est secondaire et son transport ne s'effectue qu'après l'exécution de l'action propre, la contraction.

Dans les organes internes, on ne saurait dire lequel, de leur système nerveux ou des excitants étrangers, a le plus souvent la priorité dans l'excitation de l'acte propre ou des impressions. Si le sang et d'autres corps étrangers peuvent y développer des impressions primitives, il n'est pas douteux que leurs nerfs ne leur apportent accidentellement et même périodiquement à des époques régulières, des ordres pour exécuter leur acte propre.

Nous rencontrons ici la question de savoir si toutes les parties de l'épanouissement sont identiques par les propriétés, ou s'il n'existe pas dans son organisation, deux rudiments anatomiques chargés chacun de l'une des deux actions différentes, d'aller et de retour dans le transport des impressions.

On pourrait penser, par exemple, puisqu'on voit souvent au point de terminaison des nerfs dans le tissu des organes, deux filets réunis par une arcade, que l'un d'eux transporte et que l'autre rapporte les impressions à cet organe. Mais il n'est pas encore certain que cette doublure des filets terminaux soit universelle, et ensuite elle nécessiterait une extrême complication dans les grandes arcades anastomotiques des cordons nerveux. Il vaut mieux croire à plus de simplicité dans le fonctionnement, jusqu'à ce qu'on soit plus instruit à ce sujet.

Il y a cela de certain, c'est que les nerfs sont tous normalement impressionnables par le tissu dans lequel ils se terminent ; qu'ils sont tous *sensibles*, par conséquent, ceux des muscles aussi bien que les autres, car ceux-ci donnent la sensation de la *résistance* ou du *poids*.

C'est donc bien à tort qu'on appelle ces nerfs *moteurs* exclusivement, et quand on veut faire entendre qu'ils sont insensibles, c'est-à-dire qu'ils ne donnent pas la connaissance de l'irritation causée par d'autres agents que la contraction musculaire, c'est comme si l'on accusait d'insensibilité les nerfs de la peau, parce qu'ils ne sont pas, eux non plus, capables de donner connaissance de la lumière et des saveurs.

Il est évident que la portion de substance nerveuse qui sert à l'épanouissement des extrémités de l'élément de transmission, n'est pas faite pour accoler la substance du tissu propre dans tous ses points, comme pour s'y associer à quantités égales. On a déjà vu que le système capillaire occupait tout au plus la sixième partie du tissu propre ; or, l'élément nerveux épanoui, ne semble pas occuper la même étendue que les vaisseaux capillaires, à beaucoup près.

Le filet nerveux épanoui semble plutôt destiné, partout où il pénètre, à rayonner son action dans un certain périmètre, qu'à borner son influence innervative aux seuls points matériels qu'il touche immédiatement. Il ne répugne pas davantage d'attribuer au tissu d'impression la faculté de s'impressionner au contact de l'excitant étranger ou nerveux, dans un rayon bien autrement étendu que le seul point matériellement touché par l'excitant.

On peut voir, d'après ce que nous avons dit, que les deux portions externe et interne de l'organisme, formant la totalité de l'élément d'impression F. 1, représenté par les deux masses E, I, réunies par l'élément de transmission N, sont dans leurs rapports fonctionnels réciproques, de véritables antagonistes.

Les impressions étrangères, nées dans une des moitiés de l'organisme, sont destinées à devenir pour l'autre un ordre ou une excitation à l'action propre. Il en est donc de l'élément d'impression partagé en deux, comme d'un corps solide dont les deux moitiés seraient mises en rapport au moyen d'une corde tendue, ou de deux liquides en activité chimique liés par un conducteur métallique. Les vibrations des deux fluides électriques de nom contraire mis en liberté, ou les impressions nées à l'une des extrémités du conducteur, se propagent vers l'autre extrémité. Elles peuvent revenir sans cesse de l'une à l'autre jusqu'à ce qu'il y ait interruption du circuit.

En résumé, l'épanouissement I reçoit de la partie du tissu propre qu'il pénètre, des impressions étrangères qu'il transmet dans la direction du tissu E, pour lequel ce sont des volontés. Il reçoit en sens inverse des courants d'impression venus de la portion E qu'il communique en I où ils deviennent également des ordres.

CORDON.

Le cordon, le filet nerveux ou le nerf proprement dit, que nous continuerons de supposer unique, est la partie de l'élément de transmission chargée du double transport en sens opposé, des impressions nées dans les deux parties antagonistes de l'élément d'impression.

La composition de la substance du nerf ne paraît pas différer beaucoup de celle de l'épanouissement. Dans la disposition de ses parties rudimentaires, il en est autrement. Le nerf est réuni en une tige consistante ayant une enveloppe continue, tubulaire, qui renferme une infinité de subdivisions analogues à elle-même, toutes taillées dans une singulière masse filamenteuse, facile à dérouler mais non à briser. Cette masse homogène de filets semble avoir ses dernières divisions intérieures toutes formées de canaux microscopiques, à peu près du volume des capillaires sanguins et remplis de l'huile nerveuse qui circule par flocons à l'intérieur d'une manière fort aisée, f. 3.

Distribution des nerfs. Nous allons être forcés bientôt de quitter la fiction d'une corde unique servant à représenter le système nerveux entier. L'immense multiplication des granulations distinctes, en lesquelles se partage l'élément d'impression entier, à toutes lesquelles il faut un lien de communication nerveuse ou vitale, ne permet pas qu'une seule d'entre elles soit privée de son filet nerveux particulier. C'est ainsi que les nerfs se trouvent en réalité pour le moins aussi nombreux que les innombrables petites parties de l'organisme, capables d'une action fonctionnelle de quelque indépendance.

Il fallait, en outre, que le nerf propre de tout organe rudimentaire, fût en mesure de mettre cet organuscule en relation, non pas seulement avec un seul organe antagoniste, mais avec tous les autres organes de même ordre dans l'organisme entier. Si nous avions eu la charge d'une aussi délicate besogne, il nous serait peut-être venu l'idée de pourvoir toute granulation d'autant de filets qu'il y a de rapports à établir, et de faire rayonner ces fils dans l'intervalle qui sépare les organes, suivant la ligne la plus directe, pour les conduire tous séparément à destination. Une telle distribution aurait l'inconvénient d'être parfaitement impraticable. Elle aurait multiplié les fils de relation outre mesure et la place aurait manqué à l'intérieur. La figure 4 est destinée à faire comprendre que l'espace ne suffit pas dans les limites de l'organisme.

Le problème a été résolu tout autrement par le grand ordonnateur de ces choses. Afin d'économiser l'espace, chaque fil de dernier ordre a été collé à ses voisins, après avoir parcouru certaine distance, de façon à former un filet unique. Plusieurs filets voisins, réunis par le même procédé, dans une seule masse névrilématique, forment un cordon voyageant dans l'intervalle des lobules d'organes. Des réunions analogues, successives, hiérarchiques, finissent par ne former plus qu'un tronc unique très facile à placer entre les organes.

Pour ce qui regarde le fonctionnement, il était nécessaire de pourvoir aux relations de chaque organuscule avec tous les autres, et cela s'est fait par trois moyens excellents et très ingénieux. Remarquez, avant tout, que jusqu'alors nous n'avons semblé vouloir réunir qu'une moitié des organes à l'autre moitié opposée. Il suffisait alors d'un seul filet pour deux granulations que nous supposions antagonistes ; c'est-à-dire que si l'organisme se composait de cent granulations, il n'aurait besoin que de cinquante filets nerveux. Il lui en faudrait au contraire dix mille pour établir la communication de chacun avec tous les organes par le procédé impossible que nous avons signalé.

1° Il y a des filets d'anastomose en arcade entre les filets primitifs et dans les nerfs plus volumineux. Il n'est pas nécessaire de parler ici des communications possibles entre les nerfs renfermés dans la même enveloppe névrilématique, cela nous détournerait.

2° Il y a, dans la longueur des cordons, des dépôts de matière pulpeuse supplémentaire qui forment ce qu'on nomme les ganglions. Ces dépôts, communs à tous les filets qui les traversent, sont destinés à réunir leurs actes fonctionnels isolés, c'est-à-dire à tenir entre eux les relations toujours ouvertes. Les ganglions sont semés à différentes hauteurs sur le trajet des nerfs avant leur arrivée dans le ganglion central.

3° Il existe enfin un ganglion général qui sert de rendezvous aux deux moitiés interne et externe du réseau nerveux, leur évite la multiplication de filets ci-dessus mentionnée et fait communiquer à tous les impressions de chacun, d'une extrémité à l'autre de l'organisme, f. 5.

Dans la moitié du système de transmission épanouie à l'intérieur des organes externes, le cordon est blanc et ferme. Dans l'autre moitié, il est rougeâtre, brun ou gris et assez mou. Les cordons rouges, au sortir du tissu qu'ils pénètrent, sont placés autour des vaisseaux artériels où ils s'anastomosent fréquemment et s'entrecoupent de nombreux renflements ganglionnaires. Ils ne prennent une certaine consistance et ne s'isolent que quand les vaisseaux, en grossissant, viennent à leur manquer. Il y a des filets rouges allant de l'épanouissement au ganglion le plus voisin. Il y en a qui vont d'un filet ou d'un ganglion à un autre. Il y a de ces nerfs qui se joignent aux nerfs blancs. Ceux-ci marchent beaucoup plus long-temps avant de se joindre à leurs analogues, et les ganglions ne sont pas nombreux sur leur trajet, avant qu'ils atteignent l'axe central.

Les fonctions principales de tous les cordons paraissent être analogues. Elles consistent à porter les impressions diverses dans les deux sens opposés alternativement. On conçoit cependant que dans certaines circonstances, une sorte de volonté instinctive puisse naître dans la longueur d'un cordon, c'est-à-dire que l'impression y soit modifiée à son passage et retourne sur ses pas du point de départ avant d'atteindre les régions où elle était envoyée. Cela doit tenir à la disposition variable des propriétés de leur substance, suivant les accidents de la vie. Il doit se passer quelque chose de semblable dans

les actes bizarres des individus atteints d'affections dites nerveuses. Les cordons, néanmoins, sont principalement affectés
au service de la transmission.

En résumé, le cordon nerveux reçoit de ses deux épanouissements opposés des impressions étrangères ou des volontés
et les transmet d'un point à l'autre sans les altérer.

GANGLION.

Le ganglion est un renflement de substance nerveuse enve-
loppant les cordons de l'élément de transmission en divers
points de leur parcours. Il diffère du cordon et de l'épanouissement, par la disposition de la matière qui le forme et par les
fonctions.

La substance propre des ganglions, au lieu d'être uniformément distribuée en fibrilles longitudinales, se forme en
masses arrondies et granuleuses. Ils possèdent, ainsi que toutes les parties du premier élément général, la faculté de produire des impressions, lesquelles sont, du reste, beaucoup
plus manifestes chez le principal d'entre eux que chez aucun
des autres organes, dans leur tissu propre, F. 7.

La substance ganglionnaire dépasse ordinairement beaucoup
en volume les cordons qui la traversent. Elle constitue manifestement un organe indépendant, car elle reçoit leurs impressions et elle possède la faculté de produire la *sensation* et
la *volonté* qu'elle communique aux nerfs à son tour. Cela ne
peut être mis en doute, puisqu'elle n'a pas d'autres relations
matérielles que sa continuité directe avec le tissu des cordons,
et que ceux-ci ne possèdent pas eux-mêmes cette faculté.

Le ganglion peut intercepter plus ou moins complètement
l'impression qui circule dans les nerfs, la modifier et changer
la direction qu'elle semblait vouloir suivre dans le réseau des
nerfs. Lorsque l'impression y a développé l'action propre, le
ganglion dirige ses ordres dans le nouveau sens qui lui convient
et l'impression primitive est annulée par le fait.

L'action reflexe du ganglion bien constatée dans l'axe médullaire, ne saurait être davantage refusée à de plus petits
renflements. Elle sert manifestement à rendre plus rapide la
marche des impressions en la faisant plus courte. Les organes
qui ont émis ces impressions, en reçoivent plus vite la réponse,
quand, au lieu de l'aller quérir chez les antagonistes les plus
éloignés, cette réponse se trouve toute préparée à mi-chemin.

La faculté que possède le ganglion de changer la marche
des impressions, est surtout favorisée par cette circonstance,
qu'au lieu de donner passage à des filets isolés il en relie ordinairement un grand nombre. On ne peut encore savoir jusqu'à quel point l'accolement latéral de deux filets nerveux,
est susceptible de rendre entre eux les communications fonctionnelles possibles. La communication des impressions d'un
filet à celui qui le touche, est au moins probable quand ces
impressions offrent une grande intensité. Il résulterait de là
que dans les grandes réunions de filets blancs, on pourrait
voir une disposition capable de remplacer l'influence ganglionnaire et l'occasion de courants reflexes de sorte nouvelle. Il
est fort possible que les canaux nerveux communiquent d'un
filet à l'autre. Il est à regretter que cette circulation n'ait pas été
mieux observée par les micrographes. Il n'est, assurément, pas
impossible de suivre les courants de liquide nerveux à d'assez
longues distances dans un filet. Il faudrait s'efforcer de poursuivre les observations jusqu'aux points d'anastomose et surtout au moment où le filet pénètre un ganglion.

On peut voir dans la combinaison de l'élément d'impression
avec celui de transmission telle que nous la figurons F. 6, que
le ganglion quelconque est placé sur le trajet des nerfs comme
un point de repos et de correspondance pour les impressions
de passage. Lorsque celles-ci sont envoyées du tissu propre
d'un organe vers un organe antagoniste pour y demander une
réponse et un ordre d'agir, il a mission de donner lui-même
cette réponse, afin d'abréger la course et pour d'autres raisons

encore. Cela lui est rendu facile parce qu'il communique avec tous les antagonistes possibles et connaît en quelque sorte à l'avance leurs intentions, par le fait de l'influence réciproque générale.

Un organe, un épanouissement nerveux, un cordon et le ganglion le plus voisin, forment donc un appareil complet de fonctionnement, aussi bien que celui de la F. 1, car le ganglion y représente l'antagoniste. L'ensemble formé par l'épanouissement *e*, le cordon C et le ganglion G de la F. 6, constituent ce que nous pouvons nommer l'armature de l'organe, du tissu d'impression situé en E, sans laquelle cet organe est incapable de manifestation fonctionnelle. S'il était capable d'exécuter une partie de cette action, ce serait uniquement l'impression, laquelle resterait inefficace et laisserait l'organe impuissant à concourir aux actes d'ensemble de la vie individuelle.

DISPOSITION GÉNÉRALE DE L'ÉLÉMENT DE TRANSMISSION, ET FONCTIONNEMENT DE L'ENSEMBLE DU SYSTÈME NERVEUX.

L'élément de transmission, loin de se composer d'un seul cordon, ainsi que nous l'avions supposé pour le besoin de l'analyse, possède au contraire autant de cordons distincts qu'il en faut pour établir les relations de l'innombrable quantité d'organuscules rudimentaires indépendants, en lesquels se décompose l'élément fonctionnel d'impression.

Ces cordons, à leur départ, après un court trajet, s'assemblent par groupes et s'accolent les uns aux autres, de manière à n'en plus former qu'un seul plus volumineux. Ils inscrivent de cette manière dans leur parcours, une sorte de cône ou de pyramide, à sommet tourné vers le centre du corps, dont tous les fils réunis appartiennent à un même lobule ou fascicule, F. 8 B.

Le nouveau cordon sorti de ce cône a plus de volume et d'importance que les filets réunis dont il est composé. Il marche dans la même direction concentrique ; là, il rencontre d'autres cordons de même classe, auxquels il se joint pour former un nouveau cône d'ordre supérieur, appartenant à un lobe ou faisceau, F. 8., E et D

En vertu de cette disposition universellement adoptée dans toute la largeur du réseau nerveux, il y a formation successive de cônes de plus en plus étendus, emboîtés, formant à la fin dix-huit grandes pyramides terminales, différentes, se touchant par les côtés et remplissant la capacité limitée de l'organisme. Elles se terminent au centre par leurs sommets combinés, dans le ganglion cérébral, F. 9.

Ceci posé, le mécanisme de la transmission générale est facile à comprendre. Une impression née en A, F. 9, naturellement portée vers le centre, versée dans un réservoir commun C, autour duquel s'adaptent les fils de communication de tout l'organisme, peut se porter sur tous les points de l'élément de transmission, après avoir subi plus ou moins d'altération dans le réservoir commun.

Nous avons déjà vu qu'il y a d'autres moyens tout aussi infaillibles, moins longs et moins dispendieux pour faire communiquer les organes, tels sont la multiplication des ganglions au sommet des cônes nerveux successifs, avant leur arrivée au centre, l'accolement des nerfs sans ganglions, et enfin les anastomoses en arcades allant d'un filet ou d'un cordon à un autre de même ordre, F. 10, 11 et 12. C'est ainsi que la transmission est complètement assurée de chaque point à tous les points de l'organisme.

ANTAGONISME DES ARMATURES EXTERNES.

Il y a dans les relations fonctionnelles établies entre les organes, certaines directions plus fréquentées comme il y a des modes assez différents de communication qu'il n'est pas possible d'ignorer. Tout cela est prescrit et tracé par les besoins de la vie individuelle et favorisé par des dispositions anatomiques faciles à reconnaître.

C'est ainsi que les cinq organes des sens externes font, dans

l'état de veille, avec le système locomoteur, un échange continuel d'excitations réciproques activé par l'entremise de l'action
propre du cerveau. Ce sont les organes des sens placés comme
des sentinelles aux confins de l'organisme, pour veiller à sa
conservation et lui procurer toutes les choses nécessaires à la
satisfaction de ses besoins, qui mettent le système musculaire
en activité.

C'est pour arriver à des communications impressionnelles
promptes et faciles entre ces organes, les muscles et le cerveau,
que leurs armatures sont aussi peu que possible chargées
de substance ganglionnaire dans la partie excentrique ; que
leur course est généralement directe et leurs anastomoses
sobrement nombreuses. Il ne s'agissait pas, chez eux, que de
lentes, sourdes et continuelles impressions excitées à la périphérie, amassées petit à petit comme l'électricité dans une bou-
teille de Leyde, pussent faire explosion long-temps après sur
quelque point antagoniste.

Il faut, au contraire, que les vives et passagères images produites par l'excitation des corps extérieurs, toujours en présence, toujours menaçantes ou pleines de promesses, toujours
un peu accidentelles, provoquent immédiatement l'explosion
des jugements du cerveau et des contractions musculaires
destinées à repousser ou attirer les corps matériels qui les ont
produites.

ANTAGONISME DES ARMATURES INTERNES ET EXTERNES.

Il y a pour d'autres sortes d'impressions, un autre chemin
continuellement pratiqué, mais d'une autre manière. Ces impressions se dirigent dans le sens de l'espace qui sépare les organes internes des précédents. Il n'était pas besoin que les organes fabricateurs tinssent les organes externes bien au courant
des détails de leurs manipulations physico-chimiques. Ils n'a-
vaient pas non plus besoin de savoir comment leur parviennent

les matériaux propres à leur fabrication, si ce n'est fort en gros et dans les occasions solennelles.

C'est pour cela que de nombreuses masses ganglionnaires sont placées dans le réseau nerveux interne, afin d'empêcher la transmission directe de l'une à l'autre moitié de l'organisme. Il faut reconnaître cependant, que si les impressions instantanées et comme par étincelles, jaillissant du contact des corps étrangers, ne peuvent se propager habituellement d'une extrémité à l'autre, les relations n'en sont pas moins assurées et permanentes. Elles ont seulement une forme particulière calculée pour les besoins d'un service efficace.

Le courant d'impressions parcourant les organes externes, quoiqu'il ne se détourne entièrement vers la portion interne de la trame nerveuse que quand il est par trop violent, il ne laisse pas d'influencer les organes internes d'une manière permanente, ainsi qu'on peut le remarquer seulement par les oppositions de la veille et du sommeil Dans la veille, par exemple, il absorbe une grande partie de l'activité nerveuse de l'intérieur, tandis que pendant le sommeil il se laisse entièrement dominer par les courants des organes internes.

Le courant d'impressions internes, oblique, fractionné par les ganglions, agit par eux et principalement par le cerveau sur les nerfs externes. Cet organe, chargé d'exercer une grande influence dans la direction des courants volontaires établis entre les muscles et les sens externes, est lui-même dominé par la disposition instinctive que lui impriment les nerfs internes. Ceux-ci le chargent lentement, mais incessamment de leurs ordres secrets, et c'est là ce qui constitue la meilleure partie de ses déterminations volontaires et de ses susceptibilités sensitives, lesquelles constituent l'INSTINCT.

INNERVATION.

L'opération qui s'exécute dans l'élément nerveux, à l'occasion du transport des impressions, d'un point où elles sont nées vers un autre point de l'organisme où elles provoquent l'action propre, mérite bien d'arrêter un instant notre attention. Il n'est pas sans intérêt, par exemple, de rechercher quel peut être le mécanisme de ce transport et en quoi consiste la chose transportée.

Cette recherche nous apprendrait peut-être comment se produit ce qu'on nomme le *fluide nerveux,* comment il s'épuise et comment il se comporte dans ses pérégrinations à travers la chaîne des appareils de l'organisme. Ces choses sont intéressantes à beaucoup de titres, car elles sont capables de s'appliquer plus ou moins directement à la théorie de la vie normale et pathologique.

FLUIDE NERVEUX. — Il se présente ici tout d'abord cette question : La contraction d'une fibre musculaire, à l'occasion d'une volonté née dans le cerveau ou bien par le fait de l'excitation étrangère pratiquée sur un autre organe, est-elle le résultat de la circulation d'un fluide impondérable dans la longueur du filet nerveux qui fait correspondre la fibre contractée avec l'un ou l'autre de ces organes?

Vous admettez d'une part, que toute partie agglomérée de l'élément d'impression est douée de propriétés fonctionnelles spéciales, différentes suivant la composition intime de l'organisation de cette partie. C'est ainsi que la fibre musculaire peut se contracter, les granulations du foie sécréter la bile, etc.

Vous êtes obligés d'admettre avec moi que nulle manifestation normale apparente des propriétés fonctionnelles, l'action propre, en un mot, ne saurait avoir lieu sans l'excitation des autres organes, ainsi que vous l'avez vu démontrer par la description du mécanisme de la fonction abstraite. En effet, lorsque l'organe quelconque est isolé des autres par la destruction, le narcotisme, la simple compression de ses nerfs, de ses moyens naturels de correspondance vitale, il devient impuissant à fonctionner.

D'un autre côté, l'élément de transmission possède aussi des propriétés fonctionnelles spéciales qui consistent à transporter en deux sens inverses l'un de l'autre les impressions venues des organes entre lesquels il est tendu ; or, les nerfs n'agiraient pas, ne transmettraient rien, s'il n'y avait pas d'impressions développées vers ses épanouissements, s'il n'y avait rien à transporter. L'exercice de leurs propriétés fonctionnelles est donc aussi complètement subordonné que celui de l'élément d'impression aux lois de l'INFLUENCE RÉCIPROQUE, et l'on peut dire en principe :

« Que toutes les parties de l'organisme sont entr'elles en
» état continuel d'influence réciproque, et que l'exercice de
» leurs propriétés fonctionnelles est entièrement et toujours
» subordonné à la condition de cette influence. »

On comprendra, dès lors, qu'il ne soit en aucune façon indispensable d'admettre l'existence hypothétique d'un fluide impondérable pour expliquer les relations fonctionnelles à distance des organes entr'eux, non plus que celles des deux éléments d'impression et de transmission. La faculté que possèdent les nerfs de communiquer les impressions, laquelle n'est pas contestée, est un acte élémentaire de fonctionnement spécifique, ainsi que la contraction musculaire ou la sécrétion de la synovie, ni plus ni moins.

Il résulte de là que les nerfs transportent les impressions aux organes par un procédé qui tient de leur organisation, comme ceux-ci développent les impressions ou agissent en vertu des propriétés que leur donne leur organisation particulière. S'il ne faut pas de fluide impondérable pour expliquer l'exécution de l'action propre, la formation de la salive, par exemple, ou la formation des impressions externes, il n'en faut pas davantage pour expliquer la transmission.

Si l'on venait à vous objecter que l'influence réciproque, c'est-à-dire les attractions et répulsions variables entre les diverses parties du même organisme vivant, n'ont pas d'analogie avec celles des corps inorganiques. Qu'il y a une différence essentielle dans la nature des forces de ces deux classes d'êtres et qu'il ne peut y avoir de ressemblance dans la manière dont elles se manifestent. Qu'il y a nécessairement une force générale nommée *principe vital*, infus avec la vie des êtres organisés, laquelle est la base des propriétés des organes et la source du fluide nerveux. Que ce principe semble formé en opposition avec les forces des êtres inorganiques, fait pour lutter contre leur influence destructive de la vie et soustraire les organes à leurs violences. N'en croyez rien. *Verba et voces præterea que nihil.*

Répondez-leur sommairement que, sans parler de l'analogie des forces chimiques avec les propriétés nutritives, les forces physiques des corps inorganiques ne semblent pas différer par la nature et l'origine d'avec les propriétés fonctionnelles des êtres organisés.

Que la matière semble avoir été généralement douée, lors de la création, d'une force d'attraction et de répulsion à distance entre ses différentes parties distinctes, qu'on nomme *corps*. Sans cela, notre monde, tel que nous le connaissons, n'eût pas été possible.

Que cette force ou influence réciproque des corps, en est inséparable et varie dans ses manifestations suivant les combinaisons de circonstances variables à l'infini, auxquelles sont soumis tous les corps dans un univers toujours en activité : ainsi, la masse relative, la distance, la direction des surfaces en présence, la composition moléculaire, l'état des formes opposées, le mouvement ou le repos, la marche de compositions chimiques, la température, l'état magnétique, électrique, lumineux, sonore, etc.

Que cette force se modifie par des conditions fixes qui peuvent être calculées quand on peut les observer.

Que l'attraction réciproque des masses paraît être la source de toutes les autres forces, et qu'au moins elles ne peuvent ja-

6

mais s'y soustraire entièrement, alors même qu'elles semblent entraîner les corps dans des manifestations dégagées et tout-à-fait libres.

Que déjà la gravitation des corps terrestres vers le centre de la terre est une dépendance de l'attraction réciproque des astres, comme l'attraction qui rapproche un corps de petit volume d'un autre plus considérable à la surface de notre globe, est une dépendance de la gravitation.

Que les corps terrestres ne se livrent jamais exclusivement à des attractions et répulsions de petite importance quelconque, à moins d'avoir satisfait à l'avance aux lois d'ordre supérieur. Ainsi, la petite paille nageant sur un verre d'eau s'approche des bords ; mais, avant tout, elle obéit à la pesanteur en s'appuyant à la surface. Avant cela, même, elle gravite avec le globe entier qui l'entraîne dans son triple mouvement autour du soleil.

Que les êtres organisés, exactement formés de la même matière combinée différemment, sont dans la même obligation que les autres corps à cet égard. Ainsi, quand nous essayons de désobéir un instant aux lois de la pesanteur en sautant un fossé, quoique nous soyons projetés en haut par l'effort musculaire, nous sommes incessamment tirés vers la perpendiculaire, et notre course est elliptique tout aussi bien que celle d'un projectile inerte.

Que l'idée de différence entre les forces inertes et les propriétés vitales tient à la complication relative de la composition intime des êtres vivants et de leurs organes fonctionnels, et surtout à la difficulté de comprendre et de suivre l'enchaînement des phénomènes de la vie. Pour de moins bonnes raisons, beaucoup de phénomènes plus faciles à étudier ont été pris pour des miracles.

La première fois qu'on observe les phénomènes magnétiques, on s'en étonne volontiers ; tandis qu'on regarde avec infiniment moins d'admiration les effets de la pesanteur qui se manifestent sans cesse autour de nous. Et, cependant, lorsqu'on y pense, n'est-il pas bien merveilleux qu'une pierre soit solidement collée à la surface du sol, au lieu de voltiger librement. Elle fait cela par la seule force de sa masse, prétendue inerte, qui veut incessamment aller au centre de la terre par le chemin le plus court.

Qu'il n'y a pas de différence plus essentielle entre les relations attractives du cerveau et de l'organe du goût pendant le règne du besoin d'aliment d'une part, et l'attraction du pôle boréal de l'aiguille aimantée pour le pôle austral du globe terrestre, d'autre part, qu'on n'en trouverait, en y pensant bien, entre l'attraction magnétique et la pesanteur.

Que l'analogie entre les manifestations des forces physiques et fonctionnelles n'est pas moins frappante. N'est-il pas aussi étonnant de voir les vibrations sonores se rassembler dans une voûte et former un écho fidèle de la parole, que de les voir groupées dans les chambres et galeries de l'oreille interne pour y constituer une impression musicale transmissible? Pourrait-on dire qu'il y ait un abîme de différence entre l'effet du sommet rocheux et pointu d'une montagne, qui, d'une grande distance, attire un nuage électrique, et l'influence du cerveau sur les yeux et les muscles d'un chasseur qui poursuit une compagnie de perdreaux.

Qu'en définitive, il est impossible de voir les actes de double transmission par des cordes nerveuses, plus fidèlement copiés que dans la double circulation d'électricité qui se fait dans la longueur d'un fil métallique, dont les deux extrémités plongent dans un liquide en état d'activité composante et décomposante.

Répondez hardiment aux vitalistes que l'ingénieuse hypothèse du principe vital, fort utile en son temps, n'a jamais été néanmoins qu'une pâle copie de l'idée sublime de l'âme immortelle.

Que dès l'origine cette hypothèse est devenue fort embarrassante, parce qu'on s'est permis de la rapprocher d'un article de notre foi chrétienne dont elle pouvait compromettre le caractère de vérité révélée, tout en introduisant un obstacle fort inutile à la liberté de pensée nécessaire dans la science.

Que le principe vital se développe et meurt en détail avec les organes, à mesure que leurs matériaux se dissolvent ; qu'il ne saurait ainsi prétendre à l'immortalité et qu'il ne saurait être, à moins de cela, dans l'indépendance de l'attraction générale, non plus que les forces d'ordre inférieur.

Que l'influence réciproque des organes, un fait d'attraction et de répulsion constaté par expérience, ne touche en rien aux croyances religieuses et se comprend sans adjonction d'êtres immatériels, tout aussi bien que l'action des nerfs sans fluide impondérable. Tout le monde voit clairement de quelle manière peut s'exécuter la combinaison de deux forces distinctes qui tirent un corps en différentes directions et lui impriment un mouvement composé, suivant une ligne qu'on nomme résultante, sans qu'il y ait besoin d'une âme de second ordre pour remplacer les deux composantes.

Que l'attraction universelle, toujours et partout régnante au dedans et au dehors de nous, au lieu d'être destructive de l'organisation, est conservative au contraire dans la même proportion que nos propriétés vitales les plus précieuses. Nous tous, dans la jeunesse, avons rêvé follement de pouvoir glisser dans l'espace au gré de notre imagination. On ne s'est jamais avisé de punir l'indiscrétion de pareils souhaits en nous ôtant les liens de la pesanteur. Les vitalistes qui voient dans la gravitation un ennemi particulier de la vie individuelle, seraient bien embarrassés en son absence de tenir rassemblées les diverses parties flottantes de leurs faisceaux organiques déliés.

Malgré toutes les raisons qui peuvent nous permettre de nier l'existence d'un fluide nerveux, je viens vous conseiller de l'admettre encore, pour vous conformer au langage scientifique. Ce n'est pas que les physiciens croient bien fermement à l'existence des corps impondérables, mais ils en parlent par habitude comme de choses réelles et nous devons conserver avec eux des rapports de bons voisinage dont la langue qu'ils parlent est le plus court chemin. Il suffira, pour vous préserver de l'erreur, d'avoir toujours présent à l'esprit que le mot *fluide nerveux* signifie *influence réciproque* entre les organes ; et ses *courants*, *l'exercice*, l'activité des propriétés particulières du système nerveux.

En admettant qu'il y ait un fluide nerveux, il se présente d'abord la question de savoir si ce fluide est identique à l'électricité : or, ces deux choses nous semblent avoir de l'analogie, différer en beaucoup de points et ne pouvoir être identiques, sous peine de rendre la vie impossible dans tout le règne animal.

1° Le fluide nerveux a de l'analogie avec l'électricité par l'extrême rapidité de sa circulation ; parce que les animaux sont sensibles à l'influence des courants intenses d'électricité ; parce qu'ils sont même sensibles à des courants très faibles, mais long-temps continués, et que c'est toujours leur élément de transmission qui se montre le plus accessible à l'influence de ces courants.

On peut reconnaître cette influence aux modifications que subit l'organisme, surtout pendant l'état de maladie, aux heures du maximum des échanges d'électricité entre le sol et l'atmosphère. On les remarquerait encore plus vite lors des changements de climat, en faisant la part des influences météorologiques locales, et s'attachant à étudier seulement celles du courant général de la terre qui varie d'un point à l'autre de sa surface. On la verrait surtout d'une manière tout-à-fait manifeste en faisant les mêmes études pour les lieux endémiques et dans les temps de grande épidémie.

2° Il y a d'autre part de grandes différences entre les deux fluides électrique et nerveux ; car les instruments qui démontrent la présence du premier, à l'état libre, dans les corps inorganiques, sont insensibles à des courants très intenses de fluide nerveux. C'est ainsi que de petites anguilles, dites électriques, peuvent exécuter des décharges qui tuent ou paralysent des mammifères de grande taille, même à distance, sans que ces décharges produisent sur des électromètres des effets notables ou proportionnés à la violence manifeste des courants éjaculés. Il faut, en sens contraire, que les courants électriques faibles agissent sur de grandes surfaces et pendant un temps considérable, pour déterminer des effets appréciables sur l'organisme. Les décharges modérées ne produisent sur nous que des effets légers en comparaison de ceux développés dans les liquides ou les gaz inorganiques.

3° Si le fluide électrique avait été complètement identique au fluide nerveux, il aurait eu sur nos organes et sur les nerfs en particulier, la même influence. Il aurait eu chez eux la même liberté d'entrer ; or, comme dans le milieu que nous habitons, sa puissance est incomparablement plus grande que celle du fluide nerveux, il nous aurait enlevé toute spontanéité d'action, il eût même rendu la vie impossible. La puissance des courants électriques de la surface du globe n'a que trop d'action sur notre espèce en certains temps et certains lieux exceptionnels. Elle en possède trop déjà, pendant la maladie, aux époques régulières de *maxima* et *minima*, de circulations électriques qui se manifestent quatre fois en un jour, mais particulièrement le soir, et le matin avant le lever du soleil.

Ces quatre exacerbations journalières de l'influence électrique n'ont pas, ainsi que nous le verrons plus tard, de rapports bien exacts avec les phases normales de la vie fonctionnelle. Celle-ci veut être excitée successivement et régulièrement par régions, dans un ordre dont le système nerveux connaît seul le sens.

Il n'est pas besoin de dire que nous sommes obligés de nous mettre soigneusement à l'abri de ces vastes commotions, avec ou sans étincelle, qui ne nous atteignent guères sans nous foudroyer et, pour le moins, nous laisser paralytiques. Il faut pourtant dire en finissant, que l'analogie des deux fluides nerveux et électrique et la grande puissance du courant magnétique terrestre, doit donner à celui-ci sur notre élément de transmission, une influence permanente d'une activité notable dans la direction de la vie. On ne s'en est jamais occupé, mais il serait fort utile de l'étudier au double point de vue de l'hygiène et de la thérapeutique.

En résumé, si les forces ou propriétés des organes, sont à elles seules tout ce qui constitue le fluide nerveux, il est clair qu'il n'a son siége habituel ni sa source dans le système nerveux plus spécialement que dans l'élément d'impression.

Si les forces organiques sont en état de lutte permanente comme les électricités développées dans des mélanges liquides en activité qu'on met en relation par un fil métallique, ce sont elles qui permettent aux organes de s'équilibrer et d'établir un état d'unité dans l'ensemble des activités de la vie.

COURANTS DE FLUIDE NERVEUX.

L'influence réciproque des organes est représentée par de doubles courants inverses, simultanés ou successifs dans la longueur des cordons. Il y en a de deux sortes, la première permanente et générale, la seconde locale et passagère.

LE COURANT GÉNÉRAL PERMANENT consiste en un échange continu d'influence entre tous les organes. Cette sorte de compression réciproque exercée de toutes parts, variable d'un instant à l'autre dans son intensité totale, est l'expression exacte de la force ou de la faiblesse individuelle. Nous ne désespérons pas de voir mesurer plus tard la quantité totale du fluide nerveux d'une manière approximative pour les besoins de la pratique, au lieu de voir le médecin livré à de simples soupçons au sujet de la richesse ou de l'épuisement des forces de ses malades.

Le courant général tient les actions diverses de l'organisme toujours préparées dans chaque appareil, puisqu'il est le résultat de l'ouverture continue des relations nécessaires entre tous.

Il augmente et diminue sans cesse par le repos et le fonctionnement des organes pendant qu'ils se recomposent et se décomposent, car leurs forces augmentent et diminuent sans cesse
avec ces alternatives. C'est pour cette raison qu'il peut être
nommé courant *nutritif.*

Les deux états de repos et d'action dans la partie externe
de l'organisme, règlent l'augmentation ou la diminution générale des forces, à cause de la supériorité du volume de ce groupe
d'appareils sur le reste de l'organisme. Ils décident par conséquent de l'activité du courant général et peuvent servir à l'apprécier. Cela n'est pas sans importance pratique, car ces organes sont plus accessibles à l'observateur.

Le courant général occupe évidemment toute l'étendue du
réseau nerveux général pendant la durée de la veille, parce
qu'alors toute la trame est ouverte aux correspondances. Elle
se remplit d'actes très variés comme les accidents de la nutrition et du fonctionnement. Pendant le sommeil, au contraire,
le centre du réseau appartenant aux appareils externes est inactif et ses courants doivent se réfugier à la périphérie, où les
extrémités nerveuses sont liées par des arcades anastomotiques
formant un réseau excentrique embrassant tous les organes
du groupe, F. 9 et 12.

S'il était nécessaire de comparer le courant général, composé de l'influence partielle de tous les organes, changeante
et croisée en mille manière, à quelque chose qui pût en faire
comprendre le mécanisme, il n'y aurait rien de mieux à choisir que ce qui se passe dans un vase où des corps solubles, différents, ayant de l'affinité les uns pour les autres, sont plongés de temps en temps au milieu du liquide chargé de les dissoudre, puis retirés les uns après les autres et plongés de nouveau.

COURANTS INSTANTANÉS, LOCAUX, FONCTIONNELS.

Nous avons besoin de désigner ainsi les courants exécutés

dans les armatures d'organes actuellement soumis à l'influence d'excitants étrangers. Ils succèdent au développement des impressions ou de l'action propre, ou bien ils les excitent. C'est pour cela qu'on peut les nommer aussi fonctionnels.

Ces courants ne se bornent pas au transport des impressions d'un organe vers l'antagoniste le plus direct et au retour vers le point de départ. Ils vont et viennent, pendant toute la durée du fonctionnement, un grand nombre de fois en sens inverse et dans des directions fort peu constantes, jusqu'à l'épuisement entier de tout l'intérêt que pouvait inspirer aux organes l'impression primitive plus ou moins modifiée dans son parcours. Il faut étudier les courants partiels dans la direction qu'ils suivent, leur étendue, leur force, leur vitesse et leur durée.

DIRECTION DES COURANTS FONCTIONNELS. — Elle est soumise à la distribution et aux communications plus ou moins favorables des différentes parties de l'armature générale. Elle dépend aussi de l'état actuel des forces dans les diverses régions de l'organisme qui les rend diversement impressionnables.

La distribution anatomique du réseau nerveux, oblige ordinairement le courant nerveux, parti d'un organe excentrique, à se diriger vers le plus prochain accolement de filets, par ganglion ou autrement. On ne peut nier cependant, qu'il ne s'en distraie quelque chose latéralement en faveur des anastomoses, dans la majorité des cas ; et cela tient probablement au besoin des organes d'agir par masses plutôt que par petites régions.

Il ne me semble pas mal d'admettre une circulation latérale des courants, déviée du chemin des embranchements nerveux concentriques, au moins accidentellement et lorsque des impulsions et des intérêts puissants sont en activité dans l'économie. On observe en effet, quelquefois, de vives sensations douloureuses qui se propagent en ligne manifestement directe, dans des régions où les nerfs sont flexueux. On peut se sentir

le corps transpercé de haut en bas par une douleur comparable
à un coup d'épée. Les courants électriques ne sont pas étrangers non plus à de telles inconstances dans leur marche le long
des constructeurs directs, et l'on voit souvent la foudre qui-
ter, à notre grand préjudice, la corde métallique des paraton-
nerres.

Les actions volontaires excitées dans les ganglions externes
se projettent généralement vers les organes qui ont envoyé
l'impression provocative. C'est ainsi que quand la muqueuse
olfactive fait la découverte d'un corps odorant très désiré pour
la satisfaction du besoin d'aliments, le cerveau lui renvoie l'ordre très pressant de *flairer*, et met en même temps à son service toutes les puissances accessoires dont il peut s'aider pour
exécuter une fonction profitable.

Les ganglions peuvent cependant choisir la direction des
courants qu'ils provoquent, dans un autre sens que celui de
l'arrivée de l'impression primitive, car ils sont placés au sommet d'un cône de filets et correspondent également avec tous.
Les organes tournés vers la base du cône tendent, au contraire, à concentrer les impressions, F. 9. Il faut faire attention
que l'impression projetée par un organe de sens externe vers
le ganglion cérébral, ne semble pas, en beaucoup d'occasions,
l'affecter beaucoup. Elle peut se glisser dans les nerfs locomo-
teurs immédiatement.

Dans les organes internes, il en est autrement. Les nombreux
groupes de granulations, vésicules et tubes isolés, analogues,
qui composent le tissu fabricateur, ayant besoin de s'entendre
pour opérer avec ensemble dans la fonction de l'organe, leurs
armatures individuelles sont réunies par groupes hiérarchiques
au moyen de nombreux filets latéraux en arcade et isolés dans
un autre sens par des ganglions placés à plusieurs étages entre
l'organe et le ganglion général, F. 5, I.

Ces ganglions ainsi superposés, afin d'abriter les fonctions
internes de l'influence trop mobile et un peu turbulente des

courants externes, servent encore à concentrer des courants internes dans les limites des organes où ils sont nés. C'est ainsi que le sang où toute autre substance liquide ou gazeuse développe dans un point limité de tissu, un courant qui se projette vers le ganglion le plus voisin, un petit cerveau de toute cette région. Ce ganglion ayant la double faculté de réfléchir l'impression vers le point de départ et vers des ganglions plus élevés, la renvoie d'abord en rayonnant dans tous les points analogues au point excité. Il peut aussi laisser l'impression passer outre à des distances plus ou moins éloignées; mais dans ce sens elle rencontre une suite d'autres ganglions qui lui forment obstacle et la ralentissent. Les ganglions superposés sont très nombreux, c'est pour cela que les impressions nées dans les organes internes, qui pénètrent au centre cérébral, y arrivent faibles, rares et altérées. C'est néanmoins de ces derniers courants nerveux continus, amassés lentement, que le centre cérébral se charge sans cesse, pour former ses DISPOSITIONS INSTINCTIVES et les BESOINS SENTIS en grand nombre.

C'est de cette manière que s'établissent les principales relations d'espèce vitale entre les fonctions des organes internes et externes. Il ne faut pas omettre de signaler quelques autres moyens de propager des courants plus directs et plus actifs des uns aux autres, même sans l'intermédiaire du cerveau. Il existe, par exemple, des anastomoses nombreuses entre des nerfs volumineux externes et internes dont on n'a pas encore bien étudié les effets fonctionnels. Il y a, de plus, des nerfs d'espèce externe, qui se distribuent presque en entier dans la profondeur des organes internes et s'accolent fréquemment à la substance de leurs ganglions et de leurs nerfs spéciaux.

Ces nerfs externes semblent se porter surtout aux parties des organes internes d'une espèce qui se pose sur la limite des organes de sens externe. Ils sont une sorte de sentinelle du cerveau, placée de façon à le tenir au courant des grandes modifications dans lesquelles il peut intervenir utilement.

Il existe aussi des nerfs internes qui se distribuent aux organes externes, à l'œil, au centre cérébral, etc., dont on connaît assez mal les fonctions parce qu'on ne les a pas étudiées sans préjugé.

L'ÉTAT PHYSIOLOGIQUE des diverses parties des deux éléments d'impression et de transmission, possède, en dehors de la distribution anatomique des nerfs, une influence qui règle la direction des courants fonctionnels en certaine proportion.

Nous savons, en effet, que la force des organes est variable en raison des résultats sans cesse déplacés de la composition. Or, si les organes sont, dans un même moment, plus ou moins disposés les uns que les autres à l'action, ou sensibles à l'excitation, et si leurs relations réciproques restent toujours ouvertes, il est clair que l'impression excitée chez un d'entre eux ayant la facilité de se communiquer à tous, le courant s'élancera de préférence dans la direction où l'attraction est plus active et les forces dans un état plus prospère.

Nous apprendrons plus tard qu'une *prédominance* partielle des forces existe toujours en quelques points de l'organisme, qu'elle se déplace continuellement et parcourt successivement la série des appareils dans un ordre calculé. Il résulte, de là, que la direction imprimée aux courants nerveux fonctionnels a une certaine régularité que l'on peut étudier et prévoir. Nous aurons assez de fois l'occasion de revenir sur la marche régulière de ces courants, pour nous abstenir d'en parler ici davantage,

ÉTENDUE DES COURANTS FONCTIONNELS. Il n'est guère besoin d'expliquer comment une impression légère, encouragée par une attraction énergique, peut établir un courant qui se prolonge jusqu'aux extrémités de l'organisme, ni comment des organes épuisés sont contraints de recevoir des ordres impérieux, ni comment une série de filets nerveux, fatigués de travail, se prêtent moins à la transmission, etc. Il est toutefois intéressant d'observer les distances parcourues à plusieurs reprises dans la même ligne nerveuse, à l'occasion d'excitations plus ou moins vives, encouragées par des dispositions diversement favorables des éléments organiques. Il nous suffira de citer deux exemples.

Un homme à table, un peu gourmand, est vivement engagé dans une discussion intéressante : on lui sert un mets friand et de son goût; il mange et ne s'en aperçoit pas. On l'avertit, il se met à savourer, et ses idées ont changé de direction. Dans le premier moment de cette scène, la grande excitation produite dans les régions supérieures du centre cérébral, avait établi des courants rapides entre l'œil et l'oreille d'un côté, et le système musculaire de l'autre. Dans le second, l'intelligence est devenue plus libre, il se forme un nouveau courant de la langue et des parties moyenne et inférieure de l'encéphale vers le canal digestif, lequel règne jusqu'à cessation complète de l'excitation externe, ou jusqu'à l'épuisement de la faculté sensitive.

Force des courants. L'intensité des courants est le produit combiné de la force de l'excitation et de celle des propriétés vitales dans les deux éléments d'impression et de transmission. C'est ainsi qu'une cause active produit un courant médiocrement intense lorsqu'elle agit sur un organe affaibli, ou quand l'armature est fatiguée. En sens inverse, une excitation légère produit des courants intenses lorsqu'elle agit sur un organe très actif ou dont les nerfs sont reposés.

Il est par conséquent impossible de juger à l'avance des effets de l'excitation, sans connaître l'état des propriétés vitales dans les deux éléments. Dans les cas où la cause excitante d'un phénomène en état d'exécution est inconnue, ce qui ne se rencontre que trop souvent dans la pratique de la médecine, on peut, au contraire, deviner la cause et son intensité, lorsque la force des éléments nous était connue d'avance.

La force des courants a, comme on peut le deviner, beaucoup d'influence sur leur étendue et leur durée. Elle varie à l'infini depuis le degré le plus faible, où elle semble ne pouvoir pas déterminer l'impression ou l'action dans le tissu ganglionnaire le plus voisin du point de départ, jusqu'à celui où elle produit la convulsion, la paralysie ou la destruction instantanée des tissus.

DURÉE DES COURANTS. Elle est sous la dépendance de leur étendue et de leur intensité. Nous verrons tout à l'heure ce qu'il faut penser du temps que met une impression produite par une exécution instantanée pour arriver à destination. Ce n'est pas de cela qu'il s'agit à présent, mais du temps pendant lequel cette impression peut entretenir un courant continu entre l'organe qui fait son point de départ et d'autres organes, jusqu'à son retour au même point, et de ses allées et venues dans l'organisme jusqu'à extinction.

Si l'on peut dire, en théorie, que la durée se proportionne à l'intensité de l'excitation et à la force des éléments organiques, il ne faut pas oublier, en pratique, de se souvenir que la force du ganglion cérébral, son attraction plus ou moins active, est la principale cause de la durée des courants. C'est, en effet, la disposition instinctive et perceptive de cet organe qui détermine son action propre sur les impressions et l'envoi de ses ordres sur d'autres points, avec une série d'allées et de venues qui se prolongent, sans interruption, jusqu'à l'entière satisfaction de ses besoins particuliers, de ceux des autres organes dont il est le représentant général, et l'arrivée de l'état universel d'indifférence, de lassitude ou de satiété.

C'est en cela, surtout, que le fluide nerveux diffère de l'électricité statique lancée en étincelle. Celle-ci s'élance et produit tous ses effets en un moment presque inappréciable. La durée des courants nerveux dans les organes externes, ainsi réfléchis des uns vers les autres à travers l'économie, est quelquefois considérable. Elle est sans véritable interruption pendant une grande partie de la veille, quelle que soit l'uniformité ou la faiblesse des excitations étrangères. En général, cependant, les provocations venues de l'intérieur, et surtout du dehors, servent à renouveler les courants, les déplacer et les entretenir dans d'autres circonscriptions organiques, pour éviter l'épuisement des premiers points qu'ils ont occupé longtemps et ne pas laisser détruire l'équilibre nécessaire dans les forces de l'ensemble.

Les courants internes, pris individuellement, procurent peu de sensations et de perceptions ; il est bien difficile de les étudier en détail, car on ne peut le faire que sur les effets matériels qu'ils produisent, c'est-à-dire les produits de leur fabrication. Or, ces produits mêmes nous sont tellement cachés, pour la plupart, que si nous avions besoin de connaître, par eux seuls, les caractères de l'innervation interne aussi clairement que celle des sens externes, nous n'y parviendrions pas. Cela nous est inutile, heureusement. La durée des courants est presque incessante dans les organes internes. Elle est au moins rémittente, car la circulation nerveuse a, chez eux-mêmes, des moments de prédominance et d'infériorité remarquables.

Les courants fonctionnels ont, dans l'état normal, des inégalités individuelles assez remarquables sous le rapport de la direction, de la force, de la vitesse, de la durée et de l'enchaînement. Ces inégalités, qui semblent soustraire les individus à la loi commune, méritent d'autant plus d'attention qu'elles peuvent se refléter dans l'état pathologique. Elles tiennent à des dispositions organiques natives ou acquises. On les nomme IDIOSYNCRASIE et HABITUDE. Ce sont elles qui constituent les différences individuelles intéressantes à remarquer dans l'exercice de la vie purement matérielle, et surtout dans l'exercice de l'intelligence et des passions.

VITESSE DES COURANTS. Elle égale presque celle des courants électriques. Cette extrême rapidité n'a rien de superflu pour satisfaire à la nécessité des communications de l'organisme avec le monde extérieur et des organes les uns avec les autres. La vitesse du fluide nerveux s'estime au temps passé entre l'excitation étrangère et la perception cérébrale, et l'on trouve

que l'impression arrive en $1_|10°$ de seconde. Le calcul fait
seulement pour une de celles qui doivent être le plus rapides,
la vitesse de la vision, ne peut encore être l'expression tout-à-
fait juste du temps que dure le courant de transmission, du
point de départ à celui d'arrivée ; car le temps que met l'impression à se produire dans l'œil et à provoquer la perception
dans le cerveau, ne sont pas comptés, quoiqu'ils aient une
valeur.

Il n'est pas bien clair que la vitesse du fluide nerveux change
suivant la disposition nutritive des nerfs ; mais à considérer
les courants dans toute leur longueur reflexe, il n'est pas douteux que les opérations plus ou moins compliquées du cerveau
et des autres organes qu'ils abordent ou traversent, ne puissent les ralentir à des degrés divers suivant l'état de leurs propriétés,

Quoi qu'il en soit, il paraît certain que la vitesse varie d'un
sujet à un autre et même dans les divers appareils d'un même
individu. C'est là ce qui constitue en partie les *aptitudes* générales ou partielles. On ne saurait attribuer à d'autres causes ce
qu'on observe chez certains hommes qui se meuvent et répon-
dent à nos questions avec tant de lenteur, que nous ne pouvons
retenir notre impatience et nous empêcher de répondre ou
d'agir pour eux. D'autres, au contraire, sont toujours prêts à
parler ou agir avant qu'on ait achevé de leur faire un signe,
et nous les trouvons encore plus intempestifs que les premiers.
Chacun de nous connaît quelque acteur de talent, dont la vivacité, quelque peu trop éloignée de la moyenne, affaiblit singulièrement le charme d'un jeu spirituel, savant et correct
d'ailleurs.

ENCHAÎNEMENT ET SUCCESSION HABITUELLE DES COURANTS FONC-
TIONNELS. — Vous aurez à étudier, dans le chapitre suivant, les
deux éléments réunis pour exécuter la série des actes fonctionnels de la vie. S'il existe dans la disposition anatomique des
appareils un arrangement qui fasse soupçonner la liaison de

ces actes, vous pouvez aussi voir dans la succession des courants locaux, des prédominances successives marchant vers le même but.

Ce que nous avons vu de la direction des courants chez les organes externes, n'a rien de vraiment régulier dans la succession. Le seul ordre d'exécution qu'ils suivent, c'est de s'éteindre en masse dans la phase nocturne et de rentrer en action dans la journée suivante. Dans une période digestive, entre un repas et l'autre repas, ils s'affaiblissent aussi dès que l'ingestion est achevée, pour reprendre leur supériorité de nouveau quand la digestion est finie.

Quant aux courants internes, en outre de leurs oscillations de prédominances, croisées avec celles des précédents, leur activité, incessante d'ailleurs, à peu d'exceptions près, s'exalte successivement chez tous les onze appareils internes, pour satisfaire aux besoins du fonctionnement de chacun d'eux. Ces courants deviennent plus actifs pendant la période digestive, dans l'ordre suivant : dans l'estomac, l'intestin grêle, les glandes mésentériques, le foie, le poumon et le cœur, l'aorte, la rate et le corps thyroïde, le rein, le tissu adipeux, les veines et la peau.

LIVRE IV.

MÉCANISME DE LA VIE FONCTIONNELLE.

—

SEPTIÈME LEÇON.

Réunion des éléments d'impression et de transmission.

Nous avons démontré l'organisme dans toute sa longueur, en deux grandes parties élémentaires, savoir : les tissus d'impression et le réseau de transmission, afin de pouvoir les ob-

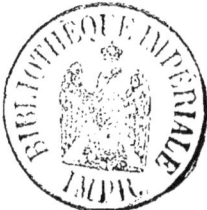

7

server sans mélange de leurs propriétés respectives. Il s'agit, à présent, de reconstituer la mécanique humaine et de rapprocher ses éléments, afin de prendre une idée synthétique de ses fonctions à l'état parfait.

Remarquez, dès l'abord, que l'organisme, considéré dans son entier, se forme d'une innombrable quantité de divisions plus ou moins indépendantes. Ces compartiments, complets en leur genre, possèdent tous, les deux éléments d'impression et de transmission. Ils ont le caractère de rudiments, de divisions du corps, mais non celui d'éléments, quel que soit leur volume ou leur importance d'organes ; prenez garde de confondre !

Vous ne serez pas surpris de retrouver dans la division rudimentaire de l'organisme, l'empreinte exacte des divisions déjà signalées dans chacun des deux éléments généraux ; car nous avons déjà trouvé que la coaptation des armatures avec la substance propre des organes était facile, en raison de ce que leurs divisions respectives se correspondaient exactement. C'est ainsi que les divisions à pratiquer dans l'organisme en son entier, se trouvent entièrement établies par avance.

Nous savons, en effet, comment se groupent hiérarchiquement, les granulations, lobules, lobes, etc., pour constituer, par superposition successive, les principaux appareils de l'organisme. D'un autre côté, les divisions du réseau nerveux disposées par cônes successivement emboîtés, s'adaptent exactement et partout, à celles du tissu propre des appareils, F. 9, P. IV.

Rien n'est donc plus facile, après avoir rajusté les deux éléments, que de se représenter les organes tels qu'ils sont comme autant de pyramides creuses, dont les plus petites sont enveloppées dans les plus grandes. Leur base, tournée vers la périphérie du corps, est formée par le tissu propre, les côtés par les nerfs et le sommet dirigé vers le centre. Ces pyramides, que nous supposons rangées en cercle, couchées horizontalement, toujours allongeant leur sommet, élargissant leur base, finissent par joindre leurs côtés, remplir tout le cercle et constituer les dix-huit grands appareils différents qui se réu-nissent au centre, dans le ganglion cérébral.

L'organisme ainsi reconstitué, il ne reste pour comprendre le jeu des dix-huit grands rouages et la manière dont s'établis-sent leurs relations, que de rassembler les connaissances ac-quises sur l'action spéciale de chaque élément. L'ordre dans lequel s'enchaînent les actions de la vie fonctionnelle, doit fixer ici notre attention bien plus sérieusement que la description exacte et détaillée du fonctionnement. Cet ordre est réglé par deux sortes de causes, ainsi qu'on peut le prévoir : d'abord les connexions textulaires et nerveuses des appareils ; ensuite, le mode d'après lequel se produit l'excitation des causes externes et l'influence réciproque des organes.

CONNEXIONS. — La localisation, le placement des appareils, favorisent principalement leurs connexions textulaires obli-gées. Elle est bien plus irrégulière et confuse qu'on ne peut se la représenter dans la F. 9 ; et, cependant, il reste vrai, en principe, que tous les grands appareils se touchent et sont ran-gés autour du ganglion cérébro-médullaire, quoique celui-ci se pose en arrière du tronc et sur une ligne qui le dépasse, en haut, de beaucoup.

Il existe encore de nombreuses taches dans notre comparai-son ; mais le réseau nerveux se charge de les effacer au moyen du nombre et de la longueur de ses cordons, qui leur permet de franchir aisément les obstacles et les distances, pour con-server à chaque organe, avec tous les autres, des relations vi-tales sûres et rapides. Ces infractions à une régularité inutile, se trouvent donc être compensées par l'établissement de rela-tions vitales, d'ailleurs indispensables.

Le système locomoteur, avec un volume supérieur à celui de tout le reste de l'organisme, se présente comme s'il était à lui seul tout l'individu, portant les autres appareils pour son usage particulier. En effet, il les entoure, les protége, leur ménage les excitations et les matériaux nécessaires à leur fonctionnement; et à la fois il s'en sert pour se diriger dans ses fonctions et préparer les aliments nécessaires à sa propre nutrition.

On voit le système adipeux s'infiltrer dans tous les interstices et le système circulatoire pénétrer la matière des organes en tous sens. Il n'y a rien, non plus, de moins ressemblant à une pyramide que l'appareil digestif traversant le tronc de haut en bas par son milieu, sous la forme d'un cylindre tortueux.

Cette localisation si désordonnée en apparence, ne saurait empêcher les connexions textulaires des cinq organes de sens externe avec l'appareil locomoteur, quoiqu'elles ne puissent donner à ces organes une succession régulière et d'ailleurs superflue dans leurs actes fonctionnels. Les connexions des organes internes, réunis en un système de canaux destinés à transmettre l'aliment, forment au contraire entre eux une liaison forcée d'actions successives. Enfin, les deux grandes parties de l'organisme, si différentes l'une de l'autre, l'externe et l'interne, trouvent encore dans ce singulier arrangement des dix-huit appareils, l'occasion de s'attacher solidement l'une à l'autre pour le fonctionnement.

Les connexions nerveuses sont à peu près indifférentes à la localisation, car elles sont forcées d'être universelles et sont dans la dépendance des organes. Il n'y a de différence dans le volume des armatures, la rectitude ou la brièveté de leur marche vers le cerveau, pour se réunir à leurs analogues, que celle nécessaire pour satisfaire au besoin de correspondance plus directe entre certains groupes d'appareils.

C'est ainsi que les nerfs des organes externes sont incomparablement plus directs que les internes et se réunissent les uns aux autres presque sans intermédiaire dans le cerveau, tandis que ceux des organes internes sont séparés des premiers par de nombreux ganglions. Ils ont entre eux de bien plus nombreuses anastomoses pour la liaison latérale entre les organes dont ils sont les armatures. Ces derniers organes se contentent d'une liaison peu directe avec les organes externes. Ils sont arrangés de manière à transmettre l'impression des besoins qu'ils éprouvent, au centre nerveux, qui les amasse graduellement et les transmet aux organes externes en temps utile.

Les groupes d'appareils qui forment les divisions de l'organisme, savoir : en premier lieu, les organes internes et externes ; en second lieu, le partage des organes externes en cinq organes de sens d'un côté, l'appareil locomoteur de l'autre, et le ganglion cérébral servant d'intermédiaire ; puis la série d'organes internes commençant au canal digestif et se terminant à l'appareil veineux ; tout cela doué de propriétés vitales particulières en chaque lieu, pour s'impressionner et agir, se met en activité sous l'influence des excitations externes ou internes.

L'ordre dans lequel ils doivent fonctionner est préparé sans doute à l'avance par leurs liaisons et les différences de leurs propriétés ; mais nous allons voir que l'intermittence des excitations appropriées convenablement aux dispositions mobiles de l'organisme, sont pour la série des appareils une autre cause très efficace dans la coordination successive de leurs fonctions.

EXCITATIONS. — 1° Les corps étrangers qui sont chargés de donner à l'organisme la première impulsion, semblent, au premier coup d'œil, la donner au hasard. Il n'en est rien pourtant, et leur influence est essentiellement intermittente, quoiqu'elle ne soit pas bien régulière. La lumière du soleil brille pendant douze heures, et s'éteint jusqu'au jour suivant. Elle varie dans sa direction et son intensité pendant toute la durée du jour, etc. On peut dire, toutefois, que les variations les plus nombreuses et les plus caractéristiques de l'influence externe, appartiennent à la faculté que nous possédons de la modifier, de nous y soustraire entièrement ou d'y suppléer par des excitations artificielles. L'organisme n'a pas besoin des mêmes excitations externes dans ses diverses régions, ni dans les diverses phases de la vie, et il a le pouvoir de les choisir.

Dans les organes externes, par exemple, les corps extérieurs satisfont aux exigences du fonctionnement normal des deux phases nocturne et diurne, puisqu'ils cessent leur excitation pendant la nuit pour favoriser le sommeil, et qu'ils recommencent pendant le jour à prodiguer leur influence. Ils tiennent alors les sens externes plongés dans une sorte de courant continuel de provocations très mobiles et fort variées, où ceux-ci trouvent facilement à exercer leurs dispositions changeantes du repos à l'activité.

Dans les organes internes, les corps extérieurs ne se contentent pas d'une excitation alternative qui se renouvelle toutes les six heures à peu près pendant le jour. La présence matérielle des substances alimentaires est une source de titillations progressives pour la série des surfaces liées entre elles, dont se compose la chaîne de cavités destinées à l'assimilation.

2° L'excitation interne, autrement l'influence réciproque des organes les uns sur les autres, est bien autrement efficace que la précédente pour déterminer l'ordre successif dans le fonctionnement. L'exercice de l'action fonctionnelle dans les organes, décompose leurs solides et diminue leurs propriétés vitales. La nutrition les recompose pendant le repos. Les deux actes nutritifs de composition et de décomposition, au lieu de s'exécuter simultanément chacun dans tout l'organisme, n'en occupent jamais qu'une partie à leur tour, sans cesse alternant; or, ces alternatives sont précisément la règle de la succession des actes de fonctionnement.

L'épuisement des propriétés fonctionnelles coïncidant avec l'acte de décomposition nutritive, fait naître dans les organes le *besoin de repos* avec l'*attraction* pour le sang, comme leur recomposition y développe le *besoin d'activité*. Ce sont précisément ces deux sortes de besoins et leurs pérégrinations incessantes, qui forment une source intarissable d'excitations internes pour la série des appareils et qui s'ajoutent à celles précédemment indiquées pour mettre de la régularité nécessaire dans la succession des actes de la vie fonctionnelle.

Quelle que soit l'importance relative des causes internes ou externes dans l'établissement du mécanisme fonctionnel, on ne saurait envisager sans admiration la triple force qui sert à relier les anneaux divers de la chaîne organique dont nous avons actuellement à étudier les caractères.

HUITIÈME LEÇON.

Enchaînement des sept anneaux externes.

Nous avons maintenant à étudier la marche réelle de la vie fonctionnelle, c'est-à-dire les dix-huit fonctions principales dans leur véritable enchaînement. Il s'agit, pour cela, d'assister attentivement à son exécution phénoménale pendant toute la durée d'une phase de l'existence humaine, où sa représentation puisse être, une seule fois, mais complètement exécutée.

Il est essentiel, en effet, de rassembler dans un seul cadre tous les anneaux fonctionnels qui la forment, pour en composer, à l'usage de la science, une chaîne destinée à servir de type, Pl. V. Lorsque vous serez, plus tard, à même de réunir les deux éléments de la vie individuelle ; savoir : les deux vies nutritive et fonctionnelle, vous verrez que la chaîne en question se courbe d'elle-même et réunit ses deux extrémités pour former un cercle d'actions, lesquelles, sans cesse répétées, servent à l'entretien continu de l'existence pendant toute sa durée.

Il n'est pas indifférent de choisir dans la vie individuelle, pour faire nos observations, telle ou telle de ses différentes phases; car, il nous faut ici, comme dans les jeux scéniques, une sorte d'unité de lieu, de temps et d'action. Il n'y a qu'une seule sorte de période vitale chez laquelle on puisse voir se développer une action complète, sans interruption ni doublure de la chaîne, c'est celle que nous nommerons *digestive*. Elle commence lors de la naissance du besoin d'aliment et dure environ six heures pendant la veille jusqu'au retour périodique du même besoin.

PREMIER ANNEAU. — CÉRÉBRO-MÉDULLAIRE.

Le besoin d'aliments, provoqué par la diminution de la substance alimentaire du sang, est de nature à s'accroître sans cesse jusqu'à ce qu'on y satisfasse. L'impression qu'il développe à la base du cerveau, de nature toute instinctive, reste bornée d'abord et inaperçue. Dès le premier moment de son évolution, il oblige le cerveau à réagir sur les organes de sens externe et de locomotion et commence à y développer une excitation particulière qui les prépare à la recherche de l'aliment. Cette sorte d'*éréthisme* qui va croissant comme sa cause, tient les organes en état d'activité jusqu'à ce que le besoin soit satisfait.

Pendant l'augmentation du besoin, l'impression gagne les parties moyennes du cerveau et développe la *sensation*. C'est du *plaisir* d'abord, sous forme de *désir* de manger, d'*appétit*; s'il s'accroît, il devient gênant et désagréable, c'est la *faim*. La sensation ne fait qu'augmenter l'éréthisme des organes externes, et quand elle a pris certaine intensité, elle pénètre jusqu'aux parties les plus élevées du cerveau pour y développer la *perception* du besoin de manger.

A cette époque, la volonté instinctive, renforcée par les sensations plus ou moins vives et les perceptions qui lui sont renvoyées, devient plus impérieuse, et l'activité des organes externes à son service en est augmentée. C'est la perception qui règle indirectement l'action des organes externes; car, outre qu'elle prend connaissance des tendances volontaires et des sensations, elle a qualité pour connaître en même temps des impressions développées dans les organes de sens par les corps extérieurs. Tous ces matériaux de la *pensée*, joints à ceux que fournit la *mémoire*, se combinent dans des opérations de *jugement* pour développer la *volonté raisonnée*.

C'est l'excitation des besoins quelconques et des impressions externes, modifiée de différentes manières dans les régions inférieure, moyenne et supérieure du cerveau, montant, descendant et se croisant sans cesse, qui forme la principale complication des fonctions cérébrales et rend leur analyse difficile aux philosophes. L'opération intellectuelle a par elle-même des éléments fort simples au point de vue de la physiologie, quelle que soit la hauteur que puisse atteindre la pensée.

La perception est l'effet général, le produit essentiel de la partie vraiment intellectuelle de l'organe. Percevoir ou former avec un assemblage d'impressions venues de toutes parts une *image*, puis combiner cette image gardée dans la mémoire, avec d'autres images récentes, pour en créer une image nouvelle, une perception *abstraite*, un simple *jugement*, c'est toujours percevoir.

Il suffit que ces images simples, primitives ou non, diversifiables à l'infini, se combinent chacune en des proportions différentes avec les deux autres produits élémentaires de l'action cérébrale; savoir, les volontés et sensations, qui leur donnent à chacune un coloris et une tendance, pour former tout le monde d'idées, de plaisirs, de douleurs et de passions auxquels obéit toute notre espèce et par lequel nous parvenons à dominer tout le règne organique.

L'activité cérébrale, bien loin de se borner au temps qui précède les repas, dure pendant toute la veille avec des intensités différentes. Elle se prête à la satisfaction de tous les besoins de l'organisme, y compris le besoin d'activité pur des organes externes. C'est l'action cérébrale qui dirige les orga-

nes externes dans la recherche qu'ils font de l'aliment, dans
le choix qu'ils en doivent faire, dans sa préparation et son
introduction.

On ne peut se dissimuler, à l'occasion du partage de l'organisme en deux régions, que le centre cérébro-médullaire ne
se trouve dans une situation un peu forcée, en ce qu'il tient
nécessairement de l'interne et de l'externe à la fois. Il faut
dire pourtant qu'il correspond bien plus directement avec cette
dernière et que ses fonctions les plus élevées ont avec celles
des sens beaucoup d'analogie. Ils ont, en outre, une influence
toute spéciale sur les actions de ces appareils. Il ne faut pas
oublier non plus, avant de passer outre, que les huit anneaux
du groupe externe, auraient pu ne compter que pour un seul,
parce qu'ils ne forment pas une succession régulière dans la
chaîne. Ces huit fonctions offrent toutefois une sorte d'agencement nécessaire entre elles, qu'il est bon de connaître et que
nous devons nous efforcer de mettre en évidence.

DEUXIÈME ANNEAU. — OPTIQUE.

Trois appareils de sens externe placés dans les régions les
plus élevées du corps humain, comme pour surveiller les choses de l'extérieur, ont la faculté de recevoir des excitations à
distance : ce sont l'œil, l'oreille et le nez. Les deux premiers
ont des propriétés entièrement spéciales ; ils ne s'impression-
nent que par une seule sorte d'excitation. Il en résulte que
les renseignements fournis par eux ont plus de détail, de précision et de netteté.

L'œil est le plus puissant des deux. Il découvre les corps
situés dans le plus grand éloignement connu. Son excitant naturel est la lumière réfléchie ou réfractée. Il s'en forme une
image d'une grande finesse d'exactitude qu'il transmet au
cerveau. Cette image donne la connaissance de la *couleur*
et de la *forme*. L'œil et le système musculaire sont, avec

l'aide du cerveau, la source principale de nos idées sur l'existence des corps.

Cet appareil, déjà très puissant à l'état de repos, le devient encore davantage à la faveur des mouvements de translation du corps, qui multiplient à volonté ses points d'observation. Il a deux qualités propres, qui produisent des effets analogues. Il se meut isolément dans son orbite, et, bien plus, il est maître de déplacer d'avant en arrière ses humeurs réfringentes, de manière à recueillir, sans changer de place, diverses sortes d'images sur le même objet, ou des impressions analogues sur des corps placés à des distances fort différentes les unes des autres.

Les découvertes qu'il fait accidentellement, sont quelquefois la cause du développement prématuré de la faim, et les autres sens ont la même propriété ; elle est même plus marquée dans ceux du goût et de l'odorat. Dans le temps du besoin d'aliment, ses impressions forment un courant continu vers le centre cérébral, qui lui répond à la faveur d'un autre courant d'excitations de la volonté. Cette double circulation, avec des intensités d'ailleurs très variables, ne souffre guère d'interruption pendant toute la durée de la veille.

TROISIÈME ANNEAU. — ACOUSTIQUE.

L'oreille donne la connaissance de la sonorité des corps. Si l'on en juge par analogie, elle s'impressionne par les vibrations sonores associées de manière à former des tableaux, comparables à certains égards aux images peintes dans l'œil, qui se composent d'un assemblage de points lumineux. Cela est rendu très probable par la perception des notes, accords et phrases. Il faut, d'ailleurs, qu'un certain nombre de perceptions mélodiques ou harmoniques se succèdent pour donner aux sons une signification musicale de quelque valeur.

L'appareil acoustique fournit au centre cérébral beaucoup moins d'impressions utiles, pendant la durée du besoin d'aliment et pendant le reste de la veille, que l'appareil optique. Il a un caractère spécial d'utilité dans la conservation de la vie individuelle ; il sert beaucoup à l'établissement des relations sociales des hommes. Les deux sens de la vue et de l'ouïe fournissent au cerveau les premières impressions relatives à la satisfaction du besoin d'aliment et servent à nous mettre en position, le premier surtout, d'acquérir la substance alimentaire.

QUATRIÈME ANNEAU. — OLFACTIF.

La membrane de Schneider, qui s'impressionne par les odeurs, principalement, n'est déjà plus un sens tout spécial comme les deux premiers. Elle est impressionnable aussi par la température. Le nez, qu'elle tapisse, est affecté surtout au service du poumon, pour surveiller et assurer l'introduction de l'air atmosphérique, dont il est chargé de juger les qualités respirables. La muqueuse exerce sur cet air une sorte de tamisage. Elle est pourvue, à cet effet, d'un grillage de poils raides, vers son ouverture antérieure, et secrète dans toute son étendue un mucus propre à invisquer au passage les corps solides qui tendraient à s'introduire dans l'appareil de pneumatose.

Le nez, avec sa faculté de s'impressionner à distance par une certaine gamme d'odeurs assez restreinte, émanée de corps comestibles ou non, ne sert pas beaucoup à l'acquisition de l'aliment. Il sert plutôt à juger de ses qualités nutritives lorsque le système locomoteur l'approche des fosses nasales, et surtout pendant la mastication et la déglutition.

CINQUIÈME ANNEAU. — LOCOMOTEUR.

Lorsque le centre cérébral, suffisamment renseigné par le groupe des premiers organes de sens, a été mis sur la trace de l'aliment, il donne au système musculaire, qui s'était déjà mis au service de ces organes, des ordres plus précis pour s'emparer de l'aliment découvert, le soumettre à certains essais, le préparer et l'introduire.

Cet appareil, pour satisfaire aux exigences de sa destination, possède la faculté de transporter la masse du corps en totalité dans les directions et aux distances indiquées par les premiers sens. Il a, de plus, la faculté de mouvoir le corps partiellement, de prendre, porter, presser, diviser, réunir, mesurer et peser les substances saisies, afin de recueillir sur elles des impressions de *résistance* très variées, qui servent à l'organe central pour juger plus amplement de leur qualité nutritive. C'est alors que le cerveau lui transmet de nouveaux ordres en même temps qu'aux autres sens, pour préciser et multiplier leurs recherches d'exploration. Lorsqu'il a formulé son dernier jugement, il donne aux muscles l'ordre d'approcher l'objet de cette série d'informations et de l'introduire.

L'appareil locomoteur, loin de borner ses fonctions au temps où règne le besoin d'aliment, se tient pendant toute la durée de la veille, ainsi que ceux de la vue et de l'ouïe, prêt à donner satisfaction à tous les autres besoins matériels de l'organisme. Il a bien quelques moments d'inertie relative, notamment après le repas et quand on l'exerce avec trop peu de ménagement. Mais aussi, lorsqu'on néglige de lui fournir l'occasion de s'exercer, il entraîne le corps entier dans une agitation sans but, pour satisfaire à son propre besoin d'action ; ou bien il reste inactif et l'équilibre ne tarde pas à se détruire dans l'ensemble organique.

Cet appareil, considéré comme une source d'impressions externes, est assujetti pour les recueillir, à se mettre en contact avec les corps extérieurs. Il a cela de commun avec les deux organes de sens qu'il nous reste à décrire, la langue et la peau.

SIXIÈME ANNEAU. — THERMOMÉTRIQUE.

La peau forme l'appareil de sens externe dont les fonctions et les propriétés sont le plus nombreuses et le plus compliquées. Elle sert à limiter l'organisme, ce qui la pose très com-

modément pour recueillir l'impression de *température* au
contact des corps extérieurs.

La résistance et la grande souplesse de son tissu, partout
appliqué sur l'appareil locomoteur, lui permettent d'en suivre
tous les mouvements et multiplient les occasions d'exercer l'o-
pération du TACT, c'est-à-dire de s'impressionner par la chaleur libre des corps. L'intimité de sa liaison avec cet appareil
la fait assister nécessairement à toutes les actions qu'il exerce
sur les corps extérieurs et la fait participer à une autre opération complexe, qu'on nomme le TOUCHER. Dans cette action,
les muscles et elle-même, associés au cerveau, déterminent,
outre la connaissance de la température, celle de la résistance,
du poids, des mesures et des formes dans les solides.

Elle concourt ainsi à renseigner le cerveau sur les qualités
des substances alimentaires ou autres, et surtout au moment
où ces substances vont être introduites. Elle joint au faisceau
d'impressions déjà rassemblées à leur sujet, une impression
nouvelle et de certain intérêt au point de vue de la digestibi-
lité de ces substances.

La peau sert encore, par sa surface externe, à l'exhalation
incessante de gaz ou de liquides, quelquefois très abondants.
C'est ainsi qu'elle concourt à l'entretien des qualités et des
quantités des liquides circulatoires de l'organisme. C'est encore ainsi qu'elle prend une part fort active aux opérations
exécutées dans le poumon, le rein et à la surface de la muqueuse digestive, avec lesquels elle est dans un état d'antagonisme spécial, constant et régulier.

SEPTIÈME ANNEAU. — GUSTATIF.

L'appareil lingual, principalement attaché au service de la
digestion, est le siége du *goût;* mais il participe encore à d'autres actes que ceux de gustation. Il concourt à la formation du
bol alimentaire. C'est surtout pendant la mastication et le ra-
mollissement des substances solides, que, plongé dans leur

masse, il s'impressionne de leurs qualités sapides, et communique au centre cérébral les derniers renseignements qui doivent servir à décider s'ils seront introduits ou rejetés.

Il sert d'une manière puissante à la déglutition des solides et des liquides. Il est sensible à la température, au moins autant que l'appareil cutané. Il est, enfin, en commun avec les lèvres, les joues et la voûte du palais, l'agent de la formation de la *parole* et même un puissant modificateur de la *voix*. Sa double nature musculaire et cutanée, en fait un organe de toucher très sensible et très délicat vers sa pointe, qui jouit d'une grande mobilité.

C'est l'organe de sens le plus indispensable à la protection des fonctions digestives et le moins exposé de tous à leur faire défaut quand il s'agit, au dernier moment, de juger les substances introduites. Le goût ne s'anesthésie pas ordinairement lorsque la motilité disparaît dans l'organe. J'ai vu, cependant, un prêtre chez lequel il avait disparu ou même il n'avait jamais existé, quoiqu'il n'y eût chez cet homme nul autre signe de paralysie. L'odorat manquait aussi chez ce sujet, qui ne recevait d'autre impression des aliments que celles produites par leurs propriétés acides ou alcalines. Il préférait les substances fortement assaisonnées, vinaigrées, et celles saisies d'un commencement de putréfaction déjà repoussante.

NEUVIÈME LEÇON.

Enchaînement des onze anneaux internes.

Lorsqu'une certaine quantité de substances liquides et solides est introduite, la faim cesse et le repas continue pour le seul plaisir qu'y trouve l'individu. Lorsque le repas est à peu près terminé, les organes principalement attachés au service de la digestion, celui de l'odorat et du goût, perdent l'un après l'autre de leur impressionnabilité, le sentiment de la *satiété* se développe, les autres organes externes perdent beaucoup de leur activité; ils tombent dans l'engourdissement. Les sept anneaux externes semblent à cette époque céder la prédominance d'action aux organes internes, pour quelques heures. Ils ont, en effet, beaucoup perdu de leurs propriétés fonctionnelles. Ils sont sous l'influence du besoin de repos et ils ont à réparer leurs solides par la composition nutritive.

Si l'on ne veut pas supposer, ainsi que nous venons de le faire, qu'il y ait dans les sept anneaux externes un certain enchaînement, qui, dans le fait, n'a rien de fort régulier, on peut les considérer ensemble comme un seul anneau de la chaîne. Il ne sera pas difficile de découvrir la liaison de ce groupe avec les onze autres anneaux, dans l'état d'opposition où se trouvent, relativement, les appareils de l'intérieur et de l'extérieur, ainsi qu'on va le remarquer dans l'article suivant.

C'est ici que se termine dans la période digestive, la chaîne des fonctions externes au profit du besoin d'aliment, et que commence la série des fonctions internes sans aucune interruption.

HUITIÈME ANNEAU. — DIGESTIF.

Nous allons voir les onze appareils internes disposés par le besoin d'agir et les ordres de leurs armatures respectives, successivement excitées par la présence de l'aliment à mesure qu'il chemine à l'intérieur ou qu'il augmente en quantité, se mettre l'un après l'autre en état d'action, relativement prédominante. Il existe là une véritable succession, un enchaînement nécessaire.

En même temps que le besoin de repos entraîne les organes externes vers l'inaction, les organes internes, entièrement reposés et recomposés, sont sous l'influence du besoin qui les excite à l'action. Ils ont d'ailleurs reçu l'impulsion directe de l'aliment dont la présence est une cause essentiellement efficace. Tel est le mécanisme de la transition qui attache le 7e et

le 8e anneau, ou plutôt le fonctionnement des appareils externes à celui des internes.

Après que les aliments solides ont été coupés, écra-
sés par les dents, ramollis par la salive, agités, échauffés
par la bouche, réduits en pâte, dégustés, rassemblés en
un bol unique, invisqués et déglutis, ils descendent par
l'*œsophage* dans l'*estomac*, qui les imprègne de gaz et de liquides, et les change en *chyme* qu'il chasse graduellement
dans l'*intestin*.

La pâte alimentaire échauffée de plus en plus, touchée, lors
de son passage dans le *duodenum*, par le suintement de la bile
et du liquide pancréatique, devient du chyme parfait, une
substance assimilée suffisamment, pour entrer en partie
dans la grande circulation sans y faire disparate.

La totalité du chyme qui traverse le duodenum reste environ
trois heures dans l'intestin grêle, afin que sa partie essentiellement nutritive ait le temps d'y être complètement absorbée.
Elle parcourt à cet effet une immense surface muqueuse dont
le tomentum flotte à l'aise dans son intérieur pâteux et y absorbe le *chyle*, par imbibition *endosmotique*. Les parties inassi-
milables du chyme, mêlées à d'autres substances, passent dans
le gros intestin, où, dès l'entrée, l'*appendice cœcal* les pénètre
de sa sécrétion à odeur *stercorale* et où elles sont mises à l'état
de *bol fécal* pour être évacuées par l'orifice inférieur du canal
digestif une fois en vingt-quatre heures.

La digestion stomacale d'un repas ordinaire dure environ
une heure, et l'intestinale, jusqu'à l'entière absorption du
chyle, trois heures; après quoi l'estomac et l'intestin entrent
dans le repos. Ce n'est pas à dire que pendant la durée totale
de la digestion, les autres organes internes puissent rester
inactifs; car le temps employé par chacun empiète sur celui
des autres, ainsi qu'on le verra P. VI, laquelle indique la
moyenne durée des fonctions et l'époque probable de leurs
maxima.

8

NEUVIÈME ANNEAU. — HÉPATIQUE.

Le chyle, déposé dans le tissu de la muqueuse intestinale, y est absorbé par les vaisseaux capillaires mésaraïques au moyen de l'*endosmose*. Ces vaisseaux le conduisent par la *veine porte* qui leur fait suite, jusqu'au foie, où, mêlé à la majeure partie du sang abdominal, il est distribué dans la profondeur de cet appareil par une nouvelle capillarisation des vaisseaux.

Cette distribution du sang abdominal et du chyle, ne doit pas aboutir seulement au mélange plus ou moins intime de ces deux liquides. Il est probable que leur passage à travers la substance du foie et le contact à peu près immédiat avec son parenchyme, sert en quelque chose à l'assimilation du chyle. L'organe possède en outre, assurément, des propriétés sécrétoires qui lui font extraire la *bile* des liquides veineux, chyleux ou artériel dont il est imprégné; mais il n'est pas permis de croire qu'une telle masse glandulaire prenne autant de place dans l'organisme pour fabriquer un produit d'aussi petite quantité que la bile. L'utilité de ce produit n'est pas même assez indispensable pour que le fonctionnement général s'arrête quand il vient à manquer.

Le foie, d'ailleurs, ayant été, chez le fœtus, en concurrence avec quelques autres organes moins considérables, pour exécuter l'hématose, abdique tellement peu son importance de succursale pulmonaire après la naissance, qu'il ne s'atrophie pas et qu'il sert à modifier en tout temps le sang des parties supérieure et moyenne du ventre. On sait que le sang veineux porté dans le foie y subit des altérations notables, qu'il s'y mêle à celui de l'artère hépatique dont les capillaires se réunissent à ceux de la veine porte, qui les jette dans le cœur droit.

Il est intéressant d'observer la succession et les coïncidences des diverses fonctions de cet organe, pour arriver à la connaissance de la nature de chacune d'elles. 1° Peu de temps après le commencement de la digestion intestinale, la réserve de la bile contenue dans la *vésicule* a dû s'épuiser et la sécrétation de l'organe doit avoir toute son activité. Une certaine quantité de chyle a déjà passé dans le foie à cette époque. Il est évident que le temps de la production de ce liquide coïncide avec celui de la sécrétion biliaire, et l'on peut raisonnablement croire que sa présence n'est pas indifférente à la sécrétion de l'organe.

2° Il faut remarquer, en effet, que quand le chyle a tout-à-fait disparu de l'intestin, si la sécrétion de la bile continue, elle ne peut guère servir qu'à remplir la vésicule. D'un autre côté, c'est à cette même époque, précisément, que la rate est le plus occupée de ses opérations d'hématose et que le foie peut y participer le plus librement, s'il en est besoin.

Le maximum du travail d'assimilation du chyle dans le foie et les glandes lymphatiques, et celui de la sécrétion de la bile, doivent correspondre au moment où la digestion stomacale est terminée. Le chyme entier se trouve dans l'intestin alors, c'est-à-dire une heure après le repas, au commencement de la troisième heure de la période digestive. Ces actes ont une durée de quatre heures comme l'ensemble de la digestion.

DIXIÈME ANNEAU. — LYMPHATIQUE.

Il n'est absorbé par les vaisseaux capillaires sanguins de la muqueuse intestinale, qu'une partie du chyle imbibé par elle. Une autre partie de ce liquide est prise dans les spongiosités de cette membrane par les *vaisseaux lymphatiques*, toujours béants. Les parois de leur extrémité s'attachent aux lamelles et fibrilles du tissu muqueux comme dans la P. I, F. II.

Le chyle porté par ces canaux dans les glandes mésentériques, y est soumis à une préparation inconnue. Il est en partie versé dans les veines mésentériques, et en plus grande partie conduit directement avec la *lymphe*, dans le courant veineux retournant des régions supérieures du corps. Il est

conduit ensuite dans le cœur droit où il se mêle à l'autre quantité de chyle déjà mêlée au sang des régions inférieures au sortir du foie.

Il faut s'arrêter un instant ici pour observer la disposition
relative des trois anneaux précédents. On a vu le canal digestif s'adjoindre le foie une première fois pour la préparation
des aliments, puis une seconde fois plus largement pour la
modification du chyle. Il résulte de là, que l'anneau hépathi-
que a deux attaches avec le digestif.

La chaîne, au sortir du huitième anneau, se continue par
deux autres au lieu d'un seul, puisque le chyle est absorbé par
deux systèmes de canaux. Nous allons voir tout à l'heure que
ces deux appareils vasculaires et sécréteurs, dont l'intention
principale était de verser le produit de leur travail dans le
poumon, commencent par l'entreposer dans l'appareil cardiaque, lequel est double en ce point et ne s'unit à eux que par
une seule de ses moitiés, P. V.

ONZIÈME ANNEAU. — CARDIAQUE.

Il résulte de ce que les deux précédents anneaux se réunissent à la partie droite de celui-ci pour communiquer avec le
poumon, et de ce que le poumon est obligé de communiquer
avec l'aorte par l'intermédiaire du cœur gauche, que le *cœur*
forme un anneau fonctionnel en deux parties séparées par le
poumon,

Le sang des parties inférieures du corps rapporté par la
veine cave, joint au chyle et au sang splénique, se mêle dans
le cœur droit à celui des parties supérieures, également mêlé
au chyle et au sang thyroïdien. Le premier objet de cette rencontre de six liquides disparates, est de les mêler autant que
possible avant de les soumettre à la grande opération de pneumatose.

Le second objet de la rencontre est l'envoi de tous ces liquides en commun dans le tissu pulmonaire et avec une force

capable de maintenir la continuité et la rapidité nécessaires à la circulation, malgré la résistance de canaux divisés à l'infini dans un parenchyme contractile de sa nature. Le sang, après avoir traversé le poumon, se rend au cœur gauche afin de jouir de la force impulsive des cavités de cet organe, pour être ensuite impulsé dans le système aortique.

Le cœur, avec ses deux côtés pourvus chacun de deux cavités closes par des *valvules* fermant avec précision, forme un système de pompe, double dans le même circuit, en deux points. Il favorise toujours la progression des liquides dans un même sens, c'est-à-dire du côté droit vers le côté gauche, en passant par le poumon, et du côté gauche au côté droit, en passant par le système capillaire général.

On a, dans tous les temps, beaucoup exagéré l'importance de cet organe, au grand préjudice de la pathologie ; car il est dans son tissu propre, ainsi que les autres, entièrement aux ordres du système ganglionnaire qui gouverne ses actions normales et anormales despotiquement. D'un autre côté, ses altérations de tissu les plus graves, à la perforation près, sont loin d'être par elles-mêmes aussi persistantes et irrémédiables, aussi fertiles en influences fâcheuses sur le reste de l'organisme qu'on le pense. Elles ont d'ailleurs été observées d'une manière assez maladroite pour qu'on soit de moins en moins d'accord sur leurs signes diagnostiques et sur les moyens thérapeutiques vraiment efficaces à leur opposer.

DOUZIÈME ANNEAU. — PULMONAIRE.

Le sang, rapporté de tous les points de l'organisme, ne saurait, en se mêlant au chyle, de la manière la plus intime, dans le cœur droit, lui conférer le caractère de sang artériel que déjà lui-même il a perdu. Il est obligé, pour son propre compte, avant d'être offert de nouveau comme aliment aux tissus à nourrir, qu'il a déjà parcourus, de recevoir certaines additions indispensables et de subir une épuration de substances nuisi-

bles que l'air seul peut effectuer. Il ne peut servir à la transformation du chyle en sang nutritif, qu'en le faisant passer avec
lui dans le parenchyme pulmonaire.

Celui-ci recevant ces deux liquides mélangés dans les fines
divisions de l'artère pulmonaire qui se ramifient sur les minces pellicules dont se forment les vésicules aériennes, les met
en contact avec l'air atmosphérique. C'est lors de ce contact
que le mélange devient un liquide nouveau, le *sang artériel.*

Cette opération s'exécute par échange de matériaux entre
l'air d'une part et le mélange veineux de l'autre. L'air altéré
dans sa composition est expulsé pour faire place à de l'air pur.
Le mélange modifié passe dans les veines pulmonaires et le
cœur droit, pour être remplacé dans les capillaires du poumon par d'autres colonnes veineuses, et la *pneumatose* est
effectuée.

C'est ici le moment de remarquer un trait caractéristique
du fonctionnement de tous les organes compris dans la grande
circulation. Ils ont une action incessante, au lieu que les autres appareils internes ont plus ou moins manifestement des
époques alternatives de repos et d'action. Il résulte de la
continuité de la marche fonctionnelle dans cinq de ces onze
appareils, qu'on ne manquera pas d'accuser l'idée de succession
dans les actes de fonctionnement d'être une fiction à peu près
inutile. Il faut répondre à cela que nous entendons par l'entrée
successive des appareils en état de fonctionnement, la simple
prédominance passagère de leurs fonctions.

Tous les appareils essentiels du cercle sanguin, au nombre
desquels on pourrait encore ajouter le foie, sont assez indépendants, malgré leur intime liaison par le tissu, pour agir
chacun avec des intensités fort différentes selon le temps. Ils
ont, à cet effet, d'ailleurs, des armatures bien distinctes et pro-
venant quelquefois de sources fort éloignées.

C'est ainsi que, pour nous, l'époque du fonctionnement du
poumon commence et finit avec la présence du chyle en no-

table quantité dans l'artère pulmonaire. Celle du cœur commence un peu plus tard, alors que la quantité du chyle augmente sensiblement la masse du liquide circulatoire, parce que ce liquide ne peut de suite être mis en œuvre à mesure qu'il se produit.

Il en est de même dans toute la filière des appareils jusqu'au dernier qui rapporte le sang au poumon. Ils entrent à l'état d'action prédominante à tour de rôle, lorsque le sang, à certaines époques données, acquiert momentanément des quantités ou des qualités particulières qui conviennent à leur excitabilité propre. Alors le tissu de l'appareil provoque la surexcitation de son armature nerveuse qui, réagissant sur lui, le fait entrer, pour un temps, en état d'activité supérieure.

TREIZIÈME ANNEAU. — AORTIQUE.

L'aorte reçoit du cœur gauche le sang artériel pour le transmettre, par ses divisions, au système capillaire nutritif. Elle forme un appareil infiniment moins positif qu'on ne le pense généralement, car elle n'a pas seulement des propriétés contractiles capables d'activer ou de ralentir la circulation dans sa partie située entre le cœur et le bassin, mais toutes les branches qu'elle fournit ont la faculté d'agir chacune isolément.

C'est ainsi que toute artère affectée au service d'un organe de certaine étendue bien circonscrite, est gouvernée par une armature nerveuse spéciale, et peut, suivant l'excitation exercée sur cet organe, exalter ou affaiblir sa circulation, sans qu'il y ait de variations analogues dans l'aorte ou le cœur. Elle rend aussi, par ce moyen, la fonction de l'organe qu'elle approvisionne, plus ou moins active à sa volonté.

L'aorte conduit le sang artériel à deux sortes de destinations différentes pour satisfaire deux besoins parfaitement distincts dans l'organisme. Par ses premières branches de quelque importance, elle fournit à une série d'organes splanchniques, des matériaux principalement destinés à leur fabrication, laquelle s'exécute sur le sang lui-même. Ensuite elle envoie, par le reste de ses divisions, la masse principale du sang artériel dans la profondeur de tous les autres organes, pour servir plus spécialement à la nutrition. Le sang destiné principalement à cet usage, sert néanmoins encore à quelques opérations sécrétoires ou exhalatoires, notamment dans les tissus adipeux, cutané, muqueux, séreux, etc.

QUATORZIÈME ANNEAU. — SPLÉNO-THYROÏDE.

Les deux premières branches artérielles, envoyées par l'aorte dans le but de fournir des matériaux de fabrication, sont distribuées à la *rate* et au *corps thyroïde* que nous réunissons pour en former un seul appareil. Ces deux organes diffèrent un peu quant à la disposition, au placement et à l'importance. Le but de leur fonctionnement ne saurait toutefois différer sensiblement, car leur texture a de l'analogie, et ils sont les seuls de leur espèce dans l'organisme qui n'aient pas de conduit excréteur, et versent dans les capillaires sanguins tout le produit de leur sécrétion.

Ils peuvent être réunis en un seul appareil, d'autant mieux qu'ils sont situés à distance à peu près égale au-dessous et au-dessus du cœur droit. Le corps thyroïde, pourvu de volumineuses artères, reçoit une quantité de sang considérable proportionnellement à son étendue et la rejette modifiée dans le système veineux supérieur. La rate, au contraire, verse le sang qu'elle vient de modifier, dans le système veineux inférieur; mais non directement, car elle le fait passer préalablement par le tissu du foie.

Cette dernière dissemblance ne peut rendre leur réunion en un seul appareil impossible. Cette réunion offre d'ailleurs l'avantage de mettre en évidence la conformité de leur destination. L'appareil spléno-thyroïde est évidemment chargé de faire subir au sang artériel une certaine préparation utile, en dehors de l'emploi qu'il fait d'une petite partie de ce sang au service de sa propre nutrition. Il sert au moins évidemment à rendre veineuse une certaine quantité de la masse totale superflue, dont il forme de cette manière une réserve, pour le temps où les qualités nutritives de cette masse viennent à s'appauvrir.

Il est probable que le mélange d'un sang très riche au sortir de ces deux organes, avec le sang noir du reste de l'organisme, au moment où il va pénétrer dans le poumon, n'est pas indifférent au succès de la pneumatose, non plus qu'à l'assimilation du chyle. Ce qui tend à le prouver, c'est la précaution prise de verser ce sang, exceptionnellement riche et presque artériel, en deux parties séparées, aux deux extrémités opposées des grandes veines.

La quantité de sang ainsi détourné, soustraite au travail de la nutrition générale, peut être comparée à toute la capacité du système circulatoire de ces deux organes. Elle peut s'apprécier d'une manière approximative au quarantième de la masse totale du sang. On comprend alors de quelle importance peuvent être ces fonctions de réserve, qui sauvent du gaspillage le superflu, pendant la digestion intestinale, et ménagent la substance nutritive distribuée par chaque ondée quand elle est devenue rare. L'économie de la substance alimentaire, qui pourrait, en l'absence de ces organes, se dépenser en exhalations inutiles de la peau, du poumon et des reins, n'est pas inférieure à la totalité de la masse du sang en quatre à six heures.

Les services que rend cet appareil ont une importance qu'on n'a guères appréciée jusqu'à présent, parce qu'on l'a peu étudiée. Cela tient sans doute à ce que ces services ne sont pas entièrement et immédiatement indispensables. Ces deux organes peuvent être altérés profondément, en effet, de manière à ne plus fonctionner; ils peuvent s'atrophier et disparaître par diverses causes sans que la vie s'arrête; or, il y a peu

d'organes internes qui ne soient capables d'arrêter le fonctionnement général plus ou moins subitement en pareille circonstance.

QUINZIÈME ANNEAU. — RÉNAL.

Les dernières artères sécrétoires fournies par l'aorte, se
rendent aux reins dont elles alimentent l'opération épuratoire.
Ces organes extraient du sang qui leur est apporté, les substances aqueuses superflues et certaines matières dont l'abondance deviendrait gravement nuisible à certaines époques de
la période digestive, s'il n'y avait pas de bornes à leur accu-
mulation.

Cette élimination sous forme d'*urine* est l'adjuvant, le sup-
pléant et en quelque sorte l'antagoniste des trois autres émonc-
tions de l'économie, savoir : la cutanée, la pulmonaire et l'intestinale. Il serait difficile, dans la pratique, d'apprécier son
balancement avec la *transpiration pulmonaire,* mais on voit
clairement de quelle manière elle alterne dans ses maxima
avec la *sécrétion intestinale* et surtout la *transpiration cutanée.*

Le but de la sécrétion rénale étant de modérer l'abondance
du véhicule aqueux et de s'opposer à la formation de combinaisons nuisibles au sang par la soustraction de certaines substances azotées et autres, elle a un premier maximum d'activité vers la fin de l'absorption veineuse, pendant la première
moitié de la digestion stomacale. Elle en a un second tout différent à la fin de la digestion intestinale, quand tous les besoins de la nutrition peuvent se satisfaire et qu'il reste encore
du chyle sans emploi.

———————

L'aorte donne un certain nombre d'artères importantes au
cœur, au poumon, au foie et aux différentes parties du canal
digestif, avant de donner les rénales. Les unes servent unique-

ment à la nutrition des parenchymes, et nous avons vu s'exercer l'action absorbante des capillaires mésentériques pour l'enlèvement du chyle.

Il faut dire pourtant, à l'occasion des deux artères mésentérique et coronaire stomachique, dont l'usage principal est de porter le sang de la nutrition, qu'elles servent, au moment de la digestion, à fournir la matière d'une exhalation souvent fort abondante et d'une importance considérable.

La matière sécrétée à la surface de l'estomac et de l'intestin grêle pendant leur fonctionnement, sert par son mélange, à l'assimilation des substances alimentaires et se trouve absorbée avec le chyle. Celle que sécrète la muqueuse hors le temps de la digestion est en grande partie résorbée aussi, de façon que la matière de l'exhalation intestinale considérée comme excrémentielle, ne consiste que dans la partie de cette humeur qui sert à la confection du bol fécal.

L'exhalation des sucs gastrique et intestinal est dans des rapports assez intimes avec la sécrétion urinaire pendant la vie normale. Dans l'état pathologique, ces rapports deviennent bien plus saillants et plus utiles à étudier. La suppression de l'urine dans le choléra, les diarrhées, etc., nous en donnent la preuve assez frappante.

SEIZIÈME ANNEAU — ADIPEUX.

Une partie considérable des artères qui portent le sang destiné à nourrir les organes, se distribue au tissu cellulaire. Il s'alimente avec ce sang comme les autres, mais en outre il en forme la graisse qu'il enferme dans des vésicules closes. Il conserve ce liquide pour les temps où la substance nutritive devient rare dans le sang artériel.

La graisse forme ainsi une deuxième sorte de réserve dans l'organisme, pour les temps où l'alimentation est insuffisante et les repas trop éloignés. Elle constitue ainsi une seconde rangée de précautions, établie pour l'entretien matériel de

l'organisme en cas de privation accidentelle. Cette sorte d'é-
lasticité préparée avec tant de soin dans la chaîne de la vie,
était nécessaire pour obvier à l'inconstance naturelle des causes
et pour agrandir le cercle dans lequel peut se mouvoir l'organisme sans qu'il se forme de lacune.

La fabrication de la graisse doit s'effectuer lorsque sont satisfaits les principaux besoins de la nutrition et que le sang a
des restes encore abondants du chyle de la dernière digestion. En effet, la prédominance du seizième anneau doit
exister vers la sixième heure de la période, avant la naissance du besoin d'aliment. Il serait intéressant d'étudier
les coïncidences qui peuvent exister dans l'état normal ou
anormal, entre l'appareil spléno-thyroïde et le tissu graisseux, en se plaçant au point de vue de l'activité de leur fonctionnement.

DIX-SEPTIÈME ANNEAU. — CAPILLAIRE.

Les vaisseaux capillaires, destinés à porter exclusivement le
sang nutritif dans la profondeur des organes, forment un appareil encore plus diffus que le précédent. Il est placé sans
intermédiaire entre le système artériel et le système veineux.
Ses propriétés le placent sur la limite de la vie fonctionnelle
et de la vie nutritive, et s'il fournit aux tissus les matériaux de
leur recomposition, il les débarrasse en même temps de ceux
de la décomposition.

Le fonctionnement de cet appareil a les mêmes phases que
la nutrition. Il a des maxima d'endosmose et d'exosmose qui
se déplacent sans cesse d'un organe vers un autre, à mesure
que ces organes entrent en état de repos ou d'action. Les
maxima tournent, par conséquent, avec les anneaux de la
chaîne fonctionnelle, sans jamais s'arrêter. La prédominance
de l'injection de matière chyleuse nouvelle, commence dans
la période digestive avec la digestion intestinale, au profit des
organes externes qui sont alors en repos.

DIX-HUITIÈME ANNEAU. — VEINEUX.

Les veines font suite aux capillaires tout-à-fait directement et se rendent au poumon après s'être réunies toutes dans le cœur droit. Elles complètent ainsi le cercle sanguin et forment la fin de la série de cavités dans lesquelles progresse la substance alimentaire, primitivement introduite dans le canal digestif.

Les veines rapportent au poumon tout le sang artériel que les organes n'ont pas eu l'occasion de mettre en œuvre à son passage dans la profondeur des tissus. Il a contracté dans tous les cas, des propriétés nouvelles, il est devenu *sang veineux*. Il revient en outre mélangé de tous les détritus liquides de la nutrition, de toutes les substances absorbées vers les surfaces internes ou externes, de la lymphe et du chyle dans le temps de sa production.

L'appareil veineux ne sert pas seulement à conduire toutes ces substances au poumon, pour qu'il en fasse du sang artériel. Sa capacité bien plus considérable et bien plus extensible que celle des artères, la lenteur relative de la circulation dans son intérieur, la proportion à peu près égale de la quantité de liquide versée dans le poumon, avec la quantité débitée par cet organe, sont autant de raisons pour qu'il contienne une masse de liquide bien des fois plus considérable que celle enfermée dans le système artériel.

Il n'est donc pas difficile de comprendre que le système veineux soit une réserve pour les besoins de l'organisme, en l'absence des aliments qui se font trop attendre. Cette dernière réserve constitue la troisième rangée de précautions prises pour empêcher les trop prompts effets du besoin d'aliment. La vie serait à peine possible, dans les circonstances où nous vivons, sans de tels moyens de protéger son extrême fragilité.

L'absorption veineuse est secondée par celle des vaisseaux *lymphatiques* dont nous n'avons pas parlé, mais qui ne diffèrent en rien des vaisseaux chylifères de l'intestin. L'absorption est modérée dans ces appareils tant que le chyle est abondant et la réserve bien approvisionnée ; mais elle devient de plus en plus active à mesure que les matériaux de toute sorte viennent à s'épuiser. Elle a, par conséquent, son maximum à l'opposé de toutes les autres fonctions internes, dans la première heure de la période digestive, avant le repas.

LIVRE V.

VIE NUTRITIVE.

La deuxième partie élémentaire de la vie individuelle, que nous appelons vie nutritive, séparée comme il convient de la vie fonctionnelle, pour mettre son mécanisme particulier en évidence, est beaucoup plus simple que l'autre. Elle ne se compose que de deux sortes d'actes ; savoir, la *composition* et la *décomposition* alternatives de la matière organisée.

La vie nutritive, malgré sa grande simplicité comparative, ne saurait être étudiée d'un seul jet avec une netteté suffisante, à cause de ses nombreuses relations avec le fonctionnement, qui donnent à ses caractères une certaine complication. Il vaut mieux traiter de la nutrition abstraite dans un article séparé.

DIXIÈME LEÇON.

Nutrition.

La nutrition, envisagée d'une manière abstraite, dans une partie circonscrite, idéale, de matière organisée, consiste en une alternative continuelle de dissolution des solides organiques et de recomposition des solides dissous.

La décomposition et la recomposition se succèdent entre elles avec mesure et servent à conserver, en définitive, l'organisation et les propriétés fonctionnelles dans le tissu.

La nutrition dépend de l'attraction ou de la répulsion réciproques de la matière sanguine et de la substance organique l'une pour l'autre.

CAUSES DE LA NUTRITION. — La décomposition des organes avec diminution des forces et la recomposition avec restauration des propriétés fonctionnelles, attestées par la diminution et l'augmentation successive de volume, de consistance et d'activité de ces organes, sont au-dessus de toute contestation dans la science. D'un autre côté, l'emploi du sang artériel à la recomposition et la transformation des demi-solides organiques en liquides, sous forme de lymphe et de sang veineux, ne sont pas contestés.

Il ne peut donc y avoir aucun doute sur l'existence de l'attraction et de l'affinité réciproques du sang et des tissus organiques, non plus que sur la répulsion des tissus conservés, pour les liquides résultant de la décomposition. Ces forces doivent en conséquence être considérées comme étant les causes directes de la nutrition. Il ne s'agit que d'étudier les circonstances diverses dans lesquelles se développent et s'exercent les propriétés répulsives et attractives des deux éléments matériels, pour comprendre le mécanisme de la nutrition.

1re *Série de circonstances.* — Le tissu des organes développe sa principale attraction pour le sang artériel pendant le repos fonctionnel, et, par une singulière coïncidence, à l'époque où la plus grande partie de l'organisme est en repos, le sang est riche de substance alimentaire. Cette substance a de l'affinité pour la matière organisée, or, elle doit en avoir davantage à cette époque où elle contient plus de matière nutritive. Cette combinaison d'attractions dans toute leur activité ne peut manquer de favoriser la composition dans les parties de l'organisme qui se reposent.

2e *Série de circonstances.* — La répulsion du tissu pour le sang artériel et pour les parties de lui-même liquéfiées, règne à l'époque opposée de la vie dans la même portion de l'orga-

nisme, pendant l'exercice de ses fonctions. Les produits liquides de la décomposition forment alors un courant vers les
capillaires, qui sont en même temps épuisés de substance
alimentaire et très disposés à l'absorption. Cette autre combinaison de deux forces répulsives entre le tissu des organes et
certaines de leurs parties usées par l'action, favorisent la décomposition dans la plus grande partie de l'organisme.

3e *Série de circonstances*. — La rencontre des deux forces
agissant de concert dans les tissus et le sang, par attraction ou
par répulsion, n'a pas toujours l'exactitude que nous venons
de supposer dans les diverses régions organiques. Cela donne
à l'activité de la nutrition, des intensités différentes selon les
temps et les régions.

Il n'est pas rare que l'excitation de l'une des forces attractive ou répulsive, manque dans un des éléments matériels de
la nutrition. Elle peut même se trouver différente, attractive
dans le tissu et répulsive dans le sang, et *vice versâ*. Ce genre
d'association des forces opposées, ne suffit pas toujours à l'interruption de l'acte nutritif, car il faut pour cela que les antagonistes se fassent justement équilibre. Il en résulte que les
actes nutritifs doivent rarement s'interrompre dans un organe
et que les propriétés nutritives jouissent d'une certaine indépendance d'action dans chaque élément.

CARACTÈRES DE LA NUTRITION. — S'il est vrai que la nutrition
consiste dans la décomposition et la recomposition des organes, et que ces actes, alternatifs eux-mêmes, résultent de
l'attraction ou de la répulsion réciproque du tissu des organes
pour le sang, il faut que nous soyons suffisamment renseignés
sur la disposition respective de ces deux éléments matériels,
pour étudier avec fruit le mécanisme des deux principaux
actes nutritifs.

LES TISSUS VIVANTS sont en général formés par une agglomération de fibres, lames, membranes, vésicules, granules et canaux demi-solides, séparés en grande partie les uns des autres

et soudés seulement par quelques points. Les intervalles qu'ils laissent entre eux sont remplis entièrement de substance demi-liquide, cohérente toutefois et qui adhère aux parois de ces sortes d'aréoles. Il n'entre que fort peu de matière tout-à-fait solide parmi ces matériaux très variés dans leur disposition anatomique et leur composition moléculaire.

Cette masse textulaire continue, sans pores et sans lacunes, est toute pénétrée de liquides et de gaz auxquels elle doit de conserver un état *turgide* plus ou moins manifeste. Elle est impénétrable aux liquides étrangers qui se contenteraient d'agir sur elle par leurs propriétés physiques, mais elle est *perméable*, au contraire, dans tous les sens, aux liquides sanguin et lymphatique pour lesquels elle a de l'affinité.

Cela permet à des courants moléculaires de ces liquides, quelquefois dirigés en sens inverse dans le même point, de s'entretenir presque en permanence pour les besoins de la nutrition. On n'a pas plus de peine à comprendre cette circulation intime, irrégulière, que celle des diverses substances inorganiques en activité composante et décomposante, dissoutes dans un liquide, où elles se croisent et se traversent les unes les autres, pour aller rejoindre l'un ou l'autre pôle d'électricité dynamique.

Il existe toujours dans l'épaisseur ou sur les limites d'une certaine portion de tissu organisé, un canal sanguin capillaire, égalant par l'étendue de son calibre, depuis le tiers jusqu'au sixième du volume de la masse organique. Le canal creusé dans cette masse est principalement formé de sa substance, car si le canal capillaire a des parois, elles sont à peine distinctes. La proportion des canaux lymphatiques moins connue, est probablement beaucoup moindre et leur circulation intérieure n'a pas la même importance. Telle est l'agglomération matérielle dans laquelle se passent les deux actes de la nutrition. Il ne nous reste plus qu'à rechercher la source qui fournit le liquide alimentaire employé dans la recomposi-

9

tion et le point de ralliement des détritus fournis par la décomposition.

Le SANG forme dans le canal capillaire un courant rapide, toujours dans la même direction et dans la proximité la plus rapprochée des profondeurs du tissu, ce qui lui permet de satisfaire à toutes les exigences de la nutrition. Il est impossible de se faire, avec les opinions adoptées, anciennes ou modernes, une idée satisfaisante des relations du courant sanguin avec les tissus, c'est-à-dire des moyens que possède ce liquide pour pénétrer en tous sens une masse demi-solide et continue.

La filtration du sang artériel, de toutes pièces, avec ses globules, à travers les parois vasculaires, est d'abord impossible, par la raison que ces parois n'ont aucune ouverture. Ces ouvertures, d'ailleurs, seraient complètement inutiles si elles existaient, puisque le tissu ne possède point de lacunes dans lesquelles le sang puisse librement circuler en nature, après avoir quitté le vaisseau.

Il résulte de cette disposition de la masse textulaire, que la division des derniers vaisseaux capillaires visibles, en canaux plus petits, tels qu'on se figurait autrefois les *exhalants*, finissant par une bouche ouverte dans la masse textulaire, P. III, F. 8, pour y verser le sang, ne servirait pas davantage à faire pénétrer ce liquide dans tous les points d'un tissu plein, pour les besoins de sa nutrition. Il faut donc renoncer dès à présent à comprendre l'approvisionnement des tissus au moyen de ces prétendus vaisseaux exhalants, dont rien n'a jamais démontré l'existence, et qui sont une création hypothétique parfaitement superflue. Il faut se contenter d'admettre que le serum est seul fait pour la composition nutritive, parce que lui seul peut s'insinuer dans la continuité de la texture; et par d'autres raisons encore.

DUTROCHET, après son admirable découverte des lois de l'endosmose, pouvait modifier utilement la théorie; mais il voulut, comme les autres, faire voyager le sang en son entier, serum et globules, dans les masses organisées. Il n'avait plus besoin, croyait-il, pour cela, des vaisseaux décroissants ni des lacunes dans les parois vasculaires ; mais il fallait à un expérimentateur de sa force la vue directe de l'émigration des globules, dès qu'il croyait leur intervention nécessaire dans la composition nutritive.

Il fut visiblement contrarié par l'observation des allures ordinaires de ces petites vésicules, nageant toujours avec rapidité quand le sérum les entraîne, semblant se dandiner au milieu de leur véhicule quand il s'arrête, mais ne quittant jamais le calibre du vaisseau.

Il obtint cependant une fois de voir un globule se fixer et se dissoudre dans l'épaisseur de la masse textulaire. Vous avez cru cela, sans doute, parce que vous avez confiance en Dutrochet, un savant d'une incontestable bonne foi ? Eh bien ! Messieurs, n'y croyez plus. Ce n'est pas que Dutrochet rapporte infidèlement ce qu'il a vu ; il n'en était pas capable. Des globules se sont arrêtés véritablement sous ses yeux et se sont dissous en sa présence ; mais cela s'est opéré dans un de ces moments où la circulation s'arrête, où le serum est absorbé presque entièrement et toute autre part que dans l'épaisseur du tissu. A pareille époque de l'expérience, le canal sanguin, affaissé, ne se distingue plus de la masse transparente placée dans le champ du microscope, et la dissolution des globules a lieu dans le calibre même du vaisseau capillaire.

Cela se voit à l'époque très peu normale où le sujet de l'expérience est prêt à mourir, et le tissu que vous avez sous les yeux tout prêt à se dessécher. Cela n'a jamais été la véritable pénétration des tissus par les globules, la pénétration libre et incessante, nécessaire à des phénomènes dont la loi fondamentale est de ne s'arrêter jamais.

Mais quand la substance des organes aurait, par accident, permis quelquefois, dans l'état normal, l'entrée de sa masse à des globules, comme il arrive dans les cas d'hémorrhagie,

est-ce qu'une telle pénétration accidentelle des globules deviendrait pour cela un caractère normal, la règle des relations
nutritives entre le sang et la matière organisée? C'est le contraire, assurément, qui fait loi dans la nutrition, c'est la non-
pénétration bien constatée de la partie demi-solide du sang.

Dutrochet ne pouvait s'empêcher de voir habituellement
cette non-pénétration, à son grand déplaisir, telle que tout le
monde peut l'observer à son aise. J'ai passé moi-même six
heures par jour, pendant six mois de l'année 1828, à surveiller
les migrations de ces corpuscules, en lesquels me semblait
alors reposer tout le secret de la nutrition. J'avais à leur égard
les mêmes préventions que mon auteur favori sur leur sortie
du calibre vasculaire. Il me fallut un long temps pour comprendre que leur apparition dans le tissu se bornait à passer
rapidement des artères dans les veines; que le contraire était
impossible puisqu'on ne le voyait pas, et qu'il était inutile de
chercher davantage à le découvrir.

Les relations actives du sang avec la substance organisée
me parurent dès lors très faciles à comprendre, car sa circulation intermoléculaire devenait sans obstacles aussitôt que les
globules en étaient exclus. Le serum uniformément liquide, si
l'on en juge par son entière transparence et l'aisance de ses
mouvements à l'intérieur des vaisseaux, pouvait pénétrer partout l'épaisseur de tissus humides et compactes, sans ouvertures et par le seul moyen des lois trouvées par Dutrochet. Il
pouvait retourner sur ses pas dans le vaisseau capillaire. La
lymphe, la sérosité, le détritus nutritif de toute sorte et les
matières absorbées par les surfaces, pouvaient aussi parcourir
la substance organique dans tous les sens où une force les
poussait.

Il ne s'agissait plus que de savoir comment la substance des
organes pourrait se passer de globules et se contenter du serum. Mais il est évident que la composition de ce dernier réunit la totalité des principes nutritifs; que sa ténuité de liquide

homogène et sa plasticité constituent des propriétés physiques et vitales précieuses, qui manquent aux globules ; que ceux-ci, pour exécuter la composition, à supposer qu'ils puissent aborder les points à nourrir, devraient commencer par se dissoudre. Le serum n'a pas cet inconvénient ; il réunit toutes les conditions désirables de substance prête à la nutrition.

COMPOSITION.

Le mot composition doit signifier pour nous, dans le sens le plus général, la restauration des parties organiques usées pendant l'exercice de l'action fonctionnelle.

Le tissu dont une portion a été détruite et les propriétés affaiblies, éprouve lorsqu'il entre à l'état de repos, de l'attraction pour la substance alimentaire contenue dans les capillaires sanguins de son voisinage.

Le serum toujours passant à proximité, toujours contenant certaine quantité d'aliment, s'infiltre dans tous les points d'où viennent les demandes. C'est alors que la substance organique, plongée dans une sorte de bain intérieur de liquide réparateur, choisit de ce liquide ce qui peut servir à ses besoins et se l'applique de manière à reconstituer sa matière et ses propriétés.

On comprend, au premier abord, que la substance des organes ait la faculté de modifier le serum et d'en faire un autre liquide ou même de la matière solide ; mais il est plus difficile de se figurer ce liquide homogène, employé dans le même temps à refaire des solides et des liquides si divers et quelquefois si exceptionnels dans leur disposition matérielle et leur composition chimique.

La physiologie est obligée d'avoir recours ici, comme la chimie, aux méthodes de déduction et d'induction logique, à défaut de l'observation directe, qui n'est pas abordable dans les actes moléculaires. Par ces procédés, on s'explique aisément la solidification du serum ; car on connaît déjà la plasti-

cité de ce liquide, lequel se prend en masse très consistante
dès qu'il est en contact avec l'air atmosphérique. On sait qu'il
en fait de même à l'intérieur, en beaucoup de circonstances
pathologiques plus ou moins utiles ou préjudiciables à la vie
individuelle.

On peut donc penser, avec raison, que le serum se solidifie
dans les lieux laissés libres par la dissolution des parties primitivement solides, que la décomposition a fait disparaître. Il
doit adhérer aux contours de ces espaces, afin de reconstituer
le tissu. On peut encore se figurer pourquoi le serum devient
solide en ce point plutôt qu'en un autre; car on le voit se répandre et se solidifier à la surface d'une plaie récente, comme il
doit faire dans les lacunes moléculaires de l'intérieur des tissus.

Il paraît évident que si l'attraction nutritive existe dans un
tissu qui a besoin d'aliment, elle doit procéder plus particulièrement des points où les solides ont été détruits, que de
ceux restés intacts. C'est ainsi que la prédominance de l'attraction en ce point, doit déjà servir à diriger et fixer le liquide
nourricier vers l'emplacement des lacunes.

La transformation du serum en des solides composés de matériaux différents pour les organes divers, et disposés d'une manière spéciale dans chacun d'eux, est en apparence d'autant
plus difficile à comprendre, que dans tout l'organisme, le liquide nourricier se compose de même dans le même temps. Il
faut, par conséquent, se résoudre à admettre que ce liquide
uniforme, est susceptible de prendre toutes les formes de la
trame organique, et qu'il possède en lui tous les principes
constituants des tissus divers.

Quelle que soit l'obscurité des causes capables de déterminer la transformation du serum, partout identique, en substance
nerveuse en un point, en tissu rénal dans un autre, etc., nous
devons dire que la connaissance exacte de ces causes a pour
nous un intérêt pratique assez faible, malgré l'importance du
fait en lui-même.

Il faut remarquer, d'ailleurs, que ces causes ont leurs analogues dans la transformation du sang artériel en matières sécrétées et exhalées très diverses, sans qu'on se préoccupe infiniment de ces dernières. On se contente de savoir que les tissus des vésicules ou canaux sécrétoires du foie, du rein, des mamelles, etc., ont la propriété d'extraire du même sang, le lait, l'urine, la bile, etc., sans s'occuper de la manière spéciale dont réagit chacun de ces tissus propres sur le sang artériel. On s'en tient sagement au fait dont les causes directes nous semblent voilées pour toujours. Il est évident que nous pouvons en faire de même au sujet des causes *essentielles* de la production des tissus divers par un sang partout le même.

Il n'y a pas, d'ailleurs, un bien grand effort d'imagination à faire pour admettre d'une manière générale la conversion du serum en tissus de toute sorte. La diversité des formes est loin d'être aussi grande qu'elle semble l'être au premier aperçu. Les substances organiques se ressemblent beaucoup lorsqu'on les examine dans leur texture, car elles se résolvent toutes en parties rudimentaires peu variées qui se répètent sans cesse et partout : il y a beaucoup plus de diversité dans les organes, au point de vue de la composition intime. Mais là, encore, la variété se trouve plus apparente que réelle, et consiste principalement en différences dans la proportion des substances élémentaires. Ces substances, en effet, se rencontrent à peu près toutes réunies dans la composition moléculaire de chaque organe, avec des proportions variables en chacun d'eux.

Il ne faut donc pas s'étonner que le sang puisse fournir, à tous, leur aliment propre, et à quelques-uns exceptionnellement, des quantités surprenantes de matières excessivement rares dans l'organisme en général, car le sang les renferme toutes. Les tissus à recomposer n'ont que la peine de choisir ce qui leur convient, s'appliquer les éléments du serum qui leur manquent et repousser le reste. Ce choix de matériaux est tout-à-fait analogue encore à ce qui se passe dans les exhalations et sécrétions.

On peut bien supposer que, dans la majorité des cas, les solides et liquides organiques, au lieu de se décomposer entièrement et d'être absorbés pendant l'action fonctionnelle, se contentent de perdre en partie quelques-uns de leurs principes constituants. Dans ce cas, le serum doit trouver encore plus de moyens de suffire à la réparation des tissus, puisqu'il en serait quitte pour leur fournir quelqu'un de ses éléments en certaine proportion, sans que sa propre composition en fût profondément altérée.

On peut résumer ainsi les divers actes du mécanisme de la composition nutritive. Pendant le repos d'un organe et tant que dure l'influence nerveuse qui détermine son attraction pour le serum, il l'appelle à lui de toutes les régions circonvoisines. Celui-ci traverse les parois vasculaires en quantité proportionnée avec la force de l'appel qui lui est fait. Il forme un courant de liquide exosmosé dans le tissu qui l'attire, et il peut rencontrer dans sa course, des courants inverses d'autres liquides qui se rendent aux canaux capillaires, sans en être arrêté.

Il fournit aux parties solides dissoutes, sa substance entière qui se solidifie à leur place et prend leur forme ; aux liquides spécifiques usés, des liquides de remplacement ; aux solides et liquides privés de quelques-uns de leurs éléments chimiques, des éléments nouveaux qui reconstituent leur composition intime et leurs propriétés. La partie du serum qui n'a point été mise en œuvre et celle qui a fourni certains de ses éléments constitutifs, se joignent aux matières lymphatiques, forment un courant opposé au précédent, au milieu du tissu qui les repousse ; et ce mélange, qui forme une portion importante du sang veineux, repasse dans le vaisseau capillaire qui l'attire.

DÉCOMPOSITION.

Il nous faut borner la signification de ce mot à la dissociation des éléments de la matière organique. Le tissu restauré par l'acte précédent de la composition, change subitement ses attractions nutritives au moment où commence à régner le besoin d'action fonctionnelle. L'attraction du tissu pour le sang devient répulsion et le vaisseau capillaire lui-même semble doué dans le même temps d'une force attractive beaucoup plus intense à l'égard des détritus de la nutrition. C'est là ce qu'on appelle *Absorption veineuse.*

Il paraît bien sûr que la décomposition obéit à deux causes éloignées qui jouissent d'une puissance à peu près égale sur son développement. On sait à n'en pas douter que la grande intensité de l'action fonctionnelle et de l'absorption veineuse peuvent la rendre plus rapide et plus profonde. En d'autres circonstances elle devient insuffisante ; par exemple, quand la matière alimentaire est trop constamment abondante et quand le repos est trop prolongé.

C'est évidemment sous ces deux sortes d'influence, l'action fonctionnelle et l'attraction capillaire, que se développe dans la substance organisée, la répulsion pour le sang artériel et pour ses propres matériaux de décomposition destiné à devenir du sang veineux.

Pendant la décomposition, les demi-solides perdent une petite partie de leur tissu propre et les demi-liquides en perdent bien davantage. Il est probable d'ailleurs que la désorganisation consiste bien plus, dans l'état normal, à décompléter leurs éléments qu'à les désagréger tous dans la même partie. Cela doit être vrai surtout pour les solides, dont la dissolution entière doit être rare et fort lente ainsi que leur recomposition.

Il est bien entendu que la décomposition matérielle entraîne la diminution des propriétés fonctionnelles des organes. On peut même se tenir assuré que ces deux résultats sont dans des rapports complètement exacts, quelque difficile qu'il fût de le constater par expérience avec précision, si l'on voulait en essayer. La dépendance absolue et réciproque entre les actions de la vie et l'organisation matérielle est tellement apparente dans les manifestations à notre connaissance, qu'il serait presque oiseux de s'occuper, à notre époque, d'en établir la démonstration.

Le détritus liquide de la décomposition forme, à travers la substance des organes, un courant dirigé vers le canal capillaire voisin qu'il pénètre. Il se réunit, dans le calibre du vaisseau qui l'absorbe, au sang artériel qui n'a pas été mis en œuvre et il concourt à former le sang veineux.

Une partie du même détritus, qu'il serait difficile de mesurer, mais beaucoup moins que la précédente certainement, est absorbée par les extrémités des vaisseaux lymphatiques, sous forme de lymphe. Elle reste séparée du sang veineux jusqu'à son arrivée dans le cœur droit.

EFFETS DE LA NUTRITION. — Les deux actes de décomposition et de recomposition, après avoir duré chacun un certain temps chez les organes, sont arrêtés par le renversement des dispositions ou propriétés nutritives de leur tissu, lequel coïncide avec le développement des forces fonctionnelles nommées *Besoin d'Action* et *Besoin de Repos*.

Pendant un acte complet de la nutrition dans un organe, toutes les forces et les phénomènes divers, nutritifs et fonctionnels, règnent et s'exercent une fois à leur tour et sont placés en cercle suivant un ordre nécessaire, qui permet à la vie individuelle de se continuer d'une période à l'autre sans interruption totale d'activité. Cela tient à ce qu'ils sont les uns pour les autres comme des causes et des effets réciproques. J'en donne ici le tableau complet.

1° Règne du besoin de repos avec attraction pour le sang. — 2° Repos fonctionnel et recomposition de certaine durée. — 3° Développement du besoin d'action avec répulsion de la matière organique pour le sang. — 4° Exécution de l'acte fonctionnel et décomposition pour un certain temps; puis retour du besoin de repos qui commence la période suivante. P. VII.

On voit que les forces intermittentes des tissus et les attractions et répulsions combinées, peuvent servir au changement de nature dans l'action nutritive, mais on ne voit pas que toutes ces causes réunies créent une vertu suffisante pour régler la durée et les proportions relatives, normales de la composition et de la décomposition. On se demande alors, d'où vient l'équilibre de ces actions ou leur inégalité suivant les cas, desquels résulte l'*accroissement*, le *dépérissement* ou la simple *conservation* de l'organisme.

Il est d'autant plus nécessaire de rechercher ici la cause de résultats aussi intéressants, qu'il faut préparer l'étude des effets secondaires de la nutrition et que cette cause a le même genre d'autorité sur l'évolution des besoins fonctionnels que sur les propriétés nutritives. Cette cause n'est rien moins que l'INFLUENCE RÉCIPROQUE des organes les uns sur les autres, dont nous avons eu déjà l'occasion de nous occuper à propos des courants de fluide nerveux.

Vous savez que l'unité de la vie dans un être organisé, résulte de l'accord dans la composition et les actions de ses diverses parties. Chaque organe a donc besoin d'avoir avec tous les autres des communications toujours ouvertes, pour régler la proportion des actes qu'il peut se permettre à son profit et sans nuire aux autres. C'est ainsi que dans un ensemble organique, il existe une sorte de compression permanente et universelle de chacun sur tous, qui les retient dans certaines limites d'activité faites pour établir l'unité individuelle.

Vous savez que la communication générale est entretenue par le réseau nerveux ; or, l'action nutritive d'un organe est une source d'impressions continues que son armature transporte incessamment au reste de l'organisme, où elles ont la faculté de développer des actions et des forces, en agissant comme une volonté sur les propriétés et l'organisation des autres organes.

Il n'est donc pas étonnant que les impressions de toute sorte,

nées dans le reste de l'organisme, soient pour cet organe des
ordres réciproques, transmis en même temps et par la même
voie nerveuse. On voit clairement que ces volontés peuvent
gouverner et modifier les forces de notre organe, préparer et
provoquer ses actions nutritives et fonctionnelles, ou les arrêter en des temps utiles aux intérêts de l'ensemble, tant que les
causes externes restent normales.

L'influence réciproque est ainsi la cause régulatrice du développement des besoins et des actions. On pourrait donc, en
remontant moins haut pour chercher cette cause, dire que les
besoins et les propriétés vitales sont réglés par l'influence
nerveuse. Il résulterait de là que les besoins de repos et d'activité fonctionnelle, ainsi que les attractions et répulsions du
tissu pour le sang, consistent en une disposition établie dans
la matière organisée, une tendance qui l'excite à se reposer ou
agir, se composer ou se décomposer.

L'évolution des besoins et propriétés a pour objet secondaire de relier les deux actes de nutrition l'un à l'autre, et de
plus, les actes de nutrition à ceux de fonctionnement. Leur
existence est incontestable, d'abord parce qu'elle est indispensable, et ensuite parce qu'elle est une source de sensations
agréables ou douloureuses, quand on leur obéit ou qu'on manque à les satisfaire et à les exercer en temps convenable.

ONZIÈME LEÇON.

Exercice de la vie nutritive.

La nutrition embrassée dans un coup d'œil général qui comprend tous les rouages organiques, acquiert un véritable intérêt pratique. L'idée qu'on s'en fait alors, se rapproche beaucoup plus de ce qui se passe en réalité dans l'exercice de la
vie. Le cadre de ses causes directes s'étend jusqu'aux alternatives de renouvellement et d'épuisement du sang artériel, lesquelles se combinent avec le repos et le fonctionnement périodique des groupes généraux d'organes.

Elle consiste pour nous alors, dans les migrations continuelles et régulières de la recomposition, et de la décomposition, à travers les diverses parties de la chaîne des appareils organiques. Elle détermine enfin la simple *conservation*, les *transformations*, l'*accroissement* et le *dépérissement*, la *création* de parties nouvelles et la *destruction* des anciennes.

CAUSES DE LA VIE NUTRITIVE.

Le cours d'une période digestive a deux époques principales, dans chacune desquelles le sang artériel se trouve dans des états opposés par la quantité de matière nutritive qu'il contient. Pendant les 3e, 4e et 5e heures, le chyle augmente sans cesse, ou bien sa quantité surpasse les besoins de la nutrition. Pendant les 6e, 1re et 2e heures, il diminue graduellement. Il faut noter que les besoins opposés de fonctionnement et de repos alternent aussi pendant ces deux époques, non pas dans l'organisme entier, simplement et de manière qu'il y ait partout fonctionnement ou repos à la fois, mais de la manière suivante, P. VI.

Pendant la 1re époque, où le chyle est abondant, le besoin de repos fonctionnel prédomine dans la moitié externe de l'organisme, tandis que le besoin d'exercice règne dans le groupe des appareils internes. A la 2e époque, les circonstances se renversent, la prédominance du besoin de fonctionner s'établit dans les organes externes, tandis que les internes sont soumis à l'influence du besoin de repos, P. VIII.

Nous savons déjà combien l'abondance de la matière nutritive, réunie à l'état de repos fonctionnel, est favorable aux actes de recomposition dans un organe. Mais il résulte de ce qui se passe dans les organes internes, que cette coïncidence n'existe pas pour eux. On n'a pas, au reste, de sérieux motifs pour s'inquiéter de leur recomposition, car elle est protégée par des circonstances tout exceptionnelles. Leur volume est tellement petit en comparaison du reste de l'organisme, qu'il y a toujours des restes assez abondants de matière nutritive dans le liquide circulatoire, pour assurer leur nutrition après celle du groupe externe. On peut se rassurer encore sur leur compte, en considérant qu'ils sont presque tous sécréteurs, qu'ils reçoivent une quantité considérable de sang pour leur travail sécrétoire, et que rien ne leur est plus facile que d'en détourner une partie de sa destination fonctionnelle, pour l'appliquer à leurs propres besoins de nutrition en cas d'insuffisance générale de sa composition.

Ce défaut de coïncidence entre l'attraction du tissu des organes internes et l'abondance de la matière nutritive, démontre assez bien l'indépendance de ces deux causes ; et d'ailleurs il a sur les migrations du fonctionnement et l'enchaînement des fonctions un empire considérable. Il suffit pour en juger, de réfléchir que l'entretien continu de l'existence individuelle n'eût pas été possible si tout l'organisme s'était reposé et nourri à la fois, puisque le travail de l'intérieur sert à la préparation du sang qui recompose les organes externes pendant leur repos. Si la ménagère du chef de famille campagnard se mettait à table avec tout le monde, personne ne mangerait.

Il résulte de la faculté que possèdent ces deux espèces de causes pour déterminer à elles seules la composition et la décomposition à leur volonté, lorsqu'elles sont l'une ou l'autre en opposition d'activité, que celle des deux par laquelle arrive la première impulsion prédominante dans une période, peut être considérée comme le véritable régulateur de la vie nutritive. La production du sang artériel avec toutes ses variations est dans ce cas, et possède une bien autre puissance que les affinités, l'action et le repos. C'est son initiative qui décide principalement la forme, l'intensité, la durée et les transpositions des actes nutritifs à titre de cause première.

Les variations dans la production du sang ne déterminent jamais de différences bien sensibles dans la durée ou l'intensité

des actes nutritifs appartenant à deux courtes périodes successives. Il serait difficile de juger si ces actes ont laissé l'organisme plus actif après eux, ou plus faible ; à plus forte raison
un seul organe. Mais il n'en est pas de même dans des phases
plus longues de la vie ; le sang et toutes les causes qui président
à sa formation, sont le moteur principal des transformations
générales et partielles de la plus grande importance.

MÉCANISME DE LA VIE NUTRITIVE.

Le règne à peu près exclusif d'un seul des actes de la nutrition dans une des moitiés de l'organisme pendant une des
moitiés de la période digestive et son remplacement par l'autre
acte dans l'autre moitié de cette période, sont faciles à comprendre et à démontrer. En effet, si pendant une phase de
quatre heures les appareils externes se reposent, certainement
ils emploient ce temps à se recomposer, et si dans l'autre
phase, le plus souvent inégale, ils fonctionnent nécessairement, ils sont forcés alors de se décomposer dans la même
proportion.

Il est beaucoup moins facile que cela de suivre et de retenir les migrations réelles des actes de décomposition et de recomposition à travers la série des dix-huit anneaux fonctionnels. Ils se croisent et s'enchevêtrent dans leur succession,
d'une manière assez compliquée pour nous obliger à recourir
au tableau de la P. VI. Cette complication s'augmente encore
de leur combinaison avec le repos et le fonctionnement des
appareils qu'ils parcourent et dont il faut savoir observer les
coïncidences. Voyez aussi les P. VII et VIII.

Il faudra, pour simplifier la description, prendre pour guide
un seul des actes, la recomposition, par exemple, et la suivre
dans sa course d'une extrémité à l'autre de la chaîne organique. Nous saurons, après cela, tout ce qu'il nous importe de
connaître, puisque nous sommes avertis par avance, que là où
règne la composition, l'appareil se repose, que quand la re-

composition est achevée, l'appareil entre en activité fonctionnelle, et que la recomposition, alors, s'installe dans l'anneau
suivant qui se repose à son tour.

ORGANES EXTERNES. — La composition règne à peu près entière et partout à la fois dans le groupe formé par les appareils externes pendant les 2e, 3e et 4e heures de la période.
Ce groupe d'organes est alors épuisé par le travail continu
des trois heures précédentes. Il est dominé par le besoin de
repos. Le sang contient, dès le commencement de cette époque, une petite quantité de matière chyleuse nouvelle, produite
au début de la digestion stomacale, et cette matière s'augmente
jusqu'à la fin. Le plus grand nombre des organes internes est,
pendant cela, fort occupé du travail de la chylose et de l'hématose. Il n'y a guère à en excepter que les appareils adipeux
et veineux, qui prennent à peu près le même temps que les
externes pour se reposer et se refaire.

On pourrait objecter ici que le repos n'est pas absolu, car
il n'y a pas sommeil, et non-seulement les organes peuvent
agir, mais ils fonctionnent ordinairement à cette époque et,
par conséquent, ils sont susceptibles de se décomposer, au
moins momentanément et partiellement. Cette objection serait
fondée si nous entendions parler du repos absolu ; mais il ne
s'agit, en ce moment, que d'un repos et d'une recomposition
relativement prédominants, comparés à ce qui se passe dans
l'autre moitié de la période.

Il faut même remarquer, à cette occasion, que le système
musculaire a peu de repos ordinairement chez les ouvriers de
travail manuel pendant toute la durée de la veille, mais que
cette circonstance ne pouvait nous servir de règle pour décrire les intermittences de la nutrition ; car le système locomoteur est l'appareil chez lequel se fait le plus sentir le besoin
du repos dans ces trois heures. Le travail serait bien plus facile au reste du groupe externe, il serait moins dispendieux
pour l'organisme ; aussi nous servons-nous avec bien plus

d'aisance alors, de nos organes de sens et du cerveau, que les ouvriers de leur appareil musculaire.

ORGANES INTERNES. — *L'appareil digestif* se recompose à des époques fort différentes, dans l'estomac, l'intestin grêle et le gros intestin. *L'estomac*, en raison de ses liaisons plus directes avec les organes précédents, participe encore de leur manière d'agir. Il entre en repos et commence à se recomposer peu de temps après eux, quoiqu'il ait fonctionné pendant une heure seulement. Il y a cependant quelques petites interruptions à son repos de quatre à cinq heures, pour la préparation ou la simple absorption des boissons introduites entre les repas, lorsque l'eau vient à manquer dans la composition des liquides circulatoires.

L'intestin grêle ne doit commencer sa recomposition générale que vers la sixième heure, pour la continuer à peu près sans interruption pendant trois heures, car les boissons ne lui arrivent pas ou lui parviennent en fort petite quantité. Son repos doit commencer beaucoup plus tôt à la partie supérieure que dans le reste de sa longueur, car il y a de grandes différences entre les époques du fonctionnement de ses régions diverses, précisément à cause de sa grande étendue. Le repos général de l'intestin grêle commence au moment où recommence l'activité des organes externes. C'est alors aussi que doit s'interrompre la sécrétion de la bile, ou, pour le moins, son suintement à la surface du duodenum ; car, même bien avant cette époque, elle est devenue inutile à la transformation des aliments qui se sont éloignés de ce point après en avoir pris leur part.

Le *gros intestin* n'a pas la faculté de se recomposer dans toute son étendue d'une manière générale, à certaine époque de la période ; car, il agit et se repose, se décompose et se recompose à la fois en divers points de sa longueur, et il exécute tout cela sans beaucoup se hâter. Il y a vers les deux extrémités, des actions passagèrement intenses par exception : ainsi,

10

le cœcum recevant les résidus alimentaires et les détritus de la
sécrétion intestinale, pendant la dernière moitié du travail de
l'intestin grêle, s'occupe à les mélanger au produit de la sécrétion de *l'appendice* à mesure qu'ils passent à sa portée. Le
colon moule, durcit cette matière et l'accumule vers sa région
iliaque. Le rectum, une fois en vingt-quatre heures, met en
activité les moyens qu'il a de presser le bol fécal de haut en
bas et de lui abréger le chemin en se raccourcissant.

Il y a donc recomposition possible dans le cœcum pendant
le repos de l'intestin grêle et la première moitié de son travail pendant quatre heures et demie sur six. Il y a repos encore
plus prolongé dans le rectum, qui ne fonctionne activement
qu'une fois en un jour et pendant quelques instants. Il résulte
de là, que le repos des actes les plus notables du gros intestin,
savoir : l'action cœcale et celle du rectum, correspondent aux
prédominances d'action dans les organes externes et dans l'a-
dipeux et le veineux.

Le *foie*, dont le fonctionnement est toujours possible et
probablement incessamment nécessaire comme faisant partie
du cercle circulatoire, a pourtant un minimum d'activité qui
dure depuis la 5e heure jusqu'à la 2e pendant tout le repos
de l'intestin grêle.

Il faut remarquer les coïncidences de ce temps de repos
avec le maximum d'action des appareils spléno-thyroïde, rénal, adipeux et veineux, par la raison que les deux premiers,
et le spléno-thyroïde surtout, peuvent suppléer à certains
égards son action hématosique.

Le foie a pour se procurer le sang artériel, une artère volu-
mineuse qui peut suffire en tout temps au besoin de la recomposition, sans qu'il soit obligé de faire des emprunts à la
veine porte. Cette veine est pour lui une autre sorte d'artère,
mais qui doit se borner à lui fournir les matériaux de l'élabo-
ration du sang mésaraïque et du chyle.

Il serait difficile de juger dès à présent si la bile est fournie par l'artère hépatique ou la veine porte, car le maximum d'activité de ces deux systèmes vasculaires, règne à peu près à la même époque et lorsque la sécrétion biliaire est la plus abondante. Il faudrait comparer le volume de l'artère chez le fœtus avec celui du foie avant toute digestion, et faire le même rapprochement chez l'adulte, pour se former une opinion à cet égard. On serait peut-être favorisé dans cette appréciation par les différences si tranchées du volume de l'organe à ces deux époques.

Les *glandes mésentériques* se recomposent en même temps que le foie. Leur repos dure aussi longtemps que celui de cet organe et n'est guères plus complet, puisque l'absorption de la lymphe est incessante, en dehors du temps de la production du chyle.

Le *cœur*, *l'aorte* et le *poumon*, peuvent surtout se recomposer pendant les 5e, 6e, 1re et 2e heures de la période lorsque la production du chyle est interrompue. L'emploi du maximum de leurs forces fonctionnelles n'est pas indispensable à cette époque. Ils continuent toutefois leur action sans pouvoir s'arrêter alors; mais avec de certaines intermittences différemment distribuées sur chacun d'eux.

Le cœur dans ses deux moitiés, auriculaire et ventriculaire, est principalement actif dans les moments où il contracte les parois de ses cavités adossées. On pourrait admettre qu'il se refait pendant le relâchement qui succède à cette contraction, s'il était bien sûr que le relâchement n'eût pas en lui quelque chose d'actif, comme une succion pour attirer le liquide. Il existe, au reste, un moment de repos absolu entre ces deux sortes d'actes, pendant lequel peut s'opérer librement la composition nutritive.

Il doit exister en conséquence un repos dans l'aorte, après la contraction ventriculaire, même en admettant une réaction plus ou moins active et volontaire des parois artérielles. Quant au poumon, il se repose manifestement après l'expiration et

peut-être aussi quelque peu lorsque l'inspiration est terminée.

La *rate* et le *corps thyroïde* ont un long temps pour se recomposer, s'il est vrai que leur action, destinée à seconder
celle du foie et du poumon dans l'hématose, a son maximum
entre la 4e et la 5e heure. Excepté pendant une heure, le
fonctionnement de ces deux organes doit avoir une intensité
fort modérée qui leur permettra la recomposition. Cet acte
doit être d'autant plus facile chez eux, que le sang artériel leur
arrive en abondance à l'époque de leur minimum d'action, en
bon état de richesse alimentaire d'abord et non par de petites
artères nutritives comme dans les autres organes. Il leur vient
pour subir dans leur tissu quelque légère transformation et
s'offre de lui-même tout entier pour la recomposition.

Le *rein* est pourvu de sang artériel de la même manière que
les précédents, par un volumineux courant qui lui apporte
les matériaux de la sécrétion urinaire, et comme il n'a pas à
en extraire ordinairement de grandes quantités relatives pour
l'excrétion, il se trouve toujours abondamment pourvu de
substance nutritive. Il a cependant de petites artères nutritives
supplémentaires pour sa partie extérieure, comme pour montrer qu'on a voulu rendre sa nutrition assurée dans les cas où
la sécrétion aurait besoin d'être très active et le sang très
pauvre ; la rate est dans le même cas.

Le temps de sa recomposition est long, en ce qu'il s'accompagne d'une action fonctionnelle à peu près continue et peu
intense. Son activité principale ne dure après chaque digestion,
que le temps nécessaire pour passer en revue la totalité du
sang qui vient de s'adjoindre le chyle, et lui enlever les parties
nuisibles que la digestion et les actes d'hématose précédents
peuvent y avoir introduit.

Les *tissus adipeux* se recomplètent en faisant leur provision
de graisse quand les autres besoins de l'organisme sont tous
satisfaits, dans le cours de la 6e heure. Mais, comme il est dans

le génie de l'institution de ces appareils, qu'ils gardent le produit de leur fabrication en réserve, le temps de leur fonctionnement semble faire confusion avec celui de la recomposition.

Le vrai temps où les fonctions de l'appareil adipeux rendent des services efficaces et immédiats au reste de l'organisme, est celui pendant lequel il abandonne ses produits aux systèmes veineux ou lymphatique, dans la 1re heure de la période. On voit ainsi, qu'il ne faut pas confondre le temps de la fabrication de la graisse avec celui de la décomposition, comme dans les autres organes fabricateurs ; ici c'est le contraire, le temps de l'activité sécrétoire se confond avec celui de la recomposition. Celui de repos fonctionnel est commun avec l'épuisement de la matière sécrétée. La recomposition du tissu cellulaire et son repos fonctionnel coïncident exactement avec le repos des organes externes.

Les *veines* absorbent sans cesse par quelque point de leurs faisceaux rameux, puisque la décomposition est incessante dans l'organisme et va toujours passant d'une région à l'autre. On peut dire cependant que l'appareil se repose en général, tant que le système sanguin est pourvu de matière nutritive assez abondante pour fournir aisément à tous les besoins de recomposition, d'exhalation et de sécrétion. Il n'entre dans son maximum d'activité que dans la 1re heure de la période, alors que les aliments font défaut et qu'il est obligé de recourir aux provisions liquides infiltrées dans les tissus, à la graisse en particulier, et cela dure une heure au plus. Cette prédominance coïncide avec la plus grande activité des organes externes. C'est ainsi que la recomposition dans le système veineux peut s'effectuer à l'aise, pendant le long repos de cinq heures dont il jouit, quoique ce repos ne soit jamais absolu.

On peut résumer cette description de la vie nutritive de la manière suivante : Les appareils externes se recomposent tous et se décomposent dans les mêmes temps. Il n'en est pas de même pour les appareils internes, car leurs divers groupes agissent et se reposent à des époques différentes, suivant qu'ils appartiennent à la fabrication du chyle, à celle du sang ou à la réserve des substances nutritives.

Le groupe externe emploie un peu moins que la moitié de la durée de la période à se reposer et se recomposer avec le sang dont il a fourni les matériaux à l'organisme. Les organes internes de digestion intestinale, de chylose et d'hématose se décomposent pendant cette même phase et fonctionnent d'une manière prédominante pour élaborer le chyle et en faire du sang.

Pendant l'autre phase, les organes internes se reposent à leur tour, à l'exception des organes de réserve pure, et se recomposent avec les restes de substance nutritive, tandis que les externes fonctionnent pour satisfaire à tous les besoins de l'économie et surtout à lui procurer de nouveaux aliments.

EFFETS DE LA VIE NUTRITIVE.

Les deux actes de la nutrition promenés successivement par toute la série des appareils et combinés en des proportions variables, appropriées aux besoins de la vie individuelle, servent, 1° à conserver, restreindre ou augmenter l'organisation ; 2° à relier fortement les actes de la vie fonctionnelle à ceux de la vie nutritive.

Nous devons étudier plus spécialement ce dernier effet au livre suivant, où doit se faire la jonction des deux éléments de la vie individuelle. Il faut donc se borner pour l'instant, à chercher quel peut être le mécanisme de la simple *conservation*, de l'*accroissement*, de la *création*, du *décroissement* et de la *destruction* partielle ou générale de l'organisme.

Vous savez déjà que l'influence réciproque est un frein établi pour arrêter en temps utile les actes opposés de la nutrition. Elle sert donc à régler les quantités relatives de la composition et de la décomposition par l'entremise du réseau nerveux, et, par conséquent, à déterminer l'espèce de résultat qui doit intervenir. Et cependant l'influence innervative n'est pas la seule cause, elle n'est pas même la cause la plus générale de la nutrition. Elle partage cette puissance avec l'impulsion des causes externes, laquelle peut être considérée comme véritablement primitive. La proportion relative des deux actes de nutrition qui détermine la conservation ou les transformations de l'organisme, est néanmoins dans les attributions spéciales de l'innervation.

La cause externe est ici représentée par la substance alimentaire sous la forme de sang artériel. C'est bien la proportion intermittente du chyle qui cherche à développer la composition pendant une des phases de la période digestive, mais c'est l'innervation qui développe l'attraction ou la répulsion en temps utile dans les tissus à nourrir. Le pouvoir de dicter les résultats de la nutrition, se partage donc de manière à donner aux deux puissances antagonistes, à des degrés inégaux, une sorte d'indépendance relative qui leur permet de s'imposer tour à tour suivant leur intensité proportionnelle et passagère.

CONSERVATION. — Il y a simple conservation de l'organisme après le passage des deux actes opposés de la nutrition, quand le titre des forces et de l'organisation est resté le même que dans la période précédente. L'organisme établi sur certaines bases et de certaine façon normale, doit rester dans le même état permanent aussi long-temps qu'il continue d'être influencé par les mêmes excitations externes et notamment une production égale de substance alimentaire.

L'excitation externe est véritablement sujette à une foule de variations accidentelles, et pourtant ses effets changent peu d'une période à l'autre. Ses intermittences irrégulières finissent par se compenser. Il faut même remarquer à cette occasion que pendant le tiers moyen de l'existence individuelle, les résultats de la nutrition varient infiniment peu.

L'uniformité des effets, en des périodes voisines, ménage la brusquerie des transitions et sert à protéger l'état normal. Si cette égalité des résultats ne règne pas ordinairement à la fois dans toutes les parties de l'ensemble, il s'établit une balance, et les variations locales opposées se font équilibre. Elle peut être troublée passagèrement ou d'une manière permanente et assez intense parfois, sans détruire l'état normal. C'est là, par parenthèse, une preuve assez claire de l'existence d'une viabilité passablement indépendante chez les êtres organisés.

La simple conservation ne saurait néanmoins se prolonger indéfiniment. Elle ne saurait même durer plus que quelques périodes sans être entrecoupée par des transformations plus ou moins lentes, profondes et générales. Il faut entendre par ces transformations, tous les résultats normaux de changement de proportion entre les deux actes nutritifs. Il n'entre pas dans l'intention de l'établissement des êtres organisés, qu'ils s'immobilisent. Hippocrate avait déjà fait cette observation, consignée dans un aphorisme « *Neque potest manere.* »

L'organisation montre encore en cela son indépendance relative, car c'est d'elle que procède la disposition au changement. Des êtres différents, soumis aux mêmes influences externes, peuvent subir des transformations opposées, d'où il résulte qu'on ne peut attribuer ces résultats aux causes externes.

ACCROISSEMENT. — Le modèle exact du mécanisme de l'accroissement se montre dans tout acte ordinaire de la recomposition nutritive. Il n'en diffère que par la proportion de la substance alimentaire employée. L'organisme ne peut s'accroître par la nutrition, que quand il s'applique une quantité de serum supérieure à celle de la lymphe expulsée dans l'acte de décomposition suivant.

Il y a deux sortes principales d'accroissement fort différentes par les causes ; l'un est accidentel, actif, le plus souvent passager; l'autre, régulier, permanent, pour tout le premier tiers de la vie; par exemple :

L'*accroissement accidentel*, quand il se manifeste dans la totalité de l'organisme, est déterminé par les causes externes de toute sorte qui peuvent favoriser la production extraordinaire de la matière nutritive, ou par l'abus du repos fonctionnel. Il peut dépendre aussi du ralentissement d'exhalations ou sécrétions importantes ou de la suppression de quelque partie notable de l'organisme.

Il a des résultats fort différents selon les circonstances où il se produit. Quand il succède au dépérissement accidentel, il est favorable. Quand il survient au milieu de la santé, il court risque de détruire l'harmonie de l'ensemble. Il peut cependant augmenter la puissance et la durée individuelles quand il est contenu dans de justes bornes.

L'accroissement accidentel *local* ne peut guères dépendre que de l'exercice systématiquement outré d'un organe seul, par le fait d'excitations externes ou d'excitations nerveuses partant d'organes un peu déviés de la normale exacte. Il est plus rare que le précédent et plus dangereux, parce qu'il tend davantage à détruire l'unité dans le jeu des rouages organiques.

L'*accroissement régulier* est celui qui se fait dans la première phase de la vie des êtres, et durant d'autres phases encore, lorsqu'il s'opère localement. Il consiste dans l'augmentation des forces et du volume dont nous avons déjà parlé; mais, en outre, il comporte la création de parties nouvelles dans les organes déjà créés, de détails nombreux d'organisation dans des parties toutes simples primitivement, et même des complications diverses dans la composition intime.

Il est plus spécialement déterminé par la disposition particulière de l'organisme. Il est l'analogue de la création, et les influences internes ne peuvent que le favoriser ou le comprimer.

CRÉATION. — Nous ne devrions comprendre sous cette dé-

nomination, que l'établissement d'organes ou de tissus nouveaux dans la substance de l'organisme. On peut cependant y
joindre la formation première d'individus entiers, laquelle en
diffère seulement par certaines circonstances, très faciles à
faire entrer dans la même théorie.

S'il est nécessaire de se débarrasser l'esprit de connaissances superflues, dont le sujet qu'on étudie est le plus souvent
orné dans les sciences imparfaites ; s'il est utile de déposer
momentanément les idées préconçues pour analyser librement
un ensemble de phénomènes dont on craint d'aborder les
complications et l'obscurité, il n'y faut pas manquer en cette
occasion. On n'arriverait pas à se représenter d'une manière
plausible tous les mystères de la production d'un être nouveau,
si l'on voulait y voir l'évolution instantanée d'organes complets entre deux surfaces, ou dans l'épaisseur des parenchymes,
et surtout celle d'individus entiers formés de toutes pièces.
Cela ne se voit que chez le vieux Homère et chez l'abbé Gal-
land.

Les physiologistes de nos jours savent de reste que le merveilleux est pour la science un poison très subtil et certainement mortel. Ils savent qu'on doit étudier les phénomènes de
la vie, directement ou par comparaison très exacte, afin d'é-
viter les illusions. Mais il faut aussi chercher à voir ces phénomènes dans leur plus grand état de division et de simplicité
possible, à cause de l'uniformité presque universelle qui règne
dans leurs manifestations radicales. Si nous prenons toutes ces
sages précautions, il deviendra bien vite de la plus claire évidence, que les phénomènes en question diffèrent à peine de
ceux qui s'exécutent dans la recomposition nutritive ordinaire
et de tous les instants. Tout cela commence par un dépôt de
liquide séreux qui passe à l'état d'albumine, puis de gélatine, isolées, s'organise lentement et n'arive par degrés à l'état parfait
d'être indépendant, qu'après une longue série de transformations, toutes exécutées progressivement par des procédés ana-

logues à celui de la formation du premier dépôt de matière organique.

L'établissement de parties nouvelles dans l'organisme, ne peut être provoqué directement par les causes extérieures. Ce rôle est réservé aux dispositons internes de l'organe dans lequel doit s'installer la nouvelle formation. Les causes externes sont accessoires quoiqu'indispensables. Tous les phénomènes du même genre s'exécutant à l'intérieur, il est nécessaire de s'entendre sur ce qu'on doit nommer leurs causes internes et externes; car toute action est le produit de deux sortes de causes agissant en collaboration, dans les êtres inorganiques aussi bien que dans les êtres organisés.

Quand un organe est préparé pour effectuer une création nouvelle, vous n'auriez pas à cette *époque antérieure,* la pensée de chercher les causes autre part que dans les deux éléments ordinaires de la simple composition, c'est-à-dire dans le tissu de l'organe et le sang qui le pénètre. Il n'y en a pas d'autre, en effet; or, quelle est la cause externe? C'est l'affinité du sang pour le tissu, sans contredit; et la cause interne toute-puissante, qui possède l'initiative de cette formation, c'est manifestement l'attraction du tissu lui-même. La disposition nouvelle que lui a créé l'innervation, loin de se borner à l'attraction d'une quantité de serum suffisante pour réparer des pertes précédentes, s'étend à des quantités supérieures et peut-être à des qualités différentes.

A l'*époque moyenne* de la formation, pendant que le serum se dépose, les causes restent les mêmes; mais à l'*époque postérieure,* quand le serum est déposé, il se fait dans les propriétés nutritives une transposition des causes importantes à distinguer. Le tissu nouveau, doué de forces nutritives et fonctionnelles propres, déjà indépendantes, devient le siége des causes internes qui devront participer à l'exécution de tous les actes qu'il exécutera. Il réagit dès cette époque sur le sang des capillaires voisins et sur le tissu de l'organe dans lequel il s'est

formé. Les propriétés de celui-ci deviennent dès ce moment
pour lui des causes externes.

Il faut étudier la création à ces trois époques, afin d'en
prendre une idée suffisamment nette. Dans la première, l'innervation a produit sur la partie au milieu de laquelle doit se
faire l'opération projetée, une impression qui change ses propriétés attractives et surtout les augmente : le sang ayant con-
servé les mêmes affinités dans ce point que dans le reste de
l'organisme. Il est pourtant attiré plus activement à l'époque
ordinaire de recomposition et fournit le serum en plus grande
quantité dans cette partie.

A la seconde époque, le tissu retient une portion du liquide
plastique en une de ses régions, au lieu de l'employer à sa
propre restauration ou de le rendre au courant vasculaire. Il
le laisse prendre de la cohérence et s'isoler. Le serum coagulé,
amorphe cependant, ne jouit encore d'autres propriétés que
celles nutritives. Il n'est déjà plus du sang ; il n'est pas encore
un organe. Il peut se livrer à la décomposition et à la recomposition, mais non encore exécuter une action spéciale d'ensemble, une fonction spéciale.

A la troisième époque, la nutrition a soustrait au dépôt de
nouvelle formation les liquides superflus, la sérosité. Elle a
fourni de nouveau serum, lequel a fourni la substance de nouveaux solides s'additionnant sous forme de fibres, membranes,
canaux, liquides spécifiques, etc. Cela se fait à la demande du
nouvel organe et sous l'influence nerveuse de l'organe matri-
culaire, auquel il emprunte son armature à cet usage, comme
il lui a d'abord emprunté ses vaisseaux capillaires. Alors l'organe existe, il jouit déjà d'une certaine indépendance et peut
fonctionner pour les besoins de l'organisme.

Il est bien entendu que de pareils résultats s'accumulent et
se succèdent lentement, dans la proportion des excitations de
la cause nerveuse et de l'intensité de ses exigences. Il faut

plus de temps pour établir des tissus solides que demi-solides. Il en faut plus pour ceux dont la composition est exceptionnelle ou l'organisation très compliquée, comme dans les tissus nerveux, que pour des canaux vasculaires dont le calibre se trace en quelque sorte au hasard dans les lacunes de la substance pâteuse récemment déposée.

Il serait facile de prouver par l'expérimentation faite chez les végétaux et les animaux, et par la simple observation de faits qui se passent à chaque instant sous nos yeux, l'exactitude à peu près complète de cette description sommaire. Mais il suffit pour l'instant de comparer les faits de création, si exceptionnels et si extraordinaires en apparence, à ceux de la simple composition nutritive, de sécrétion, d'exhalation, ou même aux phénomènes bien plus simples encore et plus uniformes, de la chimie et de la physique.

Quelle différence y a-t-il entre l'influence générale de l'organisme, transmise par l'armature d'un organe à la masse de son tissu propre, y déterminant l'attraction pour le serum destiné à la recomposition de parties désorganisées et la même influence innervative, qui prolonge et grandit l'attraction, fait pénétrer une quantité plus considérable de sang qu'à l'ordinaire et la retient dans une aréole du tissu? Il n'y a qu'une différence de quantité.

Quelle différence peut-on remarquer entre la reconstitution de parties détruites par la décomposition nutritive et l'organisation toujours lente et progressive du serum déposé pour une création nouvelle? Quelle différence entre cette première œuvre de création, un simple dépôt de liquide amorphe coagulé, et l'organisation de cette matière qui s'adjoint de nouveau sang? On n'en peut voir aucune.

Quelle différence bien tranchée pourrait-on voir dans la nature de l'influence d'un nerf et celle d'un fil conducteur d'électricité? L'un attire et repousse alternativement des liquides, provoque la dissolution des solides et préside à leur recomposition, l'autre sépare des sels et dirige leur oxyde d'un côté, leur acide de l'autre côté. Il rétablit l'état métallique dans des composés dissous. Il forme de nouveaux corps composés solides ou liquides.

Il ne faut donc chercher à voir nulle chose surnaturelle ou incompréhensible dans la création de tissus nouveaux, toute merveilleuse qu'elle nous paraisse. C'est un phénomène tout-à-fait analogue en principe à tout ce qui se passe autour de nous dans l'ordre le plus simple de la physiologie, de la physique et de la chimie. Il est comme eux exclusivement le produit d'attractions et répulsions mises en jeu par une grande variété de circonstances qui compliquent un peu les manifestations sans en changer la nature.

Ces influences, inconnues dans leur essence, mais dont on peut observer, calculer et prédire les résultats constants par l'analyse des faits, nous permettent d'aborder sans crainte les phénomènes les plus obscurs et les plus compliqués en apparence. Je n'en excepte pas la création des individualités indépendantes, car elle débute comme les actes de simple nutrition, et l'indépendance absolue de l'être nouvellement créé, ne s'établit que fort à la longue, bien long-temps même après la séparation physique de l'individu d'avec sa mère.

Que se passe-t-il, en effet, dans la reproduction des êtres les plus compliqués? Il y a dès l'origine deux phénomènes parallèles de la plus grande simplicité, s'exécutant chez deux êtres séparés. Chez l'un des individus, le sang artériel porté dans les parois de canaux sécréteurs spéciaux, fournit du serum que ces parois transforment en une substance spéciale, le liquide générateur. Chez l'autre parent, le serum, porté dans un organe préparé à cet usage, est changé en une membrane vésiculeuse. Il se développe près de la surface, se sépare lentement, est détaché par un autre organe qui le transporte par un tube dans l'utérus, et là, ou peut-être avant, s'effectue le contact entre les deux productions hétérogènes.

Jusqu'à cette époque il s'est passé deux actes de création isolée. Nous avons la preuve que l'une des productions nouvelles est déjà susceptible de se développer à certain degré, et qu'elle doit s'isoler forcément; mais aucune d'elles n'est susceptible de former à elle seule un individu qui serve à perpétuer l'espèce. Chacune d'elles a des propriétés spéciales dont la réunion est nécessaire à la fécondation et à la vie individuelle indépendante. Elles ont besoin de se rencontrer et de s'unir dans un milieu commun pour constituer l'individu nouveau. Elles se complètent là comme feraient deux corps inertes mis en contact pour en former un seul, doué de propriétés et de forces nouvelles, qui tend à un développement incessant jusqu'à certain âge. Alors seulement la génération est opérée.

On ne saurait s'étonner de ce que l'œuf fécondé, maintenu dans des circonstances favorables, constitue un être de la même espèce que ceux dont il procède et tende à parcourir des phases analogues à celles de leur existence particulière. Il faut seulement qu'ils soient soumis aux mêmes influences extérieures. Tout être reproduit a, dès sa première formation, la triple faculté de s'accroître, rester ensuite stationnaire et dépérir à la fin, indépendamment de l'excitation extérieure.

La complication ne paraît pas être bien plus grande à l'origine dans la liqueur spermatique et la vésicule de Graff, que dans la substance du lait ou du suc gastrique, ou la cicatrice commençante de la peau. Elle paraît s'accroître par degrés jusqu'à l'époque de la rencontre des deux substances. A l'époque de la fécondation, la complication s'augmente du double immédiatement, et dès lors elle s'accroît rapidement à mesure que l'être s'organise et se rapproche du temps où il doit se détacher de la mère par la *naissance*.

DÉCROISSEMENT. — Il est déterminé par les causes qui font

prédominer la décomposition. La disposition de l'organisme
dans le dernier tiers de la vie, favorise le dépérissement d'une
manière permanente jusqu'à la mort générale. Il s'effectue encore des décroissements normaux partiels, à d'autres époques
de l'existence individuelle, et surtout chez le fœtus et l'enfant
au premier âge.

Les causes externes peuvent aussi produire le dépérissement
partiel ou général soit momentanément, soit d'une manière
permanente. Quand la diminution est trop durable et trop intense, elle peut détruire l'organe ou produire la mort préma-
turée. Quand elle est passagère, elle peut avoir des résultats
avantageux, et, conduite avec intelligence, elle forme une de
nos grandes ressources thérapeutiques.

DISPARITION. — C'est la conséquence extrême du décroisse-
sement. S'il est impossible qu'elle s'effectue dans l'organisme
entier, elle peut toutefois en approcher d'une manière effrayante en certains cas d'émaciation. Il est à remarquer dans
le dépérissement général de la vieillesse, qu'elle porte plus
particulièrement sur les liquides et demi-liquides.

Dans l'atrophie, partielle normale, à différents âges, et surtout dans la première partie de la vie, elle entraîne les solides
avec les liquides et des organes entiers sont complètement absorbés quelle que soit leur complication organique.

En résumé, la nutrition consiste dans l'alternation incessante de la composition et de la recomposition.

Son résultat principal est de conserver l'organisation et les
forces vitales.

Elle est elle-même déterminée par la double influence des
attractions et répulsions réciproques entre le sang artériel et
le tissu des organes.

La vie nutritive, considérée dans l'ensemble organique et

toute la durée de l'existence individuelle, consiste à détruire et refaire partiellement et successivement les divers appareils de la chaîne organique suivant l'ordre qui règle l'action et le repos fonctionnel.

Elle est dirigée par les variations intermittentes des quantités de la substance alimentaire dans le système circulatoire et l'entraînement de l'innervation générale qui parcourt sans cesse la série des organes en y développant des propriétés différentes à mesure qu'ils passent du repos au fonctionnement.

Elle conserve, diminue ou augmente l'ensemble ou les diverses parties de l'organisme, suivant le besoin des diverses phases de l'existence individuelle.

LIVRE VI.

VIE INDIVIDUELLE.

DOUZIÈME LEÇON.

Réunion des deux éléments, fonctionnel et nutritif.

Vous avez vu, dans l'histoire des deux vies élémentaires, combien elles sont indispensables l'une à l'autre. L'intimité de leur union est assez manifeste dans la constante coopération de leurs actes respectifs. C'est parce qu'elles jouent, l'une par rapport à l'autre, un rôle assez compliqué de cause et d'effet, qu'il nous a fallu tant de soins et d'efforts pour les maintenir un instant écartées, afin de pouvoir les analyser.

Dans un même organe et dans une même période, une suite d'actes et de changements de forces s'enchaînent pour former un cercle vital complet de la manière suivante : le *Repos* fonctionnel favorise l'*Attraction* pour le sang, laquelle détermine

11

la *Recomposition* nutritive; celle-ci développe le *Besoin d'action*, et, par suite, l'*Action fonctionnelle;* celle-ci provoque
la *Répulsion* pour le sang, et, par suite, la *Décomposition;*
cette dernière enfin, amène le *Besoin de repos*, à la suite duquel un autre cercle recommencera pour une période subsé-
quente, P. VII.

Vous avez pu voir les actes de nutrition et de fonctionnement agissant de concert, la composition avec le repos fonctionnel et la recomposition avec la fonction. Vous voyez,
en outre, que la succession entre les actes nutritifs et fonctionnels est nécessaire et forcée. Il ne doit pas vous être
difficile de comprendre, dès lors, comment les migrations
que vous connaissez dans les actes nutritifs, à travers la chaîne
des appareils, peuvent servir à faire voyager les fonctions
dans le même ordre, le long de cette chaîne, et réciproque-
ment.

Nous avions déjà rencontré, sans doute, quelques liens anatomiques et certaines dispositions dans les propriétés excitantes
des causes externes, propres à favoriser l'enchaînement des
principaux actes de la vie fonctionnelle les uns aux autres. Nous
avions aussi remarqué, dans le réseau nerveux, des distribu-
tions excellentes pour concourir à cet effet; mais nous n'avions
pas découvert le moyen d'union le plus immanquable, celui-là
même qui détermine l'intervention du système nerveux, c'est
à-dire l'influence de la nutrition.

Il est facile, à présent que l'analyse est terminée, de voir
que c'est l'excitation du système nerveux par les alternatives
des actes de nutrition, qui sert surtout à entraîner les fonctions
dans leurs voyages sur la ligne des grands appareils. Nous
avons eu quelque peine à relier anatomiquement la fin du fonctionnement externe, par exemple, à celui des appareils internes; et l'aliment, qui n'est pas sans importance à cet effet, nous
est venu en aide. Il est certain, toutefois, qu'il existe dans l'ex-

citation déterminée par l'état de la nutrition, une cause plus constante et plus infaillible.

Que se passe-t-il dans les organes externes, vers la fin de la durée de leur exercice fonctionnel? Ils sont en état d'affaiblissement matériel et vital fort avancé, qui tend à développer chez eux l'attraction pour le sang. Ils sont sous l'empire du besoin de repos. Les appareils de chylose et d'hématose sont, à la même époque, recomposés, dominés de plus par le besoin d'action et la répulsion pour le sang nutritif.

Les organes externes doivent tendre, alors, à développer l'action fonctionnelle dans les organes digestifs, comme ceux-ci, tout absorbés dans leur travail, après l'introduction de l'aliment, tendront à prolonger les organes externes dans le repos. L'établissement de cette influence est le fait direct des communications nerveuses qui transmettent les impressions de l'un à l'autre, suivant l'état actuel de leur composition. Ce genre de communication entre les anneaux voisins de la chaîne, acquiert la plus parfaite évidence, lorsque la simple vue de l'aliment peut développer instantanément d'abondantes sécrétions dans l'appareil buccal.

Il nous importe surtout, en ce moment, de trouver dans la faculté que possèdent les actes de nutrition et de fonctionnement de se lier les uns aux autres, un moyen sûr et toujours prêt de rapprocher les deux extrémités de la chaîne fonctionnelle que nous avons décrite; car nous l'avons laissée droite et pendante au lieu de la rouler en cercle, ainsi qu'elle doit être représentée.

Nous avons décrit la série entière des actes exécutés par les appareils principaux de la vie fonctionnelle, comme formant une suite continue d'actions, depuis un premier anneau jusqu'au dernier de la série, P. V. Une description des actes fonctionnels laissés en ce point, peut bien figurer exactement la vie dans un temps très court, mais il ne suffit pas au médecin d'en acquérir une idée aussi peu complète. Il a besoin d'envisager la vie au point de vue de la durée, car il faut qu'il puisse la suivre dans ses manifestations enchaînées depuis la fécondation jusqu'à la mort.

Il serait inutile de s'inquiéter de l'aboutement des derniers organes de réserve, tels que le veineux, le lymphatique et l'adipeux, avec le groupe des organes externes, puisque les époques de leur fonctionnement se croisent et coïncident à peu près complètement. C'est entre la fin de l'hématose et le commencement de l'activité des fonctions externes qu'il faut opérer la jonction, P. IX.

La fin de la prédominance d'action dans le foie, les ganglions mésentériques, le poumon, le cœur et l'aorte, marquée par le besoin de repos et l'affaiblissement de leur substance, coïncidant avec l'entière recomposition et le besoin d'activité des appareils externes, détermine la transition suivante. La longue série de cordons nerveux rouges et blancs, tendue entre ces deux groupes, s'impressionne à ses deux extrémités épanouies par leur disposition nutritive. Elle indique leur tendance au ganglion central, y provoque une volonté instinctive qui change le rôle de chacun d'eux. Alors recommence le fonctionnement du groupe externe, en même temps que cesse l'activité prédominante de l'interne.

Maintenant que vous connaissez le mécanisme au moyen duquel la chaîne fonctionnelle se courbe en un cercle capable de se reproduire sans interruption, vous n'aurez plus à vous préoccuper des détails analytiques. Toute image d'une action de la vie se composera de fonction et d'action nutritive.

VIE POSITIVE.

Nous savons, d'une manière générale, en quoi consiste l'état vivant ; mais nous ne connaissons guère que la forme abstraite des actes de la vie. Nous savons fort peu de l'ordre de ses transformations les plus apparentes, de la durée et de l'intensité de ses manifestations, et de l'étendue de ses diverses phases. C'est tout cela qu'il importe d'étudier à présent pour comprendre la marche de la vie réelle.

Le temps est venu pour nous d'observer le mécanisme vital d'un point de vue plus élevé, pour y voir l'individu complété dans tous ses détails élémentaires, traversant toutes les phases de son existence, depuis la fécondation jusqu'à la mort générale.

Vous remarquerez d'abord qu'il est plongé dans une sorte d'atmosphère de corps extérieurs très variés, qui suffisent à toutes les excitations nécessaires de l'organisme. Il faut voir des portions de la substance de ces corps le pénétrer, y être retenues pour un temps et en être rejetées pour faire place à d'autres parties de cette substance, de sorte qu'il en est toujours formé.

L'individu se manifeste dans la réaction qu'il exerce contre l'influence de ces corps, dont il dirige et modère l'excitation et dont il s'assimile la matière. Il exerce, en outre, une excitation permanente et générale de chacun de ses organes sur tous les autres, laquelle est indispensable au maintien de l'unité matérielle et vitale de l'organisme.

Il faut enfin que vous envisagiez l'effet immédiat des actes complets de la vie, comme déterminant la conservation de l'individu pour un temps limité. Le but final est la conservation de l'espèce au moyen de la reproduction des individus.

PÉRIODES VITALES.

La comparaison des dix-huit appareils organiques, avec une chaîne composée de dix-huit anneaux différents, nous a forcé de réunir ces anneaux en cercle, pour cette raison que tous les organes sont liés les uns aux autres et qu'ils forment, dans leur assemblage, un cercle fermé, sans fin ni commencement.

La même comparaison, transportée dans la description des dix-huit fonctions successives, devait nous forcer encore à fermer la chaîne à la fin de la période complète, pour montrer la jonction du dernier acte avec le premier de la série. Il fallait bien démontrer, en effet, que la vie ne s'arrête pas à la fin de chaque période. Mais ici la comparaison devenait fausse ; car la série des actes dont se compose la vie individuelle pendant toute sa durée, ne saurait produire des cercles fermés, précisément à cause de la continuité nécessaire de ses manifestations.

Elle forme seulement des tours de spire enroulés sur un axe commun, et l'on trouve ici l'occasion de s'émerveiller grandement sur l'étonnante clarté des images dont l'antiquité se servait pour représenter la vie des hommes. Elle la faisait filer pour chacun d'eux avec la laine plus ou moins avarement mêlée de soie et d'or. Les Parques tournaient le fil sur un fuseau jusqu'à ce qu'une d'elles reçût l'ordre de l'arrêter d'un coup de ciseaux, P. X, F. 1.

Il est clair que ce mythe de la théogonie grecque, un fil avec toutes les vicissitudes de sa composition, ses enroulements plus ou moins serrés, son renflement au milieu du fuseau, est le modèle presque complet des variations de l'existence individuelle. Un tour entier de spire représente la période digestive qui nous a servi de type, F. 2. La réunion de plusieurs tours de la chaîne sur un même point, séparés des autres par un sillon, figure des périodes successivement plus étendues. Il n'y a pas jusqu'au renflement du fuseau, dans son milieu, qui ne donne occasion d'y trouver une place marquée pour les trois principaux âges de la vie.

La durée de la vie se partage d'elle-même en des temps de longueur différente qui sont très clairement représentés sur la chaîne par la disposition de ses enroulements autour de son axe. Ses tours de spire sont groupés hiérarchiquement de manière que ceux d'ordre inférieur en se multipliant, servent à former les plus étendus. Il est bon de distinguer les diverses régions de la chaîne, ou les diverses sortes de tours de spire, suivant que ces tours sont complets et se répètent sans interruption, ou qu'ils sont incomplets, interrompus et sans suite. On nommera la première espèce, PÉRIODES, et la seconde, PHASES de la vie, F. 3.

Voici l'ordre qui règne dans l'établissement des époques diverses de la vie individuelle. La *période digestive*, que nous avons prise pour type des révolutions fonctionnelles et nutritives complètes, dans l'espace de temps le plus court possible, est le modèle et la base de tous les enroulements de la chaîne, F. 2. Plusieurs de ses tours successifs durant 24 heures, servent à former la période *journalière*, F. 3, Celle-ci se partage en deux phases, *nocturne et diurne*. Trois ou sept périodes journalières, forment une période *ternaire* ou *septenaire*. Quatre périodes septenaires fournissent une période *mensuelle*. Treize périodes mensuelles donnent une période *annuelle* qui se partage elle-même en quatre phases de *saisons*. L'enroulement général de la chaîne enfin, se partage en trois *zones* ou *âges* principaux, d'*accroissement*, *stationnaire* et de *décroissement*, qui correspondent à la *jeunesse*, l'âge *adulte* et la *vieillesse*, F. 1.

Telles sont les diverses époques de la vie réelle dont il faut encore s'occuper avant d'arriver aux applications. Vous aurez à les examiner au point de vue de la durée, de l'étendue et de l'activité relative ou absolue de chacune d'elles et surtout de leurs *transitions*. Ces transitions, ainsi que toutes les variétés de la marche des phases et périodes, nous offrent une particularité fort intéressante. Elles se répètent à la même époque, à chaque tour de l'enroulement et forment des correspondances entre les actes analogues des périodes successives. Ces points de correspondance marqués à la surface du fuseau, sont le ca-

chet de la *périodicité*, qu'il nous importe extrêmement de signaler.

Il suffirait de tracer à la surface de l'enroulement général
une série de marques descendantes sur les actes analogues qui
se rencontrent au même point des périodes successives, pour
obtenir des stries perpendiculaires coupant les précédentes lignes à angle droit et formant des divisions d'une sorte nouvelle, f. 5.

PÉRIODE DIGESTIVE.

L'étude analytique de la vie fonctionnelle nous ayant forcé
de prendre cette période pour type d'un acte complet, nous
avons dû la décrire avec beaucoup de détails que nous n'aurons pas à reproduire ici. L'enchaînement des dix-huit fonctions
principales nous étant connu, il ne reste qu'à rechercher les
variations normales de la durée, de l'étendue et de l'intensité
de ces actes dans leur marche.

L'*étendue* de la période digestive normale comporte la mise
en activité successive de tous les grands appareils. Elle peut
toutefois être raccourcie ou allongée au gré des causes, soit que
celles-ci ne produisent pas une excitation suffisante pour mettre toute la longueur de la chaîne en mouvement, ou qu'elles
soient au contraire assez intenses pour exiger le fonctionnement de toutes les divisions organiques indépendantes.

Cela se voit dans les cas d'alimentation insuffisante ou par
trop abondante et quand elle est administrée à des époques
trop rapprochées, etc. On l'observe enfin, dans toutes les circonstances où l'absence et l'excès d'excitation viennent ralentir la marche ordinaire de la vie, la prolonger ou la détourner
de sa direction habituelle. L'étendue est plus considérable
d'une manière absolue dans l'âge adulte que dans l'enfance et
la vieillesse, où les repos et les époques de sommeil sont plus
nombreux, certains organes encore imparfaits ou hors de ser-

vice, et les causes de toutes sortes, bien plus actives dans la première, et beaucoup moins efficaces dans la dernière.

La *durée* varie à l'infini sous l'influence des causes acciden-telles, mais elle est soumise à des excitations spéciales de l'extérieur ou de l'ensemble organique, régulières, qui lui font subir des modifications ordinairement constantes. C'est ainsi que la différence entre les excitations de l'extérieur pendant la nuit ou la journée et les circonstances de la veille et du sommeil, font durer cette période six heures ou dix-huit heures.

Elle dure ordinairement chez l'adulte six heures, tandis qu'elle marche deux à trois heures au plus chez l'enfant et le vieillard, pour se prêter à l'affaiblissement de l'organisme chez celui-ci et satisfaire au besoin d'accroissement au premier âge. La prise en considération de pareilles différences importe à la direction du régime hygiénique, mais elle exige une étude spéciale quand on s'est donné la charge de modifier l'organisme sain ou malade par des excitations artificielles dont la périodicité fait le principal mérite.

L'*intensité* des actes de la période est variable dans l'ensemble comme dans les divers anneaux de la chaîne, au gré des causes externes et de la disposition organique. Ses augmentations et diminutions méritent une attention d'autant plus sérieuse, qu'elle ne se borne pas à des modifications purement passagères des manifestations fonctionnelles.

Après un acte fonctionnel exagéré, le tissu de l'organe est dans un état de composition en rapport avec l'intensité de cet acte, puisque le fonctionnement et la nutrition se tiennent intimement; or, l'état nutritif d'un organe est quelque chose de persistant de sa nature. Il résulte de là que la disposition exagérée, nouvelle, créée dans cet organe, peut persister jusqu'à l'époque de son fonctionnement dans la période suivante. Cette disposition nutritive devient alors une cause interne d'exagération fonctionnelle dans cette nouvelle période. C'est par ce procédé que s'établissent, se développent et se manifestent les affections pathologiques intermittentes.

Transitions. Il y a, dans la période digestive, autant de transitions que de fonctions successives. Les seules qui méritent d'être citées ici, sont celles qui s'établissent à la reprise du fonctionnement externe et lors de l'entrée en fonctions de l'estomac pendant le repas, lesquelles sont indiquées P. VI, entre la 1re et la 2e heure, et entre la 5e et la 6e. Elles portent le nom de *minimum*, parce qu'elles correspondent, en effet, à la moindre activité des deux moitiés de l'organisme.

Les transitions, dans la période digestive, sont moins sujettes à des variations et des troubles, que dans celles d'un ordre plus élevé. Cela tient surtout à ce que le passage de l'action au repos, dans les appareils, est conduit par des forces bien plus actives et plus serrées, et que les appareils ne subissent pas à cette occasion des changements aussi compromettants que dans les autres sortes d'époques critiques.

Il faut, néanmoins, tenir compte de ces époques, car on voit plus souvent les manifestations pathologiques s'évoluer ou s'aggraver à ces deux moments de transition, qu'à d'autres instants de l'exécution de la période.

PÉRIODE JOURNALIÈRE.

La période journalière se forme communément de trois tours complets de la chaîne vitale, trois périodes digestives. P. X, F. 3. Elle reçoit ses caractères distinctifs principaux des variations régulières des causes externes pendant la nuit et le jour. Elle ne produit pas, généralement, une différence bien remarquable dans la composition et les forces de l'organisme, quand même il y a progrès ou décroissement.

La *durée* de la période journalière pourrait être considérée comme invariablement établie par les alternatives du jour et de la nuit. On ne peut cependant pas s'empêcher de voir que chez l'enfant et le vieillard, dont les repas sont fréquents et le sommeil de la nuit souvent interrompu, les périodes journalières semblent se multiplier en vingt-quatre heures et se raccourcir.

Cela force le médecin, lorsqu'il veut étudier les affections périodiques, à modifier ses mesures pour l'appréciation des faits suivant les âges. Il doit s'appuyer sur ces différences pour fixer les époques de l'administration des doses médicamenteuses, soit que le médicament doive agir d'une manière continue, ou périodique.

L'*étendue* moyenne de la période chez l'adulte, se bornant à la répétition de trois périodes digestives, nous servira de modèle comme étant la plus régulière. Les tours digestifs se multiplient et se raccourcissent, ainsi que nous avons dit, dans le premier et le dernier âge ; alors ils semblent étendre la période journalière. Elle peut compter de 6 à 18 digestions dans une seule de ses révolutions du jour et de la nuit.

L'*intensité* de la période, très variable, offre peu de différences d'un jour à l'autre. Il y a plus d'activité, jointe à un repos plus profond des organes, dans la jeunesse que dans l'âge adulte. Il faut pourtant faire attention qu'à cet égard, la jeunesse abonde en répétitions des mêmes actes et que l'âge mûr la surpasse par la multiplicité des actions différentes.

Les *formes* de la période journalière sont déterminées par les manifestations fonctionnelles répétées de la période digestive. Elle doit cependant à des causes spéciales ses phases de nuit et de jour, qui la distinguent particulièrement et méritent une description. Elles se partagent inégalement le temps de repos et d'action chez les divers appareils de l'organisme. La première se caractérise par le repos absolu des organes externes qu'on nomme *sommeil*, et la seconde, par l'état de *veille* dans les mêmes organes.

PHASE DIURNE.

Elle comprend à elle seule deux périodes digestives et demie, sur trois que comporte la période journalière en son entier. En d'autres termes, elle se compose de trois phases d'action et deux phases de repos dans les organes externes. Elle se caractérise principalement par l'état de *veille*, qui dure tout le jour. On voit, d'après cela, que la veille, dans les organes en question, ne suppose pas une action fonctionnelle incessante ; il faut, par conséquent, étudier la veille pendant ses deux états opposés d'*action* et de *repos*.

VEILLE, *avec prédominance d'action fonctionnelle.* — Il s'agit, en ce moment, de rappeler ce qui se passe dans les éléments de la fonction chez les organes externes pendant la veille entière, pour comprendre son mécanisme général. Un organe externe, excité par l'extérieur ou l'intérieur, envoie une impression par son armature au ganglion central, qui la transforme et la transmet à tous les autres organes du même ordre.

Cette impression, devenue volonté, provoque l'acte fonctionnel, s'il y a lieu, dans tous les organes externes, dans quelques-uns ou dans un seul, suivant les circonstances. En tous cas, les organes renvoient chacun un avertissement

C'est de l'échange incessamment croisé de pareils offices, entre tous les organes externes et leurs armatures, que résulte leur influence réciproque pendant qu'ils fonctionnent; et l'excitation étrangère se renouvelle à chaque instant par quelque point pour l'entretenir.

Dans les moments où le fonctionnement est fort actif et prédomine, le courant général est mêlé, par places, de commotions, de sortes d'étincelles qui résultent des fortes excitations ou des fonctions spéciales du tissu propre. Ce sont de telles commotions et les manifestations propres du fonctionnement qui caractérisent principalement la veille active.

VEILLE, *avec prédominance de repos fonctionnel.* — Le courant général d'innervation entretenu dans les organes externes, est de beaucoup le caractère le plus indispensable de la veille à cette époque; car, alors, les manifestations fonctionnelles ayant à peu près cessé dans les organes, il ne leur reste plus qu'une grande facilité à s'éveiller au premier signe.

La circulation nerveuse se continue dans toutes les parties du réseau externe, dans le double but de transmettre aux organes inactifs les impressions qui peuvent survenir inopinément et de conserver les relations nutritives entre ces organes.

C'est probablement à l'entretien de ces communications ouvertes que tient la facilité avec laquelle les organes, en état de simple repos fonctionnel, se remettent en activité. Dans le sommeil, il en est bien autrement.

L'état de veille tel qu'il existe pendant la durée des deux périodes et demie de la phase diurne, tient à la persistance des excitations externes qui se multiplient dans la première moitié des vingt-quatre heures et à l'excès de force matérielle et vitale acquise pendant la phase nocturne. Il est d'ailleurs rendu supportable dans sa longue durée par les alternatives de repos fonctionnel dont il est coupé.

La veille, entièrement et partout active, ne permettant jamais en douze heures la recomposition des organes externes et les affaiblissant toujours, serait un double danger. Elle atténuerait outre mesure ces organes, et tendrait à rompre l'équilibre en peu de temps; elle pourrait déterminer l'énervation générale. Elle a pour effet encore, malgré l'intercallation des phases de repos, d'entretenir dans l'organisme des pertes que le simple repos est impuissant à réparer pendant la veille.

Les pertes des organes externes pendant la phase diurne, doivent porter surtout au compte de l'élément nerveux, puisque c'est lui dont la persistance d'action caractérise surtout l'état de veille. Il souffre principalement de la prolongation artificielle de la journée, comme aussi le sommeil lui profite davantage qu'à l'élément d'impression.

L'ensemble du travail fonctionnel des organes internes pendant la veille, bien plus considérable que celui du temps de sommeil, est pourtant inférieur à celui des organes externes. Ils sont plus abondamment pourvus de matière nutritive pendant le jour, et se réparent d'autant plus vite et plus facilement, qu'ils puisent à une source plus abondante. Leur volume est tellement inférieur à celui de leurs antagonistes, d'ailleurs, qu'il ne pèse pas d'un poids considérable dans la composition matérielle de l'ensemble organique.

Transition. Il faut se représenter l'ensemble de la période journalière et les dispositions variables de l'organisme aux quatre principales époques marquées P. X, f. 6, pour comprendre ses transitions. Au milieu de la phase diurne, marquée en J, les organes externes, sous l'influence des excitations extérieures, du besoin d'action et du bon état des forces fonctionnelles, sont en pleine activité.

L'excitation, le besoin d'agir et les forces, à partir de ce point, vont en diminuant jusqu'à l'extrémité de la phase en S. A cette époque, où l'obscurité succède à la lumière et le silence au bruit, les forces sont épuisées, surtout dans l'élément nerveux, le besoin de sommeil, se fait sentir, car le repos partiel pendant la veille est impuissant à le remplacer.

C'est là l'époque vraiment critique de la phase diurne. Le besoin de sommeil, favorisé ou contrarié par des circonstances diverses, commence plus ou moins vite à se satisfaire, et d'une manière diversement complète. La transition ne s'effectue pas subitement et en une seule fois pour l'ordinaire, mais graduellement et avec peu de régularité. Les nerfs externes s'endorment avant le tissu des organes, qui n'a pas de véritable sommeil, mais un simple repos, à l'exception du centre cérébral qui dort à la manière du réseau nerveux.

Les organes externes au complet, s'endorment à peu près dans l'ordre suivant : ceux du goût, de l'odorat et du tact, puis ceux de la vision et de l'ouïe, enfin l'appareil musculaire et le cerveau. Celui-ci continue encore longtemps à fonctionner, au moins partiellement, à la fin de la transition. C'est d'ailleurs une époque de songes nombreux et lucides, où la dissociation des actes fournis par les couches supérieures du cerveau est on ne peut plus favorable à l'analyse de ses fonctions.

La transition de la phase diurne, intéressante à un degré si éminent, lorsqu'elle se fait pendant l'état normal, ne l'est guères moins en cas de maladie. Elle établit subitement de si grandes permutations dans les deux moitiés de l'organisme, qu'elle ne peut être indifférente à l'établissement des maladies et aux changements heureux ou défavorables de l'état pathologique établi.

On ne devra donc pas seulement surveiller à cette époque l'influence des agents externes dans la pratique de l'hygiène, mais encore dans la pratique de la médecine. Le médecin doit ménager cette époque de crise journalière et la préparer avec toutes sortes de soins. Il faut aussi qu'il pèse avec attention les indications et contre-indications des agents thérapeutiques à mettre en usage. La vie, en effet, est plus facile à modifier artificiellement et périclite davantage pendant les transitions sérieuses, que pendant la marche uniforme des phases.

PHASE NOCTURNE.

Elle se compose d'une seule demi-période digestive, avec repos des appareils externes, F. 6. N. Elle dure néanmoins, à elle seule, à peu près autant que la phase diurne. Elle reçoit son principal caractère de l'état de *sommeil*, qui dure pendant la nuit et succède immédiatement à l'état de veille dont il est la contre-partie et le contre-poids. La phase nocturne soustrait l'organisme à la grande variété des excitations propres aux organes externes et conserve ceux-ci dans un état de repos général. Elle accroît l'organisme dans une proportion suffisante pour fournir à toutes les dépenses de la phase diurne suivante, en réparant les pertes de celle qui l'a précédée.

Sommeil. — Il consiste dans l'état de repos général chez les deux éléments de la portion externe de l'organisme. Il diffère en cela du repos dans la veille, que les courants nerveux, pendant ce dernier, continuent de parcourir incessamment le réseau qui relie tous ces organes au centre ganglionnaire. Cela se fait de telle manière que la communication entre eux reste ouverte et l'innervation toujours prête au moindre signal de l'excitation, à donner aux tissus d'impression des ordres pour agir fonctionnellement ; tandis que pendant le sommeil, les courants nerveux sont interrompus dans la portion centrale du réseau. Les communications quelconques des organes externes n'ont plus alors pour intermédiaire le ganglion cérébral, si toutefois elles se conservent, ainsi que cela est fort probable. Il y a des preuves palpables de toutes ces assertions, ainsi que vous allez voir.

Le repos du tissu d'impression des organes externes pendant le sommeil, n'a pas besoin d'être prouvé ; mais il n'en est pas de même au sujet de l'élément de transmission. Ce n'est pas qu'on soit dans l'incertitude sur la cessation fonctionnelle du ganglion central, il ne s'agit que du réseau nerveux, dont les manifestations sont bien plus obscures. Il faut se représenter ses besoins, ses obligations fonctionnelles et les excitations auxquelles il peut être soumis, pour établir des preuves.

Les nerfs externes ont besoin de repos et de réparation pendant la nuit, puisque leur travail est continuel pendant le jour. Cela devient évident à l'époque de la transition ; car alors ils sont à peine capables de fonctionner. D'un autre côté, le tissu propre des organes a besoin de conserver ses relations réciproques, pour que chacun d'eux ait sa nutrition dirigée en vue de l'intérêt général. Donc les nerfs sont forcés de transmettre les impressions des uns aux autres à mesure qu'ils se recomposent. Mais alors, demandera-t-on, comment les nerfs peuvent-ils à la fois se reposer et transmettre les renseignements et les ordres de l'influence réciproque?

Les cordons nerveux peuvent se reposer dans la majeure partie de leur longueur, surtout celle qui se rapproche du centre, sans que la partie tout à fait excentrique soit dépourvue pour cela de moyens de communication et cesse d'agir à sa manière. N'y a-t-il pas, en effet, des cordons spéciaux qui servent peu dans le fonctionnement, telles sont les arcades anastomotiques, très nombreuses, qui mettent à la périphérie tous les épanouissements en relation les uns avec les autres sans l'intermédiaire du centre nerveux?

Je dis que ces anastomoses servent peu dans le fonctionnement, parce qu'après la section des nerfs directs d'une région la sensibilité ni le mouvement ne se rétablissent aisément par le moyen de ces anastomoses. L'influence réciproque pourrait bien être l'œuvre habituelle de ces communications latérales et se continuer pendant le sommeil général des nerfs externes, d'autant plus que l'action de transmettre les impressions nutritives est bien moins occupante que celle de provoquer les actes fonctionnels et d'en recevoir les commotions et les contre-coups. On concevrait alors qu'ils fissent un service analogue à celui des nerfs internes, qui n'ont pas de sommeil et n'ont pas même de temps de repos fonctionnel bien complet à la manière des nerfs externes.

La cessation des courants nerveux dans les nerfs directs n'est pas seulement prouvée par des inductions d'ailleurs très persuasives. Elle se manifeste aussi par des sensations que tout le monde a ressenties pendant la durée du besoin de dormir et pendant la disparition progressive de l'engourdissement du sommeil. Elle est assez claire aussi dans les moments où la vo-

12

lonté ne peut se faire obéir, quelle que soit sa force. Elle ne l'est pas moins quand d'autres excitants très actifs ne peuvent émouvoir la sensibilité ni la motilité d'un sujet endormi.

Le sommeil, pendant la durée de la phase nocturne, est fort variable suivant une foule de circonstances fixes ou accidentelles de l'excitation externe ou de la disposition organique. Il est plus durable, plus complet, plus général et plus intense chez l'adulte que chez l'enfant et le vieillard. Il offre des particularités fort intéressantes à observer en ce qui concerne la forme, l'étendue et l'intensité. C'est ainsi qu'il n'est pas toujours général dans le groupe d'appareils externes et pas toujours également profond dans les organes qu'il engourdit. Cela lui donne dans le centre cérébral, qui est fort sujet, par diverses causes, à ne dormir que partiellement, des caractères singuliers, des manifestations étranges connues sous les noms de *rêves, somnambulisme* et *cauchemar*.

Dans les autres organes externes, où le sommeil est moins sujet à se décompléter que dans le cerveau, on observe pourtant aussi des phénomènes somnieux et hallucinatifs qui se marient diversement à ceux du ganglion cérébral. Le somnambulisme appartient plus particulièrement à cette catégorie d'aberrations du sommeil. Il a plus spécialement son siége dans le système musculaire et la moelle vertébrale.

RÊVES. — L'action de *songer* ou de *rêver* ne suppose pas l'état de veille dans toutes les régions de l'encéphale à la fois, quoiqu'elle soit fort active en certaines occasions. Elle n'autorise pas même la région éveillée spécialement à fonctionner habituellement avec toute l'énergie et la suite possibles.

L'imperfection des rêves, au triple point de vue de la volonté, des sensations et de la perception, tient probablement à l'absence de l'innervation de la partie concentrique du réseau nerveux qui dort pendant leur exécution. Il est certain que l'influence des nerfs est un puissant régulateur des actes cérébraux pendant la veille, malgré l'indépendance dont jouit le parenchyme ganglionnaire, à certain degré. Ils ne sont vraisemblablement pas étrangers à l'établissement de la connaissance du *moi*, qui doit être dans le fonctionnement cérébral le résultat dominant de l'unité d'action générale.

C'est à la circonscription des actions dans une étendue restreinte de l'organe, et sans doute à la liberté que laissent à la plus grande partie de sa substance les organes de sens externe, que les songes doivent leur incroyable rapidité et l'immense étendue qu'ils parcourent dans la gamme des facultés sensitives et intellectuelles.

Il peut y avoir éveil dans les seules régions supérieures du cerveau, avec de simples réminiscences plus ou moins parfaites, ou bien des combinaisons très étendues entre des tableaux variés, fournis par la mémoire. Il peut se faire que de tels actes de pensée réveillent des sensations agréables ou douloureuses. Ils sont parfois aussi déterminés par elles seules. Il peut y avoir même des actes de volonté perçue, et ces actes ne peuvent être suivis d'exécution, quelle que soit la force qui commande l'obéissance des sens, tant que les nerfs restent endormis autour du ganglion central. L'œil ne peut voir, le muscle ne peut se contracter, et cela produit un sentiment d'impuissance décevante on ne peut plus désagréable.

On ne se lasse pas d'admirer l'aisance, la précision et l'immense étendue que prennent quelquefois accidentellement les combinaisons intellectuelles établies dans les songes. Il n'est pas rare qu'elles donnent la solution des problèmes les plus embrouillés. Heureux l'homme occupé de travaux intellectuels, qui songe et se souvient à son réveil! Il est encore heureux d'avoir rêvé quand même il oublie; car il lui reste ordinairement une trace du songe qui finira par le conduire à son but s'il continue de le poursuivre.

Si le mécanisme de l'action de rêver s'oppose naturellement à la connaissance du *soi* véritable, il est bien remarquable que le rêve continue au besoin l'idée d'un autre *soi*, illusoire, une

image conservée comme le reste des perceptions qui se reproduisent, auquel le rêveur rallie toutes les sensations et volontés du moment. Cela rappelle involontairement ce songe
dans lequel un individu se met à la fenêtre pour voir passer
son propre enterrement.

SOMNAMBULISME. — Il est des cas où le rêve s'accompagne
du rétablisement des communications nerveuses de quelque
organe des sens avec le cerveau. Cet organe alors rêve en commun. Dans le cas où cet organe est le système musculaire, la
précision de ses actes peut être tellement parfaite qu'elle sauve
en partie le danger des contractions provoquées par une volonté
d'ailleurs fort aveugle. Il y a grand danger sans doute pour un
homme à se mouvoir la nuit sur l'arrête d'un toit; or on sait
que les somnambules se font rarement des blessures.

On voit quelquefois la moelle vertébrale et le système musculaire rester seuls éveillés sans le cerveau, dans ses parties
moyenne et supérieure au moins. C'est ainsi qu'un homme à
cheval, très fatigué, s'endort et peut se maintenir en selle sans
accident. On peut aussi marcher en dormant.

L'état de rêve peut s'étendre à la majeure partie de l'encéphale et une partie des muscles à la fois. J'ai la preuve qu'on
peut se tenir assis, devenir insensible aux excitations externes
pour un temps assez court, faire un rêve complet d'une incroyable étendue, puis reprendre une conversation entamée
dont on ne veut pas avoir l'air d'avoir perdu le fil.

Les autres organes de sens peuvent aussi concourir, avec
l'encéphale, à former des rêves, mais plus rarement. On en
trouve un exemple chez les gens qui, devant s'éveiller à heure
fixe, ont la faculté de compter en quelque sorte le temps du sommeil, dans un rêve auditif très borné, qui dure jusqu'au réveil.

L'activité des passions et surtout de celles d'espèce répulsive,
est bien plus dispendieuse pour les forces de l'organisme que
celle de l'intelligence. C'est pour cela que les rêves prolongés,
les plus lucides, laissent fort peu de fatigue, tandis que la vo-

lonté et les sensations violentes, avec leurs réactions et leurs combats, laissent après elles un épuisement qui souvent équivaut à l'effet de la prolongation excessive des veilles.

Le CAUCHEMAR est l'espèce de rêve dans laquelle s'exerce particulièrement l'action passionnelle. Il faut observer qu'à travers la broderie plus ou moins effrayante ou hideuse de fantômes dont l'imagination le décore, on voit percer le désordre maladif des actes d'innervation appartenant aux organes internes, aussi bien que dans les rêves, celui des sens externes. C'est ainsi que les sensations de contact avec des bêtes repoussantes et leurs morsures peuvent dépendre de l'évolution de douleurs auxquelles sont habitués les rhumatisants. Tout le monde peut avoir ressenti la crainte de la mort prochaine, arrivant par la pression d'une forme satanique colossale, qui choisit pour s'asseoir la poitrine du dormeur. Cela n'est que la représentation en petit d'un accès d'asthme produit par la cessation fonctionnelle momentanée dans les cordons nerveux inspirateurs.

Lorsqu'à l'époque du réveil le *soi* véritable se reconstitue subitement avant que le rêve imprimé dans le cerveau soit effacé, il est facile de s'apercevoir que le rêve est exactement de la même nature que les actes moraux et intellectuels de la phase diurne. Il se compose uniquement d'images et de portions d'images reproduites, bizarrement associées au hasard des dispositions actuelles de l'organisme, qui détermine capricieusement leur apparition et leur mélange, en l'absence de l'unité cérébrale.

C'est l'absence du *moi* qui favorise l'incohérence presque toujours absurde des rêves. Elle laisse s'établir comme une variété kaléïdoscopique de combinaisons, d'idées inconciliables ou empreintes de génie, de sensations exquises ou déchirantes, de volontés raisonnables ou violentes à l'excès. L'impression des rêves peut toujours rester au réveil ou se reproduire pendant la veille suivante. Elle crée quelquefois des dispositions individuelles passagères, soit dans les aptitudes, soit dans le caractère, dont le songeur a bien de la peine à découvrir la source.

Les rêves, le somnambulisme et le cauchemar sont autant de brèches à la phase de repos nocturne, au détriment de la réparation nutritive des organes externes et de l'élément de transmission en particulier. Le sommeil suffit pourtant à réparer pour l'ordinaire, malgré des rêves assez actifs et prolongés, les principales dépenses de la veille normale, quand ces veillées hallucinatives n'ont pas le caractère de cauchemar.

TRANSITION *de la période journalière*. La même époque est commune à la période digestive, à la phase nocturne et à la période journalière. Cette transition consiste principalement en l'action de se *réveiller*. Il faut se reporter à la F. 6 pour apprécier son mécanisme et son importance.

On verra qu'au milieu de la phase nocturne en N, les organes externes, en l'absence des excitations externes, sous l'influence du besoin de repos, sont en plein état de recomposition nutritive. A partir de ce point jusqu'à l'extrémité de la phase en E, les forces ne font qu'augmenter, tandis qu'en même temps les organes internes s'affaiblissent. Ceux-ci sont, à la fin, sous l'empire absolu du besoin de repos, en même temps que les externes sont dominés par le besoin d'action.

L'époque extrême de la période est, par conséquent, la marque de mutations importantes. Le jour, avec ses excitations obligées des organes des sens externes, vient favoriser leur réveil, et il s'opère en même temps à l'intérieur des changements assez graves. Les manifestations critiques les plus remarquables sont réservées, toutefois, au système nerveux externe, qui rentre dans l'état de veille sur tous les points du réseau. Ce n'est pas sans une certaine hésitation que s'opèrent de telles modifications. Elles suivent une progression sagement conduite afin de ne pas troubler l'harmonie générale.

On ne peut pas dire avec justesse que les organes externes se réveillent, car ils n'ont pas de véritable spontanéité dans leur tissu d'impression, qui, presque toujours, est préparé long temps à l'avance et ne fait que marcher à la suite. Le réveil a son véritable point de départ et son importance principale dans la substance des nerfs et le cerveau.

Il paraît que chaque région de l'encéphale, affectée à l'implantation de nerfs appartenant à des appareils différents, a des fonctions en partie indépendantes. On voit, en effet, les divers appareils rétablir isolément leur communication avec le ganglion central. Nous avions déjà vu qu'ils s'endormaient les uns après les autres, et l'on voit des aberrations anesthésiques, paralytiques ou convulsives se localiser très nettement en cas de délire, d'ivresse, de folie, etc.

On ne pourrait donc pas dire que les organes excentriques s'éveillent en un autre temps que le cerveau, puisque le réveil véritable est le rétablissement des communications entre eux et lui. Il est seulement vrai que, si l'on considère le réveil de l'encéphale comme effectué lorsque reparaît la connaissance du *moi*, sans que tous les nerfs externes aient repris leur activité, le moi est alors incomplet. Cela n'est pas bien rare ni bien étonnant, car rien n'est plus variable que la connaissance et la composition du moi.

Les organes externes peuvent donc s'éveiller tous isolément, quelquefois même partiellement, comme on le voit lorsqu'un des mouvements de la langue est impossible et s'oppose à l'articulation de certains mots, dans le commencement de la veille. Le cerveau s'éveille en commun avec eux et par régions, en rapport avec l'insertion de leurs nerfs dans son parenchyme.

L'ordre dans lequel se rétablit l'innervation fonctionnelle dans les organes externes est fort variable en raison des hasards de l'excitation extérieure et des dispositions nutritives créées dans les divers organes pendant le sommeil. Elle commence peut-être plus souvent par l'appareil auditif, puis viennent le musculaire, le cutané, l'optique, et enfin l'olfactif et le gustatif qui sont les plus lents de beaucoup.

Le rétablissement de la circulation nerveuse ne se fait pas non plus de suite dans toute sa force normale. Les membres et le tronc de l'homme qui s'éveille sont faibles, incertains et n'obéissent pas facilement à la volonté. Les yeux ont des illusions, peu de précision et de netteté; l'oreille a peu de finesse et d'exactitude, elle éprouve des hallucinations, etc. Tout cela dure un temps fort variable, suivant des circonstances bien connues, et même par la disposition individuelle passagère ou innée. Tel individu s'éveille d'un seul coup avec toute sa force; tel autre sort difficilement de son lit, ne saurait défendre sa vie en cas d'attaque, et vacille dans sa marche comme s'il était ivre.

Le cerveau, pendant la durée de cette transition, avant l'éveil complet de tous les organes, avant que l'idée du moi se soit complétée, fonctionne à peu près comme dans les rêves; il en continue quelquefois le sujet. Le plus souvent il change de thème; il en prend un d'espèce plus rapproché de l'ordre des idées habituelles de l'individu et s'en occupe avec succès. Il a dans ses opérations perceptives plus de promptitude et de clarté qu'à la suite de l'excitation par les liqueurs alcooliques. Cet effet de demi-songe est plus précieux que les rêves aux hommes qui cultivent leur intelligence, parce qu'il est plus rapproché de la vérité des faits; mais il est encore bien fugace, et il faut se hâter, avant qu'il disparaisse, d'enfoncer son empreinte dans la substance cérébrale quand on veut la conserver.

Les organes internes, quoiqu'ils n'offrent pas un intérêt aussi frappant que les externes pendant la transition, ne doivent pourtant pas être négligés, ainsi que déjà nous l'avons vu précédemment. Il importe surtout d'observer, à leur sujet, que la véritable extrémité de la chaîne, formée par les appareils adipeux et veineux, au lieu de cesser leur action au moment où le groupe externe reprend la sienne, la continue au contraire d'une manière très active.

Ce sont les fonctions d'hématose qui se mettent en repos à

cette époque d'appauvrissement du liquide nourricier. Ce sont eux qui forment la véritable succession entre les anneaux de la chaîne fonctionnelle. Les organes de réserve se bornent à lui former en ce point une sorte de doublure, de croisement, qui sert à modérer la trop grande brusquerie des effets de la transition.

La complication et les difficultés de la vie sont évidemment plus grandes au moment de la transition de la période journalière qu'à toute autre époque de cette période. Il faut rechercher avec soin les causes capables de l'entraver ou de la rendre dangereuse pendant la maladie. Il faut la préparer et la diriger avec tout ce qu'on connaît de plus efficace en thérapeutique et en hygiène.

PÉRIODES TERNAIRE ET SEPTÉNAIRE.

Ces périodes se composent de trois ou sept périodes journalières et ne produisent pas de bien sensibles modifications à leur cours, même à l'époque de transition, lorsque la vie normale est d'une intensité modérée. Pendant la vie pathologique il en est autrement, quoiqu'il y ait encore assez peu de régularité dans les changements qu'elles font subir à la vie journalière.

Tout ce qu'on en peut dire pour l'usage de la prognose, c'est qu'il suffit de sept jours pour amener de grandes altérations dans l'état pathologique le plus lent et le moins intense, comme il suffit de trois jours pour modifier la maladie aiguë d'une manière décisive.

La mort, la guérison et les transformations des maladies phlegmatiques ont souvent lieu aux époques de transition ternaire et septénaire ; mais cela n'importe pas extrêmement au succès possible dans le traitement. Il vous importe seulement de savoir que les maladies fébriles rémittentes, aiguës, dans les temps non épidémiques, deviennent 30 fois des maladies graves sur 52 cas, qu'elles guérissent 22 fois et qu'il y a 2 morts dans les 3 jours après le début de la *deuxième période*.

Les maladies rémittentes et intermittentes légères, guérissent en 1, 3, 7 ou 15 jours, au nombre de 40 sur 100. Dans les mêmes temps, 57 de ces maladies s'aggravent.

D'après mon estimation, deux septénaires forment la durée commune des maladies prodromiques non spécifiques, ou premières périodes des maladies internes ordinaires. Une tertiaire borne la durée de la seconde période. Une septénaire et une tertiaire réunies suffisent à la durée de la troisième, ou affection phlegmatique. Consultez à cet égard la pathologie générale et surtout les tables qui la terminent.

PÉRIODE MENSUELLE.

On a mis tellement peu d'empressement pour étudier la vie au point de vue pratique et rechercher les moyens méthodiques les plus efficaces pour la conduire dans la direction la plus avantageuse à la santé que nous ne savons rien de positif sur la marche de cette période. Nous en savons même assez peu sur sa transition, qui se signale pourtant par un cortége de manifestations assez évidentes et de certaine valeur.

S'il se passe quelque chose de régulier dans la marche de cette période, composée de 4 septénaires ou 28 à 30 périodes journalières, quelque chose qui diffère de la simple multiplication des actes périodiques dont se forment ces périodes elles-mêmes, on ne pourrait le découvrir que par un travail de patiente observation, continué jour par jour pendant une suite de mois.

J'ai plusieurs fois entrepris de faire un journal composé des plus légères saillies de la vie normale, et je l'ai toujours abandonné trop promptement. Mon plan d'observation était beaucoup trop étendu pour mes ressources d'observateur, mais surtout mes idées à cette époque n'étaient pas suffisamment arrêtées en pathologie. On arriverait au but à présent si l'on voulait se restreindre à de plus sobres prétentions scientifiques.

Ces tentatives incomplètes m'avaient seulement laissé cette conviction que, la chaîne des organes ayant beaucoup d'occasions d'être modifiée dans quelques-uns de ses anneaux d'une manière accidentelle pendant la durée de vingt-huit jours, l'organisation et la vie sont souvent en danger de perdre leur équilibre par des causes dont il est difficile d'éviter l'influence immédiate. La périodicité des causes ne manque guère d'affecter l'équilibre une ou plusieurs fois pendant cette période.

Lorsque la ligne d'équilibre s'est un peu trop déviée, le système nerveux, qui tient toujours prête une salutaire initiative, s'évertue à rétablir l'harmonie de la manière suivante. Il exagère la sensibilité ou le travail de composition d'un organe ; ou bien, en sens inverse, il y détermine une paralysie, une anesthésie partielle ou une décomposition exagérée ; de manière enfin à disposer un contre-poids qui replace les forces générales et les actions dans leur état régulier.

C'est là le véritable effort médicateur de la vie. C'est le mécanisme de la réaction de l'organisme contre la maladie. Il ne peut s'exercer utilement que dans les simples prédispositions ou les affections éphémères. C'est lui qui nous a fait découvrir probablement le procédé thérapeutique par excellence, pratiqué dans tous les temps, la *dérivation*.

On voit rarement les meilleures organisations être exemptes pendant plus d'un mois d'éprouver quelqu'une de ces attaques de maladies éphémères de la classe des fièvres ou des névroses, ou bien des affections phlegmatiques sans aucune importance dangereuse, à cause de leur petite étendue. Telles sont les fièvres de quelques heures, l'hémicranie, les douleurs musculaires, les éruptions d'herpès, d'acné, d'urticaire, les catarrhes, les aberrations sensitives des organes externes durant quelques jours, etc.

Ces légers accidents se produisent de préférence à l'époque

transitoire de la période ; mais ils se renouvellent souvent à plusieurs reprises pendant sa durée. Il en est qui durent tout le mois et sont remplacés par d'autres immédiatement. Ils sont d'espèce utile, quelles que soient la douleur et l'incommodité qu'ils produisent. Ils sont plus fréquents chez les jeunes sujets, dont la vie est plus rapide ; mais ils ont plus de ténacité dans les autres âges, où ils risquent toujours un peu de devenir permanents et de constituer alors des affections incommodes ou dangereuses. Il est donc nécessaire de les surveiller et de leur imprimer une direction convenable, comme il serait utile de les remplacer s'ils venaient à manquer aux époques ordinaires de leur apparition.

Ces accidents sont tout à fait réguliers chez certains hommes adultes. Ils prennent alors le plus souvent la forme d'épistaxis, hémorrhoïdes, diarrhées, vomissements, catarrhe nasal, etc. Ils durent quelques heures ou quelques jours, à des époques mensuelles régulières ; mais ils ne sont jamais aussi constants, en général, que la *ménésie* chez la femme, pendant la durée de ses trente ans de fécondité. Ils apparaissent aussi chez elle quelques jours avant ou après la ménésie, ou même pendant la durée de cette dernière.

Nous n'avons pas à nous occuper des choses relatives à la reproduction ; mais il est bon de remarquer en passant qu'il existe chez la femme deux manifestations différentes à l'époque transitoire. Nous savons que l'influence réciproque peut être regardée comme étant la cause directrice des accidents mensuels éphémères, communs aux deux sexes. La ménésie, au contraire, paraît être le produit de l'excitation déterminée directement dans l'utérus et ses annexes par le travail du décollement des vésicules de l'ovaire, et peut-être même de l'irritation exercée directement par ces ovules non encore fécondés sur les trompes et la muqueuse utérine.

Ce n'est pas que tout ce travail sexuel périodique ne tienne lui-même à l'influence réciproque et à l'excitation exécutée par l'ensemble du système nerveux, dans le but d'entretenir, chez la femme, une fécondité qui, d'elle-même, à ce qu'il paraît, tend toujours à s'éteindre. Il n'y a que l'innervation générale sur laquelle on puisse compter pour entretenir une sécrétion constante de vésicules ovariques, par des provocations internes répétées toutes les trois semaines durant une huitaine de jours.

PÉRIODE ANNUELLE.

Une période annuelle, composée d'environ treize périodes mensuelles successives, à peu près uniformes, est soumise, comme celle qui la précède, à la direction combinée des causes externes et de la disposition organique. Il résulte de là que la période actuelle est sous l'influence de celle qui l'a précédée, en même temps qu'elle marche aussi dans la direction que lui impriment les variations des excitants de l'extérieur.

La marche de cette période a des variations forcées par le fait de la succession des quatre saisons différentes de l'année. Ces variations périodiques, peu régulières, répétées de trois en trois mois dans nos pays tempérés, suivent à peu près la position du soleil à l'écliptique. Je ne pense pas qu'on doive rattacher toute la puissance de cet astre sur les êtres organisés aux seules variations de la chaleur qu'il fait dégager. Il développe aussi des phénomènes électriques et magnétiques dont les médecins devraient s'occuper davantage.

Ces phénomènes sont déjà très influents sur la direction du système nerveux à diverses époques de la période journalière, par le seul fait d'échanges d'électricité de nom contraire, qui se font sur les limites de l'atmosphère et de la surface du globe. Il n'est pas croyable que des changements d'une importance bien supérieure ne s'opèrent dans la force du courant général terrestre, aux différentes saisons de l'année, et que ces changements n'influent puissamment sur les forces de la substance nerveuse et son fonctionnement.

J'ai déjà dit autre part que l'influence de ce courant ne de-

vait pas être étrangère à la production des grandes épidémies,
que les causes ordinairement alléguées ne sauraient atteindre.
Il me semble que l'on devrait chercher aussi dans cette direction la cause des épidémies passagères que ramène chaque
saison. Je pense que les modifications de la vie normale dans
ces quatre phases différentes de l'année doivent avoir pour
cause les changements du magnétisme terrestre, en même
temps que ceux de la chaleur et de l'état hygrométrique de l'atmosphère. Ces derniers, en effet, ne suffisent pas à expliquer
tous les phénomènes caractéristiques de ces quatre phases.

Il serait bien difficile de déterminer quels changements se
produisent dans la composition de l'organisme aux quatre
époques principales de l'année. Les manifestations de la vie
sont néanmoins assez différentes en certains cas et chez certains individus pour qu'on y fasse attention. C'est ainsi que la
prédominance des exhalations excrétoires éprouve en divers
points des modifications considérables et qu'elles se remplacent
alternativement les unes par les autres.

On voit l'exhalation de la peau fort abondante en été permettre plus de repos au rein et au poumon. En hiver, la peau
n'exhale guère que des gaz, et la sécrétion urinaire augmente,
ainsi que celle de la graisse. L'appétit est plus vif en hiver, la
soif l'est davantage dans la saison chaude. La force musculaire et celle de tous les organes externes est plus considérable quand la température est moyenne ou inférieure.

On sait que nous sommes obligés de soustraire l'organisme
à l'influence trop active des excitations propres à chaque saison, pour que la vie se conserve ou qu'elle reste seulement normale. C'est ainsi qu'on se met à l'abri de l'humidité, du froid
et de la chaleur. On est obligé de diminuer ou d'augmenter
l'action des organes externes, de varier l'alimentation et de la
modérer suivant la déperdition des forces excitée par l'influence plus ou moins active des causes externes.

Ce qu'il y a de plus remarquable dans les quatre phases de

l'année, c'est l'époque de leur transition. Elle demande une extrême attention de la part de l'hygiéniste et du médecin. L'organisme, après avoir contracté l'habitude de certaines in-fluences, ne saurait passer sans hésitation à de nouvelles in-fluences qui se développent souvent avec brusquerie. Ces époques sont critiques et souvent fâcheuses, parce qu'on né-glige de modérer l'effet des changements.

J'ai remarqué l'influence d'une longue continuation des causes exagérées, le chaud, le froid, l'humidité, la constance de vents forts dans la même direction. Je l'ai comparée avec celle des changements brusques, et je crois qu'elles offrent dans notre pays des dangers aussi grands l'une que l'autre pour une population prise en masse. C'est enfin pendant la longue durée de vents forts, secs et froids, des vents humides, des gelées, des chaleurs accablantes, tout aussi bien que lors de la cessation de ces influences excessives, que se déve-loppent les petites épidémies des localités restreintes.

Il y a peu de relations entre les qualités excitantes d'une sai-son et celles de la même saison dans le cours de l'année sui-vante. On observe cependant, si l'on y fait attention, que la disposition créée dans une de ces phases peut se conserver au moins dans le système nerveux jusqu'à l'arrivée de la pro-chaine phase analogue, neuf mois après. C'est ainsi qu'une habitude pathologique ou normale, contractée pendant l'hiver, après avoir cessé, se reproduit l'année suivante à pareille époque avec bien plus de facilité que la première fois.

Les saisons amènent souvent chez l'adulte des modifications importantes de l'organisme. Elles en produisent à bien plus forte raison chez l'enfant et le vieillard. Ces modifications d'une phase à l'autre chez les adultes sont plus sensibles que celles opérées dans le cours entier d'une année. Il n'est pas rare, en effet, qu'une augmentation très apparente de l'embon-point acquis dans une saison se perde à la suivante, et qu'a-près un an l'organisme se retrouve comme au point de départ.

La transition de la période annuelle à une autre période ne diffère en rien de celle de ses phases. Elle amène en général l'organisme à l'année suivante sensiblement modifié. Ces changements sont plus manifestes dans l'enfance et la vieillesse.

TREIZIÈME LEÇON.

Ages.

Les périodes et phases précédentes, dont l'enroulement reproduit incessamment ses tours et demi-tours jusqu'à la fin de la vie, forment sur l'axe qui les reçoit trois zones successives principales. Ces zones sont la représentation des trois phases d'*accroissement*, *stationnaire* et de *décroissement* de l'existence individuelle. Ces trois phases, qui ne se reproduisent jamais qu'une fois, forment les trois *âges* principaux connus sous le nom de *jeunesse*, *état adulte* et *vieillesse*. P. X, F. 1.

AGE D'ACCROISSEMENT. — JEUNESSE.

L'âge d'accroissement comporte six phases secondaires, ayant des caractères particuliers qu'il faut étudier séparément, savoir, la phase embrionnaire, celle des 7 premiers mois après la naissance, celle de 8 mois à 3 ans, celle de 4 ans à 7 ans, celle de 8 ans à 15, et celle de la *seizième* à la *vingt-cinquième* année.

Ire PHASE. — EMBRIONNAIRE. — Cette phase est du domaine de la vie de reproduction qui se trouve en dehors de notre sujet. Il faut pourtant l'examiner comme un point de départ indispensable à la connaissance des âges qui lui succèdent.

Il existe dans la vie fatale tous les rudiments essentiels de la vie extrà-utérine, et cependant elle se distingue par des caractères extrêmement tranchés. On y remarque d'abord une énorme prédominance de la vie nutritive sur la vie fonctionnelle. Tout se fait alors en vue de favoriser l'accroissement. L'augmentation de volume et l'organisation de matériaux amorphes, sont incessantes et en dehors de toute proportion avec ce qui se passe dans tous les autres âges. Il y en a d'excellentes raisons fort évidentes.

La mère supplée l'embryon dans tous ses actes fonctionnels externes. Elle le décharge même encore de presque toutes les fonctions internes de la vie fœtale. On comprend dès lors que la décomposition soit presque nulle et que la composition sans contre-poids, avance rapidement la croissance de l'individu.

La mère en effet, protége le fœtus contre toute influence des corps extérieurs, il vit sans excitations de ses organes externes. Elle lui prépare les aliments, le chyle et le sang. Elle le dispense de presque toutes les exhalations et sécrétions. Les organes externes du fœtus restent pour la plupart fort imparfaits jusqu'à l'époque de la naissance. Il n'y a chez lui ni digestion, ni chylose, ni pneumatose, ni sécrétion urinaire, salivaire ou intestinale. L'estomac est remplacé par celui de la mère, le poumon par le placenta, par le foie, le thymus, les capsules surrénales ; et peut-être par le rein, la rate et le corps thyroïde.

DISPOSITION. — La disposition innée de l'enfant résulte de la constitution du fœtus, laquelle procède elle-même de celle de l'ovule et de la liqueur séminale ; car tout s'enchaîne ainsi dans les phases successives de la vie. C'est là ce qui explique la ressemblance des enfants avec la mère et le père qui fournissent les premiers matériaux constitutifs analogues à ceux de leur propre constitution. Ils les posent en certaine façon au premier moment de la fécondation et les maintiennent dans une forme en rapport avec les moyens dont ils disposent, lesquels dépendent eux-mêmes de la forme de l'organisation propre des parents.

Il ne nous est pas donné de connaître avant la naissance, les particularités de la constitution de l'embryon autrement que par l'état actuel de la mère. Cela nous suffit à certain degré pour indiquer en quelques occasions l'emploi de moyens

13

propres à modifier les dispositions défavorables qu'on a lieu de soupçonner.

TRANSITION. — La naissance est une époque intéressante au plus haut degré par les étonnantes transformations qui s'opèrent dans le fonctionnement et la nutrition de l'individu. Elle est pour celui-ci fort sérieuse et non sans danger. Elle est périlleuse surtout par la rapidité nécessaire avec laquelle les organes endormis pour la plupart, sont obligés d'entrer en fonction dès le moment où le fœtus se détache de la mère.

Elle l'est surtout par le profond sommeil des nerfs, dans lesquels l'inexpérience de la circulation innervative, est quelquefois un obstacle invincible à l'établissement des fonctions immédiatement indispensables. C'est ainsi qu'on voit les armatures au service de l'inspiration, se refuser quelquefois à l'ouverture des relations entre le thorax, le poumon et le cerveau. Elles ne cèdent même pas toujours à des excitations artificielles violentes et très étendues ; les accoucheurs sont très au courant de ces choses.

IIme PHASE. —ANODONTE.—DE SEPT MOIS. — Elle comprend les sept premiers mois de la vie après la naissance. C'est l'époque de l'allaitement pur et de l'absence des dents.

Dans cette première phase extrà-utérine, les organes externes sont encore impuissants à lutter contre les violences de l'excitation extérieure. La mère leur forme de son corps une barrière qui les protége et les sauve de la destruction. Elle agit et pense à la place du nourrisson, tout en exerçant avec douceur ses sens et son intelligence. Elle lui fait une sorte d'atmosphère de température égale, en le tenant serré contre elle-même. Elle écarte de sa peau la matière des excrétions. Elle soigne ses premières infirmités. Elle continue, enfin, à digérer à sa place en l'allaitant, pour suppléer à l'imperfection des organes internes.

La vie individuelle est complète dès le moment de la naissance, en cela que le fonctionnement se joint partout à la nutrition. Dans la marche de cette phase, l'organisme s'accroît rapidement. Les organes spéciaux de la vie intrà-utérine seuls, tendent au dépérissement. Quelques-uns cessent totalement leurs fonctions, sont absorbés et disparaissent : tel est le thymus. Quelques-uns perdent de leur importance première, diminuent de volume pour descendre aux proportions nécessaires à leurs fonctions nouvelles : tel est le foie. D'autres, qui n'exerçaient pas encore leurs fonctions spéciales et qui, dans la prévision de leur indispensable utilité, avaient été mis à l'avance au complet, pour le premier moment de la naissance, entrent en activité subitement : tels sont le poumon, le canal digestif et l'appareil chylifère. D'autres, qui, comme l'appareil urinaire, avaient déjà prélude par quelque léger exercice, se préparent au fonctionnement entier.

Pendant cette phase, tous les organes destinés à faire partie de l'être parfait, et ceux du groupe externe en particulier, tendent manifestement à compliquer de plus en plus leur organisation. La nutrition n'augmente pas seulement leur volume, elle en change aussi les matières constituantes et multiplie les détails de leur organisation pour accroître le nombre, la précision et l'intensité des actes fonctionnels. C'est encore elle qui domine beaucoup le fonctionnement; aussi, le sommeil est-il fréquent et les actes de la veille faibles et sans précision.

TEMPÉRAMENT. — La tendance à l'accroissement est d'autant plus marquée dans les actes de la vie et la disposition innée plus facile à modifier, que le sujet est plus jeune. Il faut donc surveiller l'action des causes externes, surtout dans la personne de la mère, afin de donner au premier âge la meilleure direction possible en vue de l'avenir.

Si l'on examine sans prévention la manière dont se constituent les tempéraments, on verra les principales sortes qu'on en a distinguées dans la science, se rapporter aux divisions élémentaires de la vie individuelle. C'est ainsi que chez les uns, prédominent avec excès les actes de nutrition, quoique les individus ne soient pas dans des conditions extérieures bien choisies et bien favorables à l'accroissement utile. Ils croissent néanmoins, comme on dit, à vue d'œil. Ils ont un embonpoint dont les nourrices ont la faiblesse d'être fières ; mais leurs actes extérieurs sont lents et sans énergie.

Chez les autres, le fonctionnement, par comparaison, l'emporte de beaucoup. Les mouvements, les sens et l'intelligence s'exercent de manière à faire chaque jour des progrès sensibles en force et vivacité. Si les formes sont peu chargées de graisse, le corps a de la fermeté, l'accroissement est d'ailleurs peu rapide.

On trouve encore dans les deux éléments de la vie fonctionnelle, la base de deux autres distinctions de tempéraments bien connus. Dans le cas de prédominance du tissu propre des organes sur l'élément de transmission, l'enfant est grand et fort, calme, de grand appétit, ses fonctions sont régulières et sa santé difficile à déranger. Quand c'est le système nerveux qui l'emporte, l'enfant est vif, intelligent, criard, capricieux dans son alimentation, dormant peu, mal développé, affecté de maladies fréquentes, si la nourrice n'est pas douée d'une grande patience mêlée à beaucoup de dévouement.

Il est encore des prédominances d'un ordre inférieur, suivant qu'elles habitent exclusivement certains groupes d'appareils qui peuvent servir de base à la distinction d'autres tempéraments. Ces divisions, qu'il ne faudrait pas trop multiplier, de crainte de tomber dans le vague et la confusion, ne se dessinent d'une manière un peu saillante que dans le milieu de la vie. Quand on en trouve des traces dans la jeunesse, il n'est pas bien rare de les voir s'effacer plus tard. Celles qui reposent sur les proportions relatives aux éléments organiques, disparaissent rarement en entier dans les deux premiers tiers de l'existence.

TRANSITION. — Vers la fin de la période anodonte, le lait de la mère commence à devenir insuffisant par sa quantité, mais surtout par sa composition. Ce n'est pas que la quantité se soit tarie, ou que ses qualités primitives aient beaucoup diminué, c'est que l'enfant a besoin d'autres aliments. Le canal digestif est chargé de traduire l'expression de ce besoin de l'enfant par des excitations qui le poussent à rechercher incessamment des corps résistants qu'il porte à la bouche sans cesse et sans choix.

Les progrès du développement sont arrivés à ce point, que le bord des mâchoires prépare activement l'évolution des dents destinées à lacérer les substances solides nécessaires à l'alimentation ultérieure. Les dents sont à peu près les seules parties de l'appareil digestif dont l'organisme puisse absolument se passer, lorsqu'elles viennent à manquer. Leur texture, qui s'oppose à leur reproduction et à l'accroissement, au moins dans leur partie saillante hors des gencives, rend leur vie nutritive très bornée. Leur mode de fonctionnement, restreint à un acte purement physique, après leur évolution, en fait des organes à peine vivants. Les dents sont donc à double titre, de toutes les parties du canal digestif et même de l'organisme entier, celles qui devraient nous inspirer le plus médiocre intérêt.

On leur accorde pourtant une importance majeure ; on va jusqu'à leur attribuer la direction de l'accroissement, à cette époque de la vie et de sa transition à la troisième phase. Il vaudrait mieux accorder cette charge à l'ensemble du canal digestif et même à l'ensemble organique. Il faut, sans doute, accepter l'évolution des dents comme un signe de quelque valeur, à cause de la facilité qu'on a de constater leur présence à l'extérieur, pour servir à constater un progrès important d'organisation, une révolution de conséquence, qui fait naître de nouveaux besoins et correspond à leur apparition d'une manière à peu près exacte. Il est seulement à regretter qu'on

se soit laissé conduire insensiblement à considérer ce phénomène comme une cause de transition et surtout une cause
directe et puissante.

Il n'est sorte d'erreurs que ces opinions n'aient engendrées
en médecine. Il n'est sottises plus bizarres et plus risibles que
celles enfantées par le contre-coup de cette opinion chez les
gens du monde. On en rirait si cela n'avait souvent les conséquences pratiques les plus sérieuses et les plus fatales. Si l'apparition des dents peut être regardée comme une cause physiologique ou pathologique à cette époque et à toutes les
époques des diverses dentitions, elle n'est que du dernier
ordre, et comme une très petite unité parmi les accroisse-
ments de toute sorte dont la totalité des organes est alors occupée dans l'ensemble individuel. Elle est seulement une cause
accidentelle de quelque valeur par elle-même, quand elle provoque une inflammation intense du bord gengival avec beaucoup de douleur.

La fin de la deuxième phase est donc marquée, non pas
toujours, mais souvent, par l'apparition des premières dents
caduques. Elle se caractérise surtout par un commencement
d'alimentation demi-solide. C'est une seconde époque de séparation entre l'enfant et sa mère. Cette dernière ne sera plus,
à l'avenir, exclusivement chargée d'exécuter une assimilation
préparatoire de la totalité des aliments.

La vie est encore bien délicate pendant tout le cours du
deuxième âge; mais elle l'est bien davantage pendant la transition. Elle exige plus de surveillance pour toutes les irrégu-
larités qui se produisent dans la marche des organes. L'influence
perturbatrice de l'extérieur a bien plus de prise sur les divers
rouages organiques, alors occupés d'importantes transformations qui le laissent sans défense.

Les causes externes ont bien plus de facilité pour produire
l'état pathologique et des maladies graves, alors, que dans le cours
de la phase. Elles sont plus sujettes à faire exagérer ou avor-

ter quelques détails particuliers d'organisation. Il n'est pas rare qu'elles provoquent la mort subite par énervation ou convulsions, par la diarrhée ou les phlegmasies des voies aériennes. Il faut combattre le début des maladies avec des moyens sûrs et rapides à cette époque.

IIIe Phase.—Dentitionnaire.—Celle-ci dure depuis l'âge de 7 mois jusqu'à 3 ans. L'enfant reste encore attaché à la mère qui l'allaite pendant la première moitié de cet âge. Dans la seconde moitié, elle donne aux aliments étrangers des formes en rapport avec l'imperfection des organes digestifs. La mère est obligée de diriger l'exercice musculaire, celui des sens et l'activité cérébrale. L'enfant ne peut encore jouir de toute l'indépendance de l'être parfait, il conserve encore quelque chose de son état primitif de *larve*.

Le besoin d'alimentation solide s'accroît de plus en plus. La faim est si continuelle et si désordonnée, qu'il faut la réfréner par toute sorte de moyens pour l'empêcher de nuire. Le système dentaire ne se prête que lentement à la préparation des aliments solides. Il n'y a d'abord que des *incisives*, capables seulement de détacher quelques parcelles de matières résistantes. Il paraît, plus tard, les dents *canines*, dont l'enfant se sert pour lacérer et arracher des lambeaux isolés. L'alimentation entièrement solide ne peut se faire avec profit et sans danger qu'après la venue des *molaires*, qui permettent d'en broyer des quantités suffisantes.

Le développement considérable du corps de l'os maxillaire inférieur, le redressement, la courbure de ses branches et l'accroissement de toutes les parties molles qui partagent les fonctions de cet os; l'ampliation équivalente du maxillaire supérieur qui donne au visage une expression nouvelle, sont assurément bien plus dignes de fixer notre attention que la simple évolution des dents. Les autres perfectionnements de l'appareil digestif sont aussi très apparents. C'est alors seulement que s'établit la formation du bol alimentaire et du bol fécal. Les repas deviennent plus copieux et moins fréquents à mesure qu'on approche de la transition ; l'excrétion fécale est plus rare et moins liquide. L'urine, moins abondante, acquiert une odeur plus forte, une couleur plus foncée. La peau commence à exhaler plus facilement. L'enfant s'entoure d'une odeur différente de celle du premier âge.

Les fonctions externes se compliquent, se lient entre elles et prennent de l'assurance. Les membres supportent le tronc, et la locomotion générale s'exécute. L'intelligence forme des groupes d'idées qu'elle manifeste par des gestes et ensuite par la parole. L'idée du *soi* commence à paraître, bien imparfaite d'abord, et se perfectionnant avec rapidité. L'enfant dit, en commençant à parler de lui-même : « Émile ne veut pas manger de potage. » Il finit par dire : « Donnez-moi des groseilles. »

TEMPÉRAMENT. — Les quatre formes de tempérament signalées dans le premier âge, diversement combinées, plus ou moins saillantes, peuvent se modifier dans cette seconde phase ; mais elles se compliquent souvent de prédominances déjà remarquables dans les aptitudes et les passions. Il n'est jamais trop tôt de s'occuper à comprimer les penchants vicieux et à provoquer le développement des facultés utiles trop peu développées. Il y a des faiblesses et des prédominances possibles dans tous les groupes d'appareils, qu'il est également utile de modifier, comme celles placées dans le centre cérébral.

TRANSITION. — Vers la fin de la troisième année, le développement de l'enfant est assez avancé pour que l'allaitement soit entièrement abandonné. Le nourrisson est alors complètement détaché de sa mère, la première dentition est le plus souvent terminée, il peut manger des aliments de toute sorte.

Il est sujet à cette époque, à peu près au même degré que dans la précédente phase, aux fièvres éruptives, à la diarrhée, à l'éclampsie, aux affections catarrhales et convulsions des organes thoraciques. On peut même dire qu'il y est plus sujet dans les trois premières années qu'il ne le sera dans le reste de la jeunesse. Cela tient, assurément, à la rapidité de la vie, à la fréquence des transformations qu'il éprouve pendant le rapide accroissement qui caractérise cette phase. C'est une raison pour que l'époque de transition n'offre pas de caractères bien tranchés.

IVᵉ ET Vᵉ PHASES. — On pourrait nommer les âges compris entre 3 et 7 ans, entre 7 et 15 ans, première et seconde jeunesse. Ces deux phases ont tant d'analogie dans leurs manifestations, qu'il est à peu près inutile de les décrire séparément.

Dès l'âge de quatre ans, l'individu possède assez de force pour recevoir les impressions ordinaires de l'extérieur sans intermédiaire. Il n'a plus besoin que de la surveillance générale de ses parents pour le protéger contre les causes accidentelles et lui fournir les aliments.

Les fonctions du système locomoteur prennent de l'étendue et de la fermeté. Elles sont favorisées par l'exercice et par le développement des saillies osseuses ainsi que par la soudure des parties épiphysaires. Les organes des sens, proprement dits, sont plus et mieux exercés, en raison du perfectionnement du système locomoteur.

L'intelligence concourt efficacement pour sa part à ce résultat, dont elle profite. Le nombre des idées augmente avec l'habitude de les combiner et la force nécessaire pour leur donner de la tenue. Le moi se complète à mesure qu'on avance. Il sert déjà de base aux déterminations réfléchies ; car les tendances ne sont pas réglées dans l'espèce humaine comme dans les autres animaux avec cette exactitude qui caractérise l'instinct. C'est alors que se dessinent plus clairement les aptitudes intellectuelles et les passions. C'est aussi le temps où s'effacent ou se développent quelquefois les prédominances élémentaires, les premières formes du tempérament.

Le corps entier croît davantage en longueur que dans le sens latéral. La nutrition tend à perdre de sa prédominance sur la vie fonctionnelle. Dans celle-ci, les organes externes prennent plus d'activité que les internes. Le perfectionnement des détails de l'organisation multiplie les formes pathologiques et la rareté comparative des transformations diminue le nombre des maladies.

TRANSITION. — L'importance des changements qui s'opèrent dans l'organisme entre la quatorzième et la quinzième année, est considérable et remplie de dangers. A cette époque la vie se double. Il se greffe sur l'organisme composé tel qu'il est, pour l'exécution de la vie individuelle, un appareil nouveau, différent pour chaque sexe, qui se sert de l'ensemble organique pour se développer, fonctionner à sa manière et fonder l'établissement d'une vie additionnelle. Cet appareil a pour but de reproduire l'individu pour la conservation de l'espèce. L'organisme, augmenté d'un rouage assez considérable, est obligé de subir ses excitations, de se prêter à ses exigences quelquefois violentes et trop continues. Le mécanisme général, enfin, change de caractère à beaucoup d'égards par le fait de cette annexion.

Vers la fin de la treizième année, surtout dans le sexe femelle, les détails rudimentaires de tous les grands appareils sont au complet. Il ne leur manque plus qu'une sorte d'expérience fonctionnelle obligée, pour développer toute sa puissance possible dans l'avenir. L'organisme peut donc supporter cette adjonction d'un appareil supplémentaire, à la condition de sacrifier à ce nouvel établissement une portion de l'activité qu'il pourrait mettre à l'ampliation des organes établis.

C'est précisément de la proportion mise à cette époque, entre l'accroissement nécessaire des organes déjà formés et la création des organes sexuels, que résulte la conservation de l'harmonie individuelle ou sa destruction. Quand l'évolution des derniers est trop rapide, ou leurs fonctions exercées trop prématurément, ils entravent le développement des autres et compromettent l'harmonie et la sécurité générales.

C'est là ce qui constitue le danger de la transition. Il faut donc mettre toute son attention à retarder ou modérer l'évolution des organes sexuels en différant leurs manifestations fonctionnelles. On sait assez, que par faute de soins à cette époque, les maladies les plus légères tendent à une destruction d'autant plus rapide chez certains organes indispensables, que la cause première, quand elle est une habitude vicieuse, est permanente et par conséquent de la pire espèce.

Il existe encore d'autres dangers en pareille circonstance. Le développement général peut être entravé pour très longtemps, pour toujours même, et laisser le sujet dans un état d'infériorité monstrueuse. Il peut y avoir de telles déviations dans l'accroissement de certaines parties, que l'individu soit totalement déformé.

Chez les individus dont les forces sont suffisantes pour supporter l'évolution des organes et des penchants sexuels, l'accroissement général peut s'effectuer régulièrement. Chez quelques-uns il est subitement arrêté pour être repris après l'établissement complet de la puberté. Chez d'autres enfin, cet accroissement semble prendre occasion de la présence des organes générateurs pour s'exagérer d'une manière toute gigantesque, et lorsque cette exagération se borne à certaines régions circonscrites du système locomoteur, elle constitue de véritables difformités.

VIe Phase. — De quinze a vingt-cinq ans. — Elle comprend dix années pendant lesquelles domine encore l'accroissement. Il est d'ailleurs beaucoup plus modéré que dans les précédentes. Il porte à la fois sur les organes de la vie de reproduction qui prennent tout ce temps pour se perfectionner, et sur le reste de l'organisme. Cette phase conduit graduellement l'organisme au point de développement et de force individuelle, qui peut être regardé comme l'état complet de l'individu, dans lequel il devient apte à reproduire sans danger des individus nouveaux, incapables de faire dégénérer la race.

TEMPÉRAMENT. — Toutes les variétés de prédominance dans les divers éléments et les divers appareils de l'organisme, peuvent se montrer dans cette phase, combinées en des manières on ne peut plus diversifiées. L'influence de la vie de reproduction projette sur les actes de la vie individuelle des reflets très-colorés qui lui donnent des aspects bien différents de ceux du premier âge. Ce n'est pas le temps de la capacité intellectuelle la plus puissante et la plus utilement exercée, ni des plus fortes passions; c'est celui des aptitudes brillantes qui se prodiguent, des affections et des antipathies que l'on croit éternelles et qui ne font que passer.

La MARCHE de cette phase s'exécute assez lentement et avec des changements d'autant moins tranchés qu'on s'approche davantage de la transition à l'état adulte. Le commencement est marqué par l'évolution de la vie sexuelle qui dure deux à trois ans. La vie individuelle s'arrête dans son accroissement manifeste vers la vingt-cinquième année.

Le médecin doit, en ce qui regarde l'expansion de la vie individuelle pure, favoriser l'accroissement parallèle de toutes les parties de l'ensemble; la vie nutritive, par une alimentation substantielle variée, sans excès, sans qualités surexcitantes, par l'inspiration de l'air libre; la vie fonctionnelle, par un exercice sagement réparti dans les organes externes, entre le siége de l'intelligence et l'appareil locomoteur.

TRANSITION. — Il s'effectue des changements bien peu sensibles lors du pasage de la jeunesse à l'âge adulte. C'est seulement l'époque à laquelle s'efface toute la prédominance de la vie nutritive. On n'a plus aucune raison de croire alors que la composition l'emporte sur la décomposition. Si le corps acquiert encore en volume, c'est beaucoup par l'augmentation des matières de réserve et notamment de la graisse.

Il se fait bien quelques perfectionnements des détails de la composition dans les organes, qui ne cessent guère d'acquérir de la force jusqu'à l'âge de quarante ans; mais cela se fait

lentement. On peut dire, au contraire, que les actes fonctionnels deviennent de plus en plus intenses, détaillés et
persévérants jusqu'à cet âge. Cette époque ne peut donc pas
être considérée comme véritablement critique.

AGE ADULTE. — STATIONNAIRE.

L'âge adulte peut compter depuis vingt-cinq ans jusqu'à qua-
rante-cinq. Ce sont vingt années de la vie dans toute sa force.
employant à la reproduction ce que l'organisme a de superflu
dans ses facultés individuelles et sa composition.

Si l'individu se montre stationnaire à cette époque, c'est
par comparaison avec les autres âges ; car, outre les inégalités
auxquelles sa composition est soumise, ainsi que dans le cours
des phases précédentes, il est évident qu'il s'accroît à peu près
constamment jusqu'à la fin. Ce n'est pas qu'il gagne beaucoup
en volume et en poids ; mais ses organes acquièrent manifestement de la consistance. Il s'y fait une véritable augmentation relative des solides, laquelle prouve qu'un long exercice
des fonctions, force la vie nutritive à composer dans tous les
tissus des détails organiques de plus en plus nombreux.

Les organes internes signalent leur force par une plus
grande régularité de leurs actes et la difficulté qu'on éprouve
à les dévier de la ligne normale. C'est ainsi que l'adulte peut
être soumis à l'alimentation la plus défectueuse, la plus avare
ou la plus excessivement substantielle sans beaucoup de danger. L'air respiré peut se composer d'éléments viciés ; l'enveloppe cutanée peut être long-temps privée du contact de la
lumière et de soins de propreté, sans que l'organisme s'altère gravement.

L'âge adulte est l'expression de la plus haute puissance des
forces humaines. Les formes extérieures, moins sveltes et moins
délicates que dans la jeunesse, sont plus saillantes et plus dessinées. Elles indiquent l'existence de facultés plus étendues et
moins faciles à épuiser, dans les organes profonds aussi bien

que dans ceux placés à l'extérieur. On sent qu'ils peuvent se prêter à toute sorte d'actions et résister à tous les obstacles avec persévérance. L'individu se livre à des travaux de tout genre avec succès. Il supporte les excès et les privations de toute nature.

Il ne faudrait pas croire que l'élément d'impression jouisse à lui seul de propriétés fonctionnelles aussi développées que posible, sans que celui de transmission ait lui-même perfectionné les siennes. Si, par exemple, le système musculaire acquiert chez l'adulte une grande force de résistance, s'il peut se livrer quinze heures par jour à des efforts continus, très variés et d'une grande précision, cela ne tient pas seulement à ce qu'il a des fibres plus nombreuses, des faisceaux mieux isolés, surtout à leur attache ; car le système nerveux n'est pas resté stationnaire.

On sait que la répétition de ces actes développe en lui L'HABITUDE, c'est-à-dire la faculté de reproduire plus facilement ces mêmes actes. On sait aussi que l'habitude permet aux actions à la longue, de se dédoubler ou de s'exécuter par parties rudimentaires isolées, ce qui leur donne le moyen de multiplier leurs usages. On ne peut donc plus douter que le perfectionnement matériel de la substance nerveuse, la multiplication de ses filets, ne marche de front avec celui de la substance propre, dans ses parties excentriques, aussi bien que dans le centre cérébral et médullaire.

L'appareil locomoteur se perfectionne dans toutes ses parties comme dans la substance musculaire. Les os accroissent leur dureté par adjonction de matière solide. Ils ont acquis de la résistance et ne sont pas encore devenus cassants. Les cartilages plus fermes sont restés élastiques. Les corps fibreux. moins faciles à détacher par arrachement, à dissocier et à rompre par torsion, conservent de la souplesse.

Les parties de cet appareil mises au service des autres organes externes, participent à tous ces perfectionnements. Les organes des sens eux-mêmes, ont acquis de la finesse, de l'exactitude et de la tenue pour se mettre en harmonie avec les muscles sur lesquels il ont tant d'influence. La lumière, les sons et les odeurs sont perçus aux plus grandes distances possibles. Les organes externes peuvent s'impressionner des plus minutieux détails et distinguer les plus légères différences relatives à la température, au goût, à l'odeur, aux vibrations des solides et à la coloration, que puissent développer les corps extérieurs.

L'encéphale ne se contente pas de laisser plus ouverte et plus facile au transport des impressions, la communication établie à sa base, entre les organes les plus opposés de l'économie. Ses parties moyenne et supérieure ont singulièrement accru leur faculté de sentir et de percevoir, à mesure que le besoin s'en développait avec la vigueur et la persistance des goûts et de la volonté, ce qu'on nomme les passions affectives et répulsives.

Si les penchants normaux ont moins de disposition à se manifester au moindre signe des objets extérieurs comme dans la jeunesse, ils ont en revanche toute la persévérance et la profondeur de passions véritables. Ils se compliquent encore de toute la violence que peut leur imprimer l'attraction sexuelle qui projette son influence de direction jusque sur les actes les plus faibles et les plus indifférents.

La faculté de ressentir le plaisir et la douleur, parvient, dans l'âge adulte, à un tel point de subtilité, que la vie d'alors consume sa meilleure part de durée à fuir des peines imaginaires et à rechercher des conditions stables de bonheur parfait, bien peu compatibles avec l'agitation qu'on se donne pour y parvenir et les soins qu'il faudrait pour les conserver.

L'intelligence jouit pleinement de son unique faculté principale, celle de percevoir. L'immense collection d'images qu'elle a rassemblées à la longue dans les impressions venues

du dehors, colorées par les teintes si variées des sensations et
des volontés, mêlées avec ses propres créations, lui facilite
singulièrement l'emploi des impressions nouvelles à mesure
qu'elles se présentent.

Tous ces tableaux comparés ont fait naître des idées abs-
traites, lesquelles ont servi à résumer et classer les images
primitives, pour aider à leur conservation dans la mémoire.
Elles forment alors une foule de connaissances acquises et un
code de règles sûres pour le jugement des nouvelles images qui
se présentent et pour la direction des volontés réfléchies qui
doivent intervenir.

TEMPÉRAMENT. — Il est toujours définitivement formé dans
l'âge adulte et ne saurait éprouver que de légères variations
par le fait de l'hygiène, y compris la sagesse individuelle que
donne l'expérience. Celui des tempéraments qu'on observe le
plus rarement est l'espèce nommée *temperatum*. Il serait
facile de rattacher toutes les sortes qu'on en a décrites à
celles qu'on peut distinguer par la prédominnace deséléments
généraux de l'organisme.

C'est ainsi qu'on retrouve le *lymphatique* dans les cas où la
nutrition domine le fonctionnement, et le *sanguin* dans le cas
opposé. On reconnaît l'*athlétique* aux cas où le tissu propre
des appareils l'emporte sur le réseau nerveux, et le *nerveux*
dans la prédominance inverse.

Les tempéraments principaux sont susceptibles de s'associer dans des combinaisons assez variées. Le mélange le plus
fréquent au milieu de la vie, est celui de la prédominance de
l'élément fonctionnel sur le nutritif. Il se modifie par une supériorité plus ou moins marquée des nerfs ou du tissu d'impression. Cela veut dire dans le langage ordinaire de la science,
que le tempérament de l'adulte est ordinairement *sanguin* et
athlétique, ou *sanguin* et *nerveux*.

Il existe, comme disposition particulière ou individuelle,
en dehors des tempéraments proprement dits, des aptitudes

intellectuelles et morales plus ou moins saillantes ou déprimées. Elles semblent résulter d'établissements organiques très fixes et formés avec les appareils dès leur première évolution. C'est ainsi que l'aptitude intellectuelle semble résulter de l'arrangement des diverses parties du cerveau destinées à percevoir. Les passions semblent dépendre de l'organisation spéciale des régions inférieure et moyenne du même organe.

L'adulte est destiné, par la perfection de la région supérieure de son appareil cérébral, par la somme de ses idées acquises, par ses goûts arrêtés, à donner le modèle du plus grand développement possible de l'intelligence. Il ne lui manque jamais alors, pour s'élever à la hauteur du génie dans ses conceptions, qu'un certain calme relatif des passions et la possibilité matérielle de diriger sa pensée dans le sens de ses principales aptitudes.

C'est aussi dans la force de l'âge que les passions acquièrent tout leur empire sur les déterminations individuelles. Ce sont elles qui, par leur impulsion plus ou moins ménagée, dirigent les actions les plus importantes et décident de la vie, à moins que l'intelligence ne parvienne à les maîtriser ; car il existe entre ces deux sortes de facultés un antagonisme qu'on ne peut méconnaître. Le poète Gœthe nous en fournit un exemple lorsque sentant grandir dans le calme l'inspiration qui le mène à l'achèvement de son œuvre immense, il se refuse à partager les douceurs d'un amour qui venait s'offrir.

TRANSITION. — Il ne se fait rien de fort grave lors du passage de l'âge mûr à la vieillesse, au moins chez l'homme. Il est lent, fort variable dans son époque, suivant les individus, et sans crise véritable. Il ne se remarque pas autrement que par un abaissement général des forces ou l'affaiblissement partiel de quelque appareil. C'est à cette époque seulement que la décomposition semble commencer à l'emporter sur la composition nutritive.

Nous n'avons pas à nous occuper de la transition marquée

dans le sexe féminin par la disparition de l'aptitude reproductive. Cette transformation de la femme, dangereuse et profonde, tient à l'histoire de la vie de reproduction. La disparition des signes de la vie sexuelle chez l'homme est lente et graduée comme l'arrivée de la vieillesse extrême.

AGE DE DÉCROISSEMENT. — VIEILLESSE.

La vieillesse, encore assez verte et capable à cinquante ans, commence pourtant dès la quarante-cinquième année si l'on veut lui reconnaître pour caractère essentiel le décroissement de la composition et de la puissance individuelle. C'est à cette époque, en effet, que l'homme, pour la première fois, au milieu de l'enivrement de bonne opinion de lui-même que lui inspire la vaste étendue de ses perceptions, leur jeu facile et la force de sa volonté, se sent défaillir subitement au fort de l'action ou de la pensée.

C'est à cette époque où l'individu, n'ayant rien à gagner dans le perfectionnement matériel, doit perdre incessamment. On s'aperçoit chaque jour de quelque altération dans ses formes. Toutes ces défections enfin, même chez les plus heureux, se multiplient de jour en jour. Elles entraînent successivement la matière et les activités, jusqu'à ce que la vie ne puisse plus s'entretenir par aucune sorte d'excitation. Alors s'effectue la dernière transition, la mort générale.

Nous avons supposé le décroissement simultané dans tout l'organisme, conservant une harmonie complète de dépérissement des appareils jusqu'à l'extrême vieillesse. Mais il y a une foule de causes toujours prêtes à empêcher qu'il ne se fasse ainsi, quand même ces causes n'ont pas assez d'exagération pour déterminer des maladies. Il résulte de là que l'affaiblissement et la destruction penchent davantage sur certains appareils et que l'harmonie s'altère.

Dans ce cas l'irrégularité de la vie abrége beaucoup sa durée. Il n'est sorte de soins qu'elle n'exige alors pour se prolonger artificiellement. Elle y réussit rarement au point d'atteindre la transition par pur épuisement général, qui s'exécute au delà de quatre-vingts ans.

La nutrition chez le vieillard se distingue, ainsi que vous savez, par la prédominance de la décomposition. On y remarque de plus la disposition à former des solides par préférence, de manière que les tissus se durcissent, quoiqu'ils ne gagnent rien en force et qu'ils perdent leur élasticité.

Les tissus d'impression semblent perdre leurs propriétés fonctionnelles avant de s'altérer dans leur organisation ; ils ont, en un mot, une tendance manifeste à la paralysie et à l'anesthésie. Cela tient évidemment à ce qu'ils sont précédés dans la carrière de la destruction par l'élément nerveux.

Les maladies du vieillard n'ont rien qui les distingue de celles de l'adulte, si ce n'est dans les âges très avancés. Alors elles sont remarquablement différentes par ce qu'on nomme de la faiblesse sénile. Cette prétendue faiblesse n'a rien qui implique l'idée d'émaciation des tissus propres des organes ; car certains vieillards, qui se montrent déjà faibles dans ce qu'on nomme la *réaction*, conservent encore une amplitude organique propre à faire envie à certains adultes. La faiblesse, dans ce cas, réside exclusivement chez les tissus nerveux.

TEMPÉRAMENT.—Il se conserve longtemps avec les mêmes apparences que chez l'adulte. Il est de moins en moins tranché cependant à mesure que l'amoindrissement général fait plus de progrès. Il a manifestement de la tendance à conserver le caractère fonctionnel ou sanguin. Les aptitudes et les passions s'effacent plus vite que la capacité des organes externes pour le fonctionnement.

TRANSITION. — MORT GÉNÉRALE.—La terminaison de l'existence individuelle dans la vieillesse s'opère différemment selon que l'individu est arrivé graduellement à l'époque de l'absorption presque entière de ses liquides organiques, ou qu'une marche inégale et maladive de la vie, à cet âge, a beaucoup tourmenté son cours. Dans le premier cas le passage se fait subitement sous l'influence de la plus légère cause de trouble dans l'innervation générale. Dès que celle-ci vient à s'interrompre, elle ne trouve plus d'excitant qui puisse la réveiller sur aucun point, parce qu'elle avait d'avance épuisé dans tous les éléments la force fonctionnelle.

Dans le second cas l'innervation s'arrête dans l'appareil dont les forces ne sont pas en harmonie avec celles de l'ensemble, et la chaîne fonctionnelle tout entière est arrêtée par l'établissement d'une lacune faite à sa continuité circulaire. Dans ce cas la vie est encore possible chez les dix-sept appareils qui conservaient une dose suffisante de force donnant prise à l'excitation.

La mort par énervation d'un seul anneau ou par sa véritable destruction est la plus ordinaire à tous les âges. Il faut faire attention que le fonctionnement peut être suspendu dans un appareil par faute d'excitation normale ou suffisante sans qu'il ait rien perdu de ses facultés propres ou innervatives. C'est ce qu'on voit arriver dans la submersion, où la privation d'air respirable est la seule cause de cessation fonctionnelle dans le poumon, et cette mort partielle est l'unique raison d'être de la mort générale.

C'est pour cela que la mort par ce genre d'asphyxie, même après un temps fort long, n'est pas du tout irrévocable. Cette mort est toutefois de nature à persister si l'on abandonne les organes à leurs propres ressources; si l'on ne fait intervenir des excitations suffisantes pour rétablir les courants nerveux, avant que la cessation fonctionnelle se soit changée en une destruction véritable des propriétés, par une altération irrémédiable du tissu nerveux. Mais si la vie peut reprendre le cours de ses manifestations, la mort n'était donc pas véritable? les organes peuvent donc interrompre pour un temps leurs actions nutritives et fonctionnelles sans avoir perdu leurs propriétés vitales? Cela n'est pas douteux, et l'état normal nous en donne à chaque instant la preuve dans le repos des fonctions et le sommeil, dans les syncopes et les paralysies, dans les anesthésies locales et générales des affections nommées hystériques, etc.

Il y a matière à de graves réflexions à ce sujet lorsqu'on pense à certaine démonstration quelque peu niaise de l'existence du *principe vital.* On vous place devant un cadavre encore tout chaud de la fièvre qui vient de déterminer la mort, et l'on vous dit : « Cet homme était vivant tout à l'heure, rien n'est changé dans sa composition, et maintenant il est mort ; donc la force qui le faisait vivre ne tient pas à l'organisation matérielle ; car l'organisation est intacte, et le principe de la vie a disparu ; donc ce principe est indépendant de la matière, supérieur à elle et même antérieur à l'organisation. »

Cette manière de conclure, cette logique des philosophes grecs, à laquelle il ne manque, pour être juste, que de s'appuyer sur des faits certains, fut pratiquée avec tant d'art dans l'antiquité qu'elle fait encore illusion ; mais il faut convenir que de nos jours, et lorsqu'il s'agit de choisir une méthode en médecine qui peut décider de la vie et de la santé de populations entières, il faut y regarder de plus près. Si l'on commençait par asseoir son raisonnement sur un fait bien compris, on aurait moins d'occasions d'écrire des pages éloquentes ; mais on pourrait découvrir la vérité.

J'admettrai, si vous voulez, que rien ne soit changé dans l'organisation du mort, quoiqu'il en soit autrement pour l'ordinaire ; ainsi un rouage important a cessé d'agir, et ses engrenages ont arrêté la chaîne organique. Rien que cela. Mais cela ne prouve pas du tout qu'un principe, *vis a tergo,* se soit évanoui pour déterminer la mort, non plus que dans l'évanouissement, etc. ; car si l'organe, étant seulement énervé, pouvait être remis en activité avec les dix-sept autres par une excitation convenable ; ou si, dans le cas où il est détruit, on pouvait le remplacer par un organe sain, le mort ne serait pas véritablement mort en totalité, ni le principe vital évanoui.

Dans le cas où la mort résulte de la destruction d'un organe, dans l'un ou l'autre de ses éléments, elle est irrévocable, et l'on ne peut pas dire alors qu'il n'y ait rien de changé entre les deux états du corps vivant ou mort.

L'existence certaine d'un principe vital indépendant serait un fait de telle conséquence dans la théorie et la pratique de la médecine qu'il vaut bien la peine d'être démontré; or, on s'est contenté de soupçons. Je déclare que de tels procédés scientifiques ne me satisfont point, et je tiens à faire savoir qu'à ce seul titre je ne puis être *vitaliste*.

Mes opinions et celles des vitalistes peuvent se rencontrer en beaucoup de points. J'espère bien aussi pouvoir m'entendre avec les anatomo-pathologistes et matérialistes de notre époque. Il y a plus de différence entre les deux écoles dans les mots que dans les opinions fondées; mais je tiens à honneur pour l'instant de ne me rattacher à aucune d'elles. Leurs principes sont trop vagues pour satisfaire aux besoins actuels de la théorie, et trop généralement inutiles pour améliorer la pratique de la médecine.

LIVRE VII.

APPLICATIONS DE LA PHYSIOLOGIE.

Le mécanisme général de la vie individuelle, débarrassé de toute notion scientifique superflue, est encore assez compliqué pour qu'on n'ose pas y mêler des choses ayant trait à la vie pathologique. C'est pour éviter la confusion que nous avons relégué dans ce dernier livre la partie essentiellement pratique de la physiologie.

Il ne s'agit pas tant de formuler ici tous les principes qu'on peut extraire de la connaissance de la vie normale que de choisir les premiers, les plus indispensables pour asseoir la systématisation générale de la médecine. Mon but est surtout de découvrir la base sur laquelle repose le traité de pathologie générale publié en 1848.

Nous avons à rechercher, dans la connaissance du mécanisme des causes, des manifestations et des effets de la vie, les principes et les lois applicables à l'état pathologique. Lorsque nous aurons reconnu la ressemblance élémentaire qui se trouve entre les deux vies normale et anormale, il ne sera pas difficile d'appliquer à la deuxième les lois générales de la première, et la théorie médicale s'établira d'elle-même. Alors on verra comment peuvent être modifiés avec profit, dans tous les cas de maladie, la diagnose, la prognose, l'indication et le traitement actuellement pratiqués.

Il ne restera plus ensuite qu'à vous faire voir, dans une dernière leçon, comment une méthode curative, fondée sur de tels principes, a été mise en usage avec succès, l'inconvénient des méthodes empiriques mal déguisées qu'on emploie communément, et l'immense intérêt que nous avons à généraliser la pratique rationnelle de la médecine.

QUATORZIÈME LEÇON.

Établissement de la Théorie médicale.

—

MÉCANISME DE LA VIE NORMALE.

CAUSES EXTERNES. —Elles sont l'effet des propriétés excitantes des corps étrangers agissant en présence ou à distance sur l'organisme. Elles déterminent dans l'organisation fonctionnelle le développement direct de l'impression, et dans l'organisation nutritive, où les corps apparaissent toujours en substance, l'attraction et la répulsion alimentaire. Elles sont à la fois le doigt qui pousse le balancier de la machine, la subs-

tance qui doit être fabriquée et la matière employée à la réparation et à l'entretien du mécanisme.

Causes internes.—Nous savons aussi que les propriétés de
l'organisme sont de moitié dans l'action des causes. Celles
d'espèce fonctionnelle servent à développer les impressions,
les volontés et l'action propre. Les propriétés nutritives exécutent les attractions et répulsions moléculaires.

Manifestations.—Elles sont de deux sortes principales,
exécutées par deux éléments organiques différents, l'organisation fonctionnelle et la nutritive. La vie fonctionnelle agit et
se repose successivement chez les divers organes. La vie nutritive décompose les organes en état d'activité, en même
temps qu'elle recompose ceux qui se reposent.

La vie fonctionnelle possède aussi deux éléments essentiels,
celui d'*impression* qui reçoit directement l'excitation des
causes, s'impressionne, exécute l'action propre, et celui de
transmission qui porte les impressions et volontés d'un point
vers tous les autres.

La vie fonctionnelle est effectuée par une série d'appareils
différents, liés dans un certain ordre, qui fonctionnent successivement et reproduisent sans cesse la même série d'actes
divers sans interruption. La reproduction des mêmes actes à
des intervalles égaux constitue la *périodicité*. La chaîne des
actes, toujours entretenue par son excitation en quelque point,
établit la *continuité* de la vie.

La portion externe de la chaîne des appareils satisfait à tous
les besoins de l'organisme et lui procure l'aliment. La portion
interne assimile les substances alimentaires et prépare tous les
liquides sécrétoires.

Effets de la vie individuelle. — L'organisation tend à uti-
liser l'influence des causes externes de ses propres actions, de
manière à se conserver la plus grande force possible à toutes
les époques de l'existence. L'individu s'accroît jusqu'à ce qu'il
soit capable de se reproduire. Il reste stationnaire ensuite.

puis il décroît lorsqu'il a coopéré suffisamment à l'œuvre de multiplication de l'espèce.

MÉCANISME DE LA MALADIE.

CAUSES. —L'influence de l'excitation, disproportionnée avec la force des propriétés vitales, si elle est exagérée en plus ou en moins, si elle est de mauvaise nature, détermine l'altération nutritive des tissus organiques. Elle la produit dans la partie de l'organe dont la composition est le plus délicate, savoir le tissu nerveux, et jamais dans le tissu propre, qu'elle attaque pourtant d'une manière directe. Alors l'état pathologique est produit.

L'influence pathologique immédiate, des causes sur le tissu propre des organes est impossible, à moins qu'elle ne soit assez intense pour les détruire, et même alors elle ne produit qu'une cause de maladie, comme la brûlure et les solutions de continuité, qui, sans l'excitation spéciale de la substance nerveuse, ne détermineraient pas d'inflammation. Elle ne peut pas plus produire une manifestation pathologique immédiate dans le tissu propre que la cause normale ne peut y développer directement l'action fonctionnelle.

La continuation de l'influence pathologique en un point augmente l'altération du tissu nerveux indéfiniment jusqu'à le détruire irremédiablement; mais elle cesse ordinairement, et la maladie ne persiste pas moins, par le seul fait de la persistance de l'altération nutritive de la substance des nerfs, que la cause a primitivement déterminée.

Cette altération, produite à certain degré dans un organe, s'entretient par le seul fait de l'influence modérée des causes et des actions de la vie. C'est ce qui nous a permis de dire que la maladie est *persistante par elle-même*. Le degré de l'altération produite fait la maladie stationnaire ou ascendante, avec la seule excitation des causes ordinaires. Celles-ci continuent d'être les causes de la vie mais c'est l'altération qui devien la cause immédiate des manifestations pathologiques.

L'altération nerveuse détermine le trouble de la fonction dans le tissu propre de l'organe, non pas constamment, mais à l'époque du retour périodique de son activité. La nutrition ne semble pas altérée d'abord dans le tissu d'impression ; mais à la longue elle se trouble aussi dans cet élément, et la maladie change de caractère. Une seconde cause de manifestations pathologiques s'est alors installée dans l'organe.

Les causes ne produisent jamais l'altération de l'élément nerveux que dans une étendue restreinte ; car elle ne saurait être générale sans produire la mort instantanée. L'altération la plus considérable possible est celle des nerfs splanchniques, lesquels, venant à troubler les organes dont ils sont l'armature, déterminent les manifestations fébriles.

La cause organique de la maladie, l'*altération*, lorsqu'elle s'est propagée du tissu nerveux au tissu propre, est encore moins en état d'occuper toute l'étendue de l'organisme dans ses deux éléments que quand elle en occupe un seul. Il résulte de là qu'il y a toujours, en cas de maladie, une partie de l'organisme restée pure de toute altération ; et même il faut, pour que la vie ne soit pas arrêtée, que cette partie normale soit de beaucoup la plus considérable.

MANIFESTATIONS. — Dès que l'altération pathologique du tissu nerveux est établie, la vie devient pathologique. Il y a trouble manifeste de l'impression et de l'acte propre dans l'autre élément de l'organe. Il y a trouble dans la vie nutritive et les actes de transmission du tissu des nerfs, mais on ne le connaît que par induction. Le trouble fonctionnel est pérodique en raison des alternations nécessaires d'action et de repos dans les organes. C'est cette forme qui constitue la première classe pathologique, la NÉVROSE.

Quand la névrose est primitivement intense, ou que des causes actives viennent à l'accroître, elle finit par développer le trouble nutritif dans le tissu propre de l'organe, et il se forme une affection de deuxième classe, la TRÉPHOSE. Il s'établit alors dans l'organe des signes constants de trouble nutritif et fonctionnel, parce que la maladie devient CONTINUE.

Quand l'altération a commencé dans les nerfs splanchniques les plus importants, les manifestations pathologiques fonctionnelles ne se bornent pas aux organes dont ils sont l'armature. Elles s'étendent à tout l'organisme, à cause de l'influence des principales armatures internes sur l'axe ganglionnaire spinal et des liaisons forcées entre les appareils de la grande circulation sanguine avec tout l'organisme. C'est en cela que consiste la troisième classe pathologique, la FIÈVRE. Elle est d'abord d'espèce purement *nevrique* et devient *tréphique,* à la longue, comme la simple névrose. L'affection locale peut aussi produire la fièvre en se propageant.

La marche de la maladie est STATIONNAIRE quand la force de la partie saine de l'organisme fait justement équilibre à celle affectée d'altération. Quand la force des organes sains est insuffisante, la maladie s'*accroît.* Quand elle parvient à dominer l'activité de la partie affectée, la maladie *décroît.* Tout cela dépend des hasards de l'excitation étrangère; mais on peut bien dire que la maladie, en général, nerveuse à son début, reste en cet état, qui constitue une 1re PÉRIODE pathologique, pendant *quinze* jours, s'accroissant jusqu'à ce qu'elle entre dans une 2me PÉRIODE, qui dure *trois* jours. Elle passe ensuite à la 3me PÉRIODE, où la névrose et la fièvre deviennent *tréphiques* ou *phlegmatiques.*

A la fin de cette dernière, la maladie devient décroissante dans une 4me PÉRIODE, puis dans la 5me ou CONVALESCENCE, à la fin de laquelle se rétablit l'état de santé.

EFFETS DE LA MALADIE.—Ils tendent tous à la destruction partielle ou générale de l'organisme, à son affaiblissement, pour le moins. C'est là ce qui nous permet de dire que la maladie est NUISIBLE. Elle se termine communément chez 100 malades 70 fois par la santé, 20 fois par des affections chroniques ou des mutilations, et 10 fois par la mort.

On voit, en comparant ces deux tableaux de la vie normale et anormale, combien elles ont d'analogie. Les causes externes, les éléments et les propriétés vitales sont les mêmes pour toutes deux. Leurs manifestations, quoique différentes, sont essentiellement de même nature. Leurs causes ne diffèrent que par le mode de l'excitation, le temps, le lieu, le nombre et l'ordre. Il n'y a pas plus de différences essentielles dans leurs caractères. Les manifestations de l'une et de l'autre sont toutes et toujours d'espèce nutritive ou fonctionnelle. Les deux actes nutritifs ne varient que par leurs proportions et la qualité des matériaux rassemblés ou désunis. Le fonctionnement n'a toujours que les actes du tissu propre ou du tissu nerveux, avec des proportions et une liaison différentes. La maladie ne crée pas d'éléments nouveaux ni d'actions nouvelles. C'est toujours la vie, à tel point que souvent on a bien de la peine à distinguer l'état pathologique de l'état normal.

Principes de Physiologie.

—

1° Toute action de la vie normale résulte de la double influence réciproque et mesurée des corps extérieurs et de l'organisation.

2° La vie individuelle n'a que deux sortes de manifestations élémentaires : le fonctionnement et la nutrition.

3° La vie fonctionnelle a deux sortes de manifestations élémentaires : l'impression et l'action propre d'un côté, la transmission en deux sens opposés de l'autre.

4° Les actes de la vie fonctionnelle sont enchaînés et périodiques.

5° La vie nutritive compose et décom-

Principes de Pathologie.

—

1° La cause de l'évolution et de la marche de la maladie est la disproportion entre l'excitation externe et les propriétés organiques.

2° Toute manifestation pathologique se compose d'actes vicieux, fonctionnels et nutritifs, évidents ou cachés.

3° Il y a dans tout symptôme fonctionnel trouble coïncidant des deux éléments textuaire et nerveux.

4° L'enchaînement des actes de la vie est changé dans la maladie, ainsi que leur retour périodique.

5° La composition et la décomposition

pose alternativement avec des proportions égales.

pathologiques prennent des proportions inégales ou changent la nature des matériaux employés.

6° La vie tend à conserver l'individu et l'espèce indéfiniment.

6° La maladie tend à l'affaiblissement ou à la destruction de l'individu, à la diminution et à l'abâtardissement de l'espèce.

APPLICATIONS DES PRINCIPES A LA PARTIE THÉRAPEUTIQUE DE LA SCIENCE MÉDICALE.

On vient de voir comment la connaissance du mécanisme général de la vie normale permet d'établir une théorie très simple de l'état pathologique et de la maladie dans sa marche. Ces premiers principes de la médecine, combinés avec les connaissances que nous avons des moyens de préserver et de guérir, peuvent nous enseigner des règles nouvelles pour intervenir dans la pratique de l'hygiène et de la thérapeutique. Il s'agit de montrer comment on peut établir sur de telles bases le *diagnostic*, le *pronostic*, les *indications* et le *traitement*.

DIAGNOSE GÉNÉRALE.—Lorsque nous sommes en présence d'un sujet qu'on nous charge de guérir ou de préserver de quelque affection menaçante, il faut déterminer d'abord s'il est malade. Il ne faut pas que tous les phénomènes de la vie, plus ou moins viciés ou exagérés, puissent être confondus avec ceux de l'état de maladie. On sait que les manifestations les plus exceptionnelles, les plus profonds désordres passagers de la nutrition et surtout du fonctionnement ne sont pas étrangers à l'état normal. On a donc besoin d'une règle pour distinguer l'état pathologique.

Il faut, pour caractériser la maladie, que les symptômes aient résisté aux grandes transitions d'une ou deux périodes journalières, excepté dans quelques cas très intenses et très graves qui ne permettent pas de doute, même au début. Il est vrai que dans la majorité des cas de peu d'intensité nous sommes consultés à des époques où les épreuves sont déjà faites. On pourrait formuler pour le diagnostic général la loi suivante : « Pour qu'il y ait maladie il faut que le trouble de la vie soit persistant et nusiible. »

DIAGNOSE PARTICULIÈRE.—Lorsqu'il s'agit de déterminer l'affection qui se présente, on trouve une classification toute faite dans la division élémentaire de la vie. Cette affection ne peut appartenir qu'à l'une des trois classes, des *névroses*, des *tréphoses* ou des *fièvres*. L'ordre auquel elle se rattache ne peut être que le *continu*, le *rémittent*, ou l'*intermittent*. Le genre enfin se marque par le point affecté de l'organisme.

La valeur des trois caractères appliqués à la maladie en la désignant nous la font connaître aussi complétement qu'on peut le désirer. Quand nous avons dit *fièvre continue pneumonique*, nous entendons que la maladie comporte toute la gravité de ce qu'on nomme ordinairement une *pneumonie confirmée*. Si nous avions dit *fièvre rémittente pneumonique*, cette maladie n'eût été qu'une *pneumonie commençante* et facile à guérir. Si nous avions dit enfin *fièvre intermittente pneumonique*, cela n'eût indiquée d'autre maladie qu'une fièvre intermittente ordinaire, dont les accès s'accompagnent de crachats rouillés, ce qui n'est pas commun, quoiqu'il y en ait des exemples au livre de l'épidémie de 1842.

On sait en effet que l'altération a une importance particulière suivant l'organe où elle siége et l'élément qu'elle affecte, ce qui détermine ordinairement le type de la maladie. Mais ce qu'il importe surtout de faire en établissant le diagnostic, c'est de ne pas confondre les symptômes fonctionnels avec les nutritifs, afin de ne pas ranger, par exemple, ainsi qu'on le fait ordinairement, parmi les tréphoses les névroses des organes fabricateurs, dont les produits viciés sont toujours au début formés sous l'influence de l'armature de ces organes sans altération du tissu propre.

La loi du diagnostic particulier peut se formuler ainsi : « Établir le diagnostic sur le siége et l'étendue de l'altération dans les éléments organiques, sur le type et sur le genre de l'organe principalement affecté. »

PROGNOSE GÉNÉRALE.—Lorsque le diagnostic est convenablement établi, on a la connaissance de la période à laquelle est arrivée l'affection. Or, les chances heureuses ou défavorables attachées à ces périodes étant connues, il n'est rien de plus facile que de former le pronostic et de l'énoncer en chiffres. Voyez page 127 du *Traité de Pathologie générale*.

PROGNOSE SPÉCIALE.—Si l'on voulait faire usage des chiffres en question dans les cas particuliers, on devrait les modifier en tenant compte de toutes les circonstances capables de diminuer ou d'augmenter les chances qu'ils désignent. Si, par exemple, à la 2e période aiguë d'une fièvre intestinale, sur 52 chances il y en a 22 bonnes et 30 mauvaises, elles sont bien plus défavorables quand le sujet est dans un âge très avancé, ou jeune et très mal soigné, ou déjà très maléficié par une affection chronique, etc.

Ainsi « le pronostic se base sur la connaissance du diagnostic et celle des chances attachées aux époques diverses de la marche des maladies. »

INDICATIONS.—Elles se forment sur la connaissance du diagnostic, du pronostic et des moyens thérapeutiques. Le diagnostic faisant voir la nature de l'élément altéré, le mécanisme des excitations anormales, l'étendue, l'intensité des phénomènes et l'espèce de l'organe affecté, il indique, 1° le choix des moyens et la manière de les mettre en œuvre.

Le pronostic fait connaître les chances que court le malade ; il indique d'une manière générale, 2° la possibilité de la temporisation dans le cours des affections fébriles et phlegmatiques très avancées, contre lesquelles nous avons peu de certitude de lutter avec bonheur par la perturbation active.

La connaissance des moyens rationnels et empiriques en

notre possession indique, 3° *l'absolue nécessité de pratiquer un traitement certain de guérir* et la rapidité qu'on doit mettre à le pratiquer *dans la 1re, la 2e et le commencement de la 3e période.* C'est un excellent moyen d'éviter la formation de maladies irremédiables de 3e période confirmée. C'est la source de succès assurés.

TRAITEMENT.—Il y a deux sortes de moyens destinés à pallier ou guérir la maladie, ceux de l'hygiène et ceux de la thérapeutique. L'emploi des moyens hygiéniques consiste à imprimer aux causes étrangères de telles modifications que l'influence excessive de ces causes ne puisse aggraver les maladies, et que leur influence modérée ne suffise pas même à l'entretien de l'état pathologique.

Les moyens thérapeutiques sont de leur nature perturbateurs et violents, de façon à contrebalancer les effets de l'altération nutritive. Ils sont *empiriques* ou RATIONNELS. Les moyens empiriques ont une action souvent très énergique et très efficace, mais dont il faut se défier, parce qu'elle est aveugle et que nous ne connaissons pas son mécanisme.

Les moyens rationnels sont d'une activité bien suffisante pour arrêter et même faire disparaître l'altération nutritive de l'élément nerveux en peu de temps. Ils sont particulièrement applicables au commencement des maladies, avant qu'elles soient devenues tréphiques, ce qui constitue le plus grand nombre de celles que nous ayons à guérir. Leur emploi n'a pas les mêmes dangers que celui des précédents. Il est facile à modifier suivant les circonstances, et l'on comprend bien le mécanisme de son influence, qui s'exerce par la dérivation des courants nerveux.

Les dérivatifs servent à changer la direction vicieuse de ces courants, à laisser les armatures affectées dans un repos favorable au rétablissement de leur composition normale. Il faut choisir la qualité de ces agents pour les cas où l'on en fait usage, le lieu et le temps de leur administration. Il est important que leur influence ne s'arrête jamais, quoiqu'on ne puisse la maintenir exactement au même degré à l'intérieur, afin que leur action s'accroisse par sa continuité, à mesure que la résistance pathologique s'affaiblit.

Il y a des maladies chez lesquelles nous ne pouvons faire usage que des moyens spécifiques et empiriques. Il y en a beaucoup chez lesquelles on ne peut faire mieux que de mêler ces moyens aux dérivatifs. Il faut même dire que dans le cours du plus grand nombre des maladies aiguës, on est obligé d'intercaler à plusieurs reprises les spécifiques et la dérivation de la manière suivante.

Dans ces affections, il n'est pas rare qu'on soit obligé d'agir vigoureusement au début avec un spécifique, pour déterminer une grande perturbation. On exécute ensuite la dérivation continue jusqu'à l'époque de la guérison. En beaucoup de ces traitements il se produit, vers la fin, dans la marche de la maladie, un changement du type, comme une preuve de son affaiblissement. Elle devient intermittente, et alors on est conduit naturellement à employer les anti-périodiques. Leur effet est rapide et presque toujours heureux.

QUINZIÈME LEÇON.
Manière d'établir les preuves de la supériorité d'une méthode thérapeutique générale.

On pourrait accuser les médecins, avec quelque raison, de n'avoir jamais donné de preuves certaines des services que peuvent rendre les divers traitements qu'ils exécutent pour obtenir la guérison des maladies. Il faut bien avouer, en effet, que cette preuve n'a jamais été faite d'une manière suffisante pour convaincre les gens du monde. Il ne suffit pas au public de simples probabilités, d'affirmations toutes nues, pour le convaincre de l'efficacité de notre intervention. Il lui faut des résultats comparés, palpables et si faciles à saisir, que le doute ne lui soit plus permis.

Il faut dire, en faveur du corps médical, à cette occasion, qu'une telle démonstration n'est pas facile en l'état des choses. On sait que le traitement des maladies n'est pas toujours accompagné de succès et ne peut pas l'être, par diverses causes indépendantes de sa valeur intrinsèque. On sait, d'autre part, que les maladies ordinaires guérissent en assez grand nombre, sans traitement, à toutes les époques de leur marche.

Il faudrait, au contraire, pour que l'on pût attribuer tous les cas de guérison à l'efficacité du traitement, ainsi qu'on tend à le faire dans les cas isolés, que le traitement pût être toujours heureux, ou que les maladies, laissées libres dans leur marche, ne pussent jamais guérir ; or, il en est tout autrement. Il faut, par conséquent, pour résoudre la question de supériorité des effets utiles du traitement sur la force médiatrice spontanée de la vie, chercher un autre moyen que la comparaison des résultats de l'un et de l'autre, pris dans chaque fait isolément. Il est bien évident que quand même nos succès actuels seraient une fois plus nombreux que ceux obtenus dans les derniers siècles, on croirait encore, à défaut de bases pour asseoir la comparaison, avoir droit de les contester dans le monde. Lorsque nous guérissons un malade, on peut toujours nous objecter que d'autres malades, en pareils cas, ont guéri sans traitement ou même par des traitements fort opposés.

Il ne nous reste donc ainsi qu'un seul moyen de conviction, c'est de constater les résultats que donne en masse l'ensemble des maladies abandonnées, et de les comparer avec ceux que produit le traitement. Il se présente malheureusement ici de nouvelles difficultés pour expérimenter ainsi sur les faits en bloc et pour les compter.

D'un côté, nous n'avons jamais l'occasion d'observer les maladies abandonnées à elles-mêmes pendant toute leur durée. Celles qui, par exception, marchent ainsi, le font sans que nous soyons appelés et sans que nous puissions en tenir registre. D'un autre côté, nulle opinion régnante en médecine, à notre époque, n'embrasse la science d'une manière assez complète pour commander une méthode régulière, applicable à tous les cas de maladies ordinaires. On pourrait dire, à cette occasion, que chacun en possède une particulière, et il serait bien difficile de comparer les résultats de la pratique générale avec ceux du traitement nul.

Ces difficultés, cependant, sont moins réelles qu'apparentes. Il suffit, pour s'en convaincre, de faire attention aux divers procédés suivis par la majorité des praticiens, sous la direction de leurs maîtres, aux trois époques ascendantes de la marche des maladies. Dans la 1re période, laquelle est à peine connue des auteurs, ils ne s'occupent guère de les arrêter. Le traitement est nul et les malades eux-mêmes, qui ne sont pas avertis de leur danger, nous consultent rarement. 97 malades fournissent pourtant, à cette époque, 57 transformations en 2me période. Ici donc, les malades peuvent être considérés comme étant abandonnés à eux-mêmes.

Dans la 2me période, il n'y a pas de règles fixes. Chacun est maître d'attendre que la maladie ait revêtu le caractère phlegmasique, et le traitement curatif n'est pas regardé comme indispensable, preuve manifeste qu'on ne reconnaît pas, à cette époque, une véritable supériorité du traitement sur la marche naturelle de la maladie. Dans la majorité des cas, on cherche, en conséquence, à pallier; on diffère et on agit sans méthode. Ici, encore, si les maladies ne sont pas aussi délaissées que dans la 1re période, le résultat donné par le procédé fataliste, équivaut à peu près à l'absence complète de traitement. Il y a 32 guérisons et 25 transformations en affections de 3me période.

Dans la 3me période, au contraire, on s'efforce, on se hâte d'agir sur l'organe affecté principalement. On emploie la dérivation sans suite, et concurremment, une foule de moyens empiriques, violents et d'une efficacité définitive très douteuse. Aucun de nous n'oserait dire qu'il soit assuré de la guérison, nul n'oserait se l'attribuer en présence de ses confrères, quand elle s'effectue. Il serait donc bien difficile de décider si les résultats des moyens curatifs diffèrent beaucoup de ce qui arrive en cas d'absence du traitement curatif à cette époque.

Il résulte de ce qui précède, qu'on n'ignore pas aussi complètement les résultats donnés par la marche spontanée des maladies, qu'on pourrait le croire avant d'y avoir réfléchi. Ainsi, rien ne s'oppose à ce qu'on établisse une comparaison entre ces résultats et ceux que donne, en général, l'emploi un peu confus des diverses méthodes employées de nos jours. Si nous avons, sur 100 malades, 10 morts, 20 transformations chroniques plus ou moins durables, 7,000 journées de maladie et 70 guérisons, la marche spontanée doit présenter de bien faibles différences.

Nos traitements sont réduits à briller surtout par l'adoucissement des souffrances et des inquiétudes chez nos malades; mais notre manière vicieuse de procéder, qui consiste à nous évertuer quand la maladie est au-dessus de nos forces, et de la négliger au moment où elle est essentiellement curable, ne peut nous élever au-dessus des hasards de la curation spontanée, que dans certaines affections spécifiques lentes, qui ne guérissent pas d'elles-mêmes et guérissent vite avec le traitement méthodique. Tout ce que nous pouvons faire de mieux que la nature, dans les cas ordinaires, est dû par exception au travail patient et à l'inspiration de quelques praticiens isolés; mais il doit être complètement annihilé par la pratique routinière de la grande majorité d'entre nous.

Si l'on peut considérer, sans crainte de se tromper beaucoup, les chiffres précédents comme applicables à la marche de la maladie abandonnée, rien ne s'oppose à ce qu'on lui compare la marche des maladies traitées par une méthode fixe et la médecine aura bientôt fait ses preuves. Si les mêmes chiffres, ou d'autres quelconques, bien connus, s'appliquent à l'ensemble un peu confus des méthodes actuellement pratiquées, il n'est pas plus difficile de leur comparer ceux que donnerait une méthode nouvelle, la méthode dérivative continue, par exemple. Voici comment on pourrait exécuter cette opération comparative régulièrement et avec fruit.

On prendrait sans choix tous les malades qui se présentent, jusqu'au nombre de cent, dans une clientèle particulière, dans un service d'hôpital civil, ou mieux, dans un hôpital militaire. On les inscrirait et on les traiterait par la méthode qu'il s'agit d'éprouver, puis on relèverait les résultats obtenus dont on aurait fidèlement pris note.

S'il manquait de renseignements statistiques précis dans le lieu d'expérience, on pourrait prendre, en tous cas, pour point de comparaison, le chiffre moyen de 25 maladies sur 100, passant des premières périodes à la 3me. Ce chiffre, un peu faible peut-être à Paris, peut varier en d'autres lieux, dans les saisons diverses de l'année, les temps d'épidémie ou d'autres circonstances importantes. Il ne serait donc pas mal, pour obvier à cette sorte d'instabilité des résultats, de corriger et de recomposer ce chiffre toutes les fois qu'on a l'occasion de s'en servir.

Il va sans dire que pour rendre les chances égales entre les deux points à comparer, il faut que les malades traités par la méthode nouvelle soient pris dans des circonstances générales à peu près analogues à celles qui ont fourni le chiffre connu d'avance. C'est ainsi que pour traiter comparativement une série de 100 malades dans un hôpital, il faudrait choisir une salle dont on connût bien le chiffre moyen d'affections graves pour une saison et certain état de l'atmosphère. S'il survenait une épidémie ou quelque changement grave dans les conditions hygiéniques, il faudrait s'interrompre, de peur d'introduire un élément faux dans le jugement. Il faudrait au moins corriger l'influence de cette perturbation par des notes exactes.

Chaque praticien peut facilement établir une expérimentation régulière dans sa propre clientèle, s'il veut tenir registre de tous les malades qu'il traite. Cela ne peut malheureusement servir qu'à son instruction particulière, puisqu'il ne peut admettre ses confrères à partager l'observation. Il nous faudrait en ce moment une publicité grande et rapide, afin de propager les bonnes méthodes en place de l'empirisme.

On pourrait conseiller de n'admettre au traitement comparatif que ceux des malades entrés avec des affections de 1re ou 2me période, afin que le jugement fût tout-à-fait simple et facile. Mais la distinction entre ces affections et les maladies confirmées ferait naître des contestations qu'il faut éviter. On ne trouverait pas, d'ailleurs, cette distinction établie dans les régistres des hôpitaux, qui sont plus particulièrement destinés à fournir les points de comparaison nécessaires. Il ne faut pas oublier que le jugement après l'expérience doit porter seulement sur le nombre moyen des morts, des transformations chroniques, des jours de maladie et des guérisons que peuvent donner 100 malades. Or, les registres administratifs des hôpitaux contiennent toujours ces renseignements, les seuls qui nous intéressent.

Il ne faut pas s'exagérer l'importance de telles précautions, car, en définitive, il ne s'agit en aucune façon d'obtenir des preuves équivoques de la supériorité d'une méthode nouvelle par les faits pris en masse. Une telle méthode, pour mériter les honneurs de l'expérimentation publique, doit être en mesure de fournir en toute occasion des résultats d'une grande saillie. Elle ne doit pas craindre qu'un peu d'inégalité dans les circonstances de l'expérimentation puisse masquer ses avantages. On devrait même estimer bien peu sa valeur, si elle n'était en mesure de diminuer à coup sûr d'un quart, au moins, le chiffre des chances défavorables ordinaires de toute sorte.

Les hommes qui croient avoir de bonnes raisons pour rester dans l'incertitude actuelle au sujet des services que peut rendre la médecine, objecteront qu'il est impossible de mettre les 100 malades qu'on veut traiter par comparaison, dans des conditions hygiéniques justement égales à celles où se sont trouvés les malades auxquels on veut les comparer. Ils allègueront surtout qu'il est impossible de juger entre des maladies très différentes par le nom et la gravité, qui se rencontreraient dans les deux séries de malades qu'on voudrait mettre en parallèle.

Il est bon sans doute de recueillir les chiffres qu'on veut opposer, dans des circonstances autant analogues que possible. Il faut observer, cependant, qu'on n'a pas à craindre d'être surpris par des différences aussi notables et aussi influentes des circonstances extérieures, dans les maladies prises en masse que dans de simples unités mises en regard, et que, d'ailleurs, on est toujours à même de remédier à des inégalités trop saillantes lorsqu'on arrive à formuler son jugement.

Cent maladies aiguës traitées dans l'été de 1855, dans une salle d'hôpital, ne donneraient-elles pas bien à peu près, sous l'influence du même traitement, les mêmes résultats que cent autres maladies prises au hasard, traitées en 1856 dans la même salle, pendant la même saison, avec le même entourage de soins hygiéniques? S'il survenait une épidémie, elle ne pourrait passer inaperçue, et rien n'empêcherait qu'on suspendît ou qu'on modifiât le jugement.

Quant à la difficulté de réunir deux fois cent maladies de même nom et de même gravité, elle n'est que spécieuse. Au point de vue où nous sommes placés, nous n'avons pas à nous préoccuper du nom que portent 200 maladies à mettre en présence et de leur siége, car en masse leur gravité fera toujours, à bien peu près, la même somme, si les malades sont fidèlement pris au hasard. Je vais plus loin et je maintiens que la comparaison entre des unités pathologiques est complètement illusoire, ainsi que le prouvent les résultats toujours si divers que donnent les deux maladies les plus semblables qu'on puisse accoupler et traiter dans deux lits jumeaux.

Ce qui nous importe et ce qui peut nous affranchir de vains

scrupules, c'est l'assurance que dans des circonstances données, cent maladies débutantes donnent toujours le même nombre de transformations graves, c'est-à-dire un quart. Il est facile aussi de constater que lorsqu'on ne choisit pas les malades à l'entrée, dans un hôpital comme dans nos clientèles, ils se présentent toujours à peu près en pareil nombre à l'état phlegmasique. Ce nombre est même toujours assez restreint. Il est nul à peu près dans les hôpitaux militaires.

PREUVES ACQUISES DE LA SUPÉRIORITÉ DE LA MÉTHODE CONTINUE.

Avant de fournir les preuves matérielles de l'efficacité de la méthode fondée sur les idées contenues dans ce *Traité de Physiologie* et une assez longue pratique de la médecine, il faut que je réponde à une objection qui ne m'a jamais été faite directement et qui pourrait venir à l'esprit de confrères de la plus entière bonne foi : « Votre méthode n'est peut-être pas sans danger? »

Pendant sept années, dans une localité restreinte, en présence d'une confraternité remarquablement peu bienveillante, j'ai fait ouvertement usage de la méthode continue, et j'en ai publié, en 1845, les premiers résultats obtenus en 1842. Jetez les yeux sur le recueil d'observations, et vous verrez pourquoi personne n'a tenté de m'attaquer au sujet de mes hardiesses de praticien avide d'améliorations et parfaitement convaincu.

Depuis six ans, j'emploie exclusivement, sévèrement, la même méthode. Elle a servi d'une manière efficace à me donner une clientèle à Paris, où j'ai besoin d'obtenir les mêmes résultats avantageux, pour y transplanter la réputation de praticien que j'avais *extrà-muros*.

Je puis dire au confrère qui redouterait l'application des nouveaux moyens que je propose : Je n'emploie pas d'autres médicaments que les vôtres, et je les emploie à des doses généralement plus faibles. Je me contente de soutenir leur action, au lieu de la laisser s'éteindre après quelques heures, pour substituer les médicaments les uns aux autres, ainsi que dans un tâtonnement continuel et sans méthode. Je ne donne pas de poisons à la mode, la digitale, la belladone, le chloroforme, etc. Je ne donne que rarement de l'opium à l'intérieur, toujours à très faible dose et comme un simple adjuvant. Je donne seulement de l'émétique, mais il n'est pas un poison bien subtil, et vous en donnez aussi. Quelques-uns même en donnent plus souvent que moi et de plus fortes doses, sans qu'on les désapprouve.

Je ne saigne pas, même dans les cas où vous n'oseriez vous en dispenser. Je ne saigne jamais ; de plus renommés que moi s'en sont dégoûtés. Je saignerai peut-être en d'autres temps, comme j'ai fait autrefois ; pour l'instant, je le laisse à de plus habiles. Je ne me crois pas assez instruit des effets de la saignée locale ou générale, pour manier en toute sûreté de conscience, et à tout propos, l'agent thérapeutique le plus puissant et le plus dangereux de tous après les poisons les plus violents. Je le remplace, d'ailleurs, d'une manière assez heureuse.

Craindriez-vous de laisser mourir vos malades en négligeant les poisons et la saignée pour pratiquer la dérivation soutenue ? Mais, l'emploi des moyens ordinaires, bornés au traitement presque exclusif de la 3ᵉ période, n'empêche pas vos 100 malades de donner au moins 10 morts, tandis que l'application des miens, faite hâtivement aux deux premières périodes, n'en a pas donné 5, lorsque j'ai commencé de les mettre en usage.

Craindriez-vous de laisser vos malades, languir dans un état d'affection chronique interminable ? Consultez les résultats donnés par les 200 dernières observations du livre, Epidémie de 1842, et mettez-les en parallèle avec le nombre de maladies chroniques établies malgré vos traitements ordinaires. Vous verrez bien que les poisons et la saignée ne brillent pas par leurs bons effets, à côté de la méthode dérivative.

Si, par toutes ces raisons, l'innocuité de la méthode est à peu près incontestable, c'est un commencement de preuve déjà très important de sa valeur comparative. Tous les moyens curatifs communément employés ont-ils, d'ailleurs, une innocence bien pure, même dans les mains les plus habiles? Il en est à coup sûr de fort coupables par insuffisance, puisqu'on voit bon nombre de maladies commençantes s'aggraver pendant leur emploi, un sur six, par exemple. Mais le plus fâcheux à dire, c'est qu'il n'est pas rare de voir un malade expirer quelques heures après l'application du moyen héroïque par excellence, la saignée, faite le plus à propos suivant les règles établies. Le malade succombe même quelquefois avant la clôture de la veine ou des piqûres de sangsues. Cela s'explique, puisqu'il est vrai qu'on peut mourir d'un coup de sabre qui n'a percé ni une artère, ni une cavité splanchnique, mais cela ne saurait tranquilliser sur l'innocence de la saignée.

C'est dans l'analyse des observations recueillies en 1842, que je dois chercher les preuves de l'efficacité de la méthode continue, parce que les malades qui en font l'objet ont été traités par elle, sinon tous, au moins les 200 derniers. Ces observations peuvent inspirer d'autant plus de confiance, qu'elles ont été rassemblées dans le simple ordre de la présentation des malades, avec l'intention d'étudier les épidémies et non les maladies ordinaires, ou de nouveaux moyens de traiter ces maladies.

A Paris et parmi les populations qui se joignent à ses faubourgs, dans les temps qui ne sont point épidémiques, 400 âmes donnent environ, par année, 100 malades; 100 malades fournissent au moins 10 morts, 20 transformations de maladies aiguës en maladies chroniques, ou mutilations; 7,075 jours de maladie et une dépense de 42,450 fr., à 6 fr. par jour et par malade.

Cette connaissance statistique est basée sur des calculs qu'il serait trop long de reproduire ici, et dont le principe est admis par tout le monde. Nous allons voir, immédiatement, qu'elle concorde assez bien avec les résultats généraux donnés en 1842 par la population dans laquelle j'ai puisé les faits de mon recueil.

Dans le pays où j'exerçais la médecine pendant cette année, à Montrouge, village de 10,000 âmes, touchant à 5 barrières de la capitale, ma part de clientèle s'élevait à plus de 2,000 âmes. Du 25 janvier au 25 septembre, en 8 mois, j'ai vu 400 malades dont j'ai recueilli et publié l'histoire. Il serait facile de prouver, par mon journal, que j'ai vu plus de 100 autres malades pendant les 4 autres mois de la même année. Cela fait donc, en tout, 500 malades.

Il doit y avoir eu, dans la même année, 2,500 malades dans la commune. Il y eut en effet 256 décès, qui sont dans la proportion ordinaire, quoique un peu faible, avec ce nombre de malades. Parmi les décès effectués, il y en a toujours un certain nombre qui ne peuvent être attribués à l'insuffisance des traitements pratiqués. Ainsi, quelques malades ne nous font pas appeler ; nous sommes demandés par un certain nombre, au moment du décès. Il y a des enfants mort-nés, des meurtres, des morts accidentelles. Il faut mettre 30 décès au compte de ces éventualités, pour ne pas porter de préjudice aux traitements divers. Il en restera 226 à partager entre les 5 parties de la population totale.

Dans la liste des morts, fidèlement relevée sur le registre de l'état civil, je ne pouvais reconnaître à la clientèle de quel médecin de la localité il revenait tel ou tel cas de décès, parmi ceux des individus qui m'étaient étrangers, et cela ne m'importait guère, à vrai dire. Je savais seulement avec certitude quels malades étaient morts parmi ceux confiés à mes soins. Or, ces malades étaient au nombre de 22.

Il restait donc, en ôtant ce chiffre de 22, 204 morts à partager entre les 4 autres cinquièmes de la population, ce qui donne à chacun 51 morts pour 2,000 âmes. Ce chiffre est ordinaire, puisqu'à Paris, 1,000,000 d'âmes fournit 30,000 décès.

Si les 2,000 âmes dont se composait ma clientèle avaient donné, comme les 4 autres cinquièmes de la population, 51 décès au lieu de 22, le chiffre total de 256 se serait élevé à 285 pour l'année. Cela aurait établi la proportion ordinaire des morts avec la population totale. Ainsi donc se trouve établie la première différence en faveur de la méthode nouvelle, 22 décès au lieu de 51.

Cette diminution du chiffre de la mortalité ne constitue pas, néanmoins, toute la supériorité de la méthode continue. On peut s'assurer que pendant les 6 premiers mois de 1842, les moyens que j'ai mis en usage différaient peu des moyens ordinaires, puisque la méthode, alors, n'était pas formée. C'est, en effet, l'insuccès manifeste de quelques saignées faites au mois d'avril, qui m'ont forcé de substituer à ce moyen thérapeutique d'autres agents et de me diriger d'après d'autres vues théoriques. Vous trouverez, en effet, que 13 décès ont eu lieu dans le premier semestre et 9 dans le second, ce qui tend à prouver que leur nombre total aurait été seulement de 18, si la méthode avait été mise en usage pendant toute l'année.

Si vous voulez avoir une idée claire du mérite de la méthode, au point de vue du nombre des jours de maladie, comptez ceux fournis par les 100 premiers malades, à partir du commencement de juin, et vous trouverez qu'il est de 4 pour chacun, en moyenne. Le temps de la convalescence, qui n'a pas toujours été marqué, peut être représenté largement par 6 journées pour chaque malade, et le tout réuni ne donnera que 999 jours. Cela s'éloigne beaucoup du chiffre ordinaire, lequel n'est pas moindre que 7,075.

Si vous voulez savoir combien la méthode a fourni de maladies chroniques, défalquez les 100 malades qui se sont présentés les premiers, à la même époque de juin, affectés à la 1re ou 2me période. même dans les commencements de la 3me, vous verrez qu'elle n'en donne pas une seule et que tous les malades ont guéri. Consultez les résultats parallèles des moyens actuellement employés et de la méthode que je propose, vous aurez le tableau des divers genres de supériorité de cette méthode.

Méthode continue.	Moyens ordinaires.
Moins de 5 morts.	10 morts et plus.
A peu près 0 transformations chroniques.	20 transformations chroniques.
A peine 1,000 jours de maladie.	7,075 jours de maladie.
6,450 fr. de pertes et dépenses.	42,450 francs de dépenses et pertes.

Une diminution de 5 décès sur 10; de 20 maladies chroniques sur 20; de 6,000 jours de maladie sur 7,075; de 36,000 fr. de dépense sur 42,000, sont une assez belle différence obtenue du premier coup, en faveur de la méthode que je propose.

Les bénéfices attachés à son emploi ne doivent pas encore se borner là cependant; car il faut l'étendre à tous les cas d'affections chroniques, même les plus irrémédiables en apparence. J'ai la preuve que 95 sur 100 d'entre ces maladies sont curables, parce qu'elles ne sont que des névroses. J'en ai cité quelques cas dans *Règne épidémique*, et j'en ai recueilli beaucoup d'autres depuis la publication de cet ouvrage.

D'autres avantages encore sont attachés à cette méthode au profit du corps médical. L'étude de la maladie faite dans un nouveau jour et la certitude acquise de guérir toutes les affections commençantes, non spécifiques, nous permet de formuler le pronostic, en chiffres incapables de nous compromettre. Il nous serait facile de faire servir cette nouvelle faculté de prédire l'événement, à notre réputation d'habileté.

C'est ainsi que nous pouvons dire au malade qui néglige nos avis, le nombre de chances fâcheuses qu'il a contre lui dans les affections commençantes. Nous ne courons aucun danger qu'on nous accuse d'ignorer ce qui doit survenir, puisque le pronostic indiquera toutes les chances possibles en cas de négligence du traitement. Nous pouvons, en outre, faire briller à côté de ces prédictions, toujours un peu fâcheuses, la promesse d'une guérison assurée dans l'immense majorité des cas offerts à notre observation. Il n'y a pas 10 cas d'affections de 3me période aiguë parmi ceux qui se présentent à nous pour la première fois; il y en a beaucoup moins en fait de maladies chroniques.

Alors le succès obtenu ne pourrait guère nous être contesté dans le monde, puisqu'il aurait été promis hardiment à l'avance. Il ne serait pas difficile pour les cas de 3me période, toujours plus ou moins irrémédiables à l'état chronique ou aigu, de refuser nettement toute sorte de responsabilité du résultat si l'on se chargeait du traitement.

Je ne puis assez déplorer que des conséquences d'une aussi grande portée, promises au corps médical depuis 10 ans, n'aient encore provoqué, de la part des chefs de la science, que le faible intérêt attaché au mérite littéraire, assurément fort mince, de l'auteur. Il ne s'agissait, pour se convaincre de la réalité de ces promesses, que d'une démonstration à faire au grand jour de la clinique des hôpitaux, et je n'ai pas obtenu de faire, pendant un mois, le service d'une salle des hôpitaux de Paris! Ne semble-t-il pas que l'état de notre profession soit des plus prospères. On ne semble pas s'apercevoir que nous sommes de toutes parts débordés par le charlatanisme. Il monte, et ses ramifications se multiplient; elles se sont implantées effrontément sur quelques-unes de nos notabilités les plus savantes. Il serait bien temps de faire nos preuves devant le monde; rien ne nous fait obstacle; nous les avons sous la main.

Si nous avions prouvé clairement que l'art de guérir donne des résultats immensément plus avantageux que par le passé; si nous pouvions promettre, à coup sûr, la guérison avec un traitement rationnel au plus grand nombre des malades; si nous n'étions plus exposés à refuser de prédire ce qui doit arriver dans la marche spontanée des maladies, par crainte de commettre des erreurs grossières de pronostic ; si l'on voyait un accord général dans les opinions des praticiens honorables, et qu'ils fissent tous usage des mêmes procédés thérapeutiques rationnels, il est évident que la médecine pourrait se comparer aux sciences mathématiques pour la précision, et à celles qui rendent les plus éminents services à l'humanité.

FIN.

TABLE DES MATIÈRES.

Paris, Imp. de L. Tinterlin et Cie, rue Neuve-des-Bons-Enfants, 3.

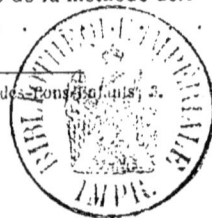

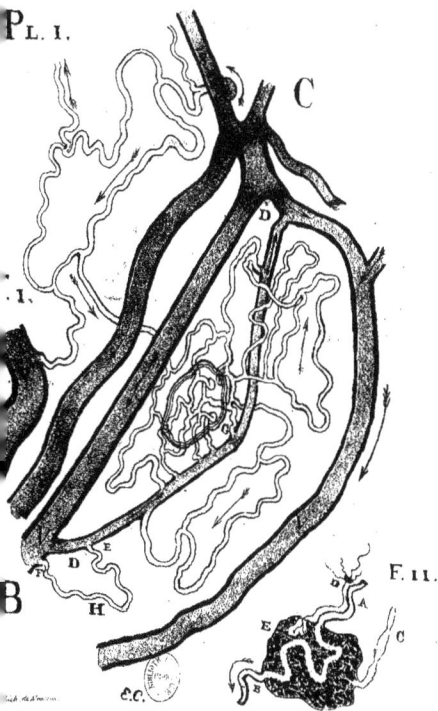

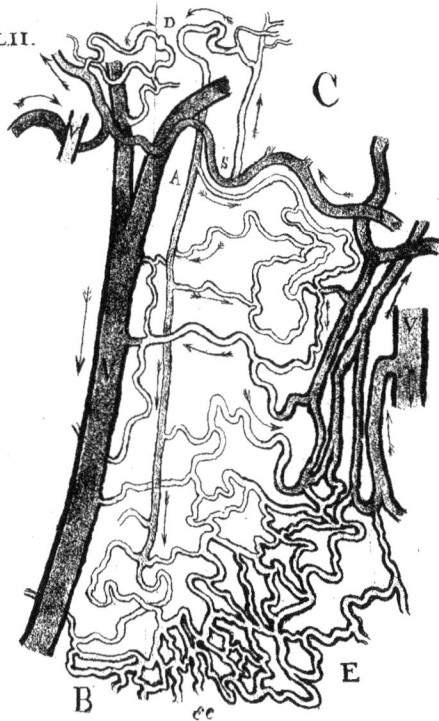

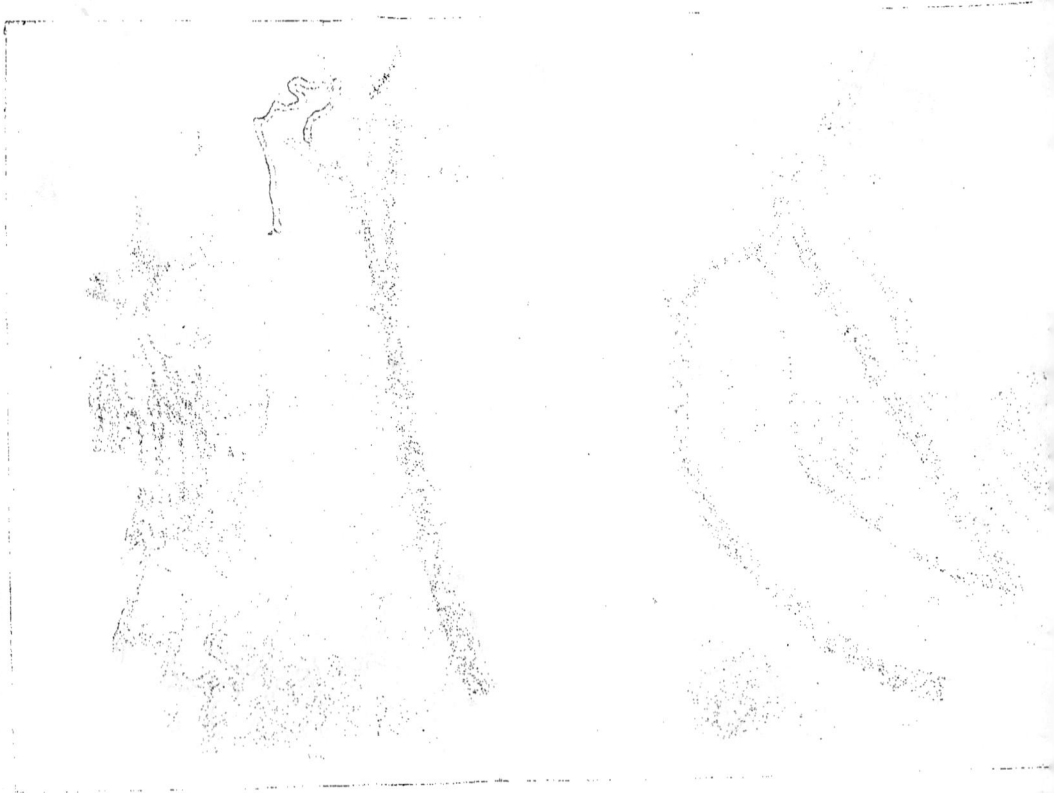

PL. III.

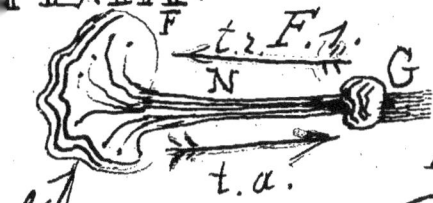

t.z. F.1.

N

F

G

e

t.a.

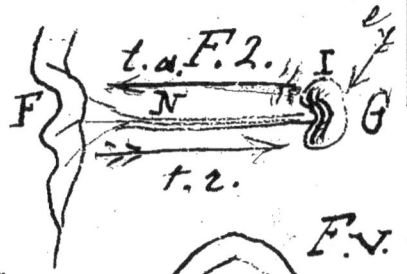

t.a. F.2.

N

F

I

G

e

t.z.

F.3.

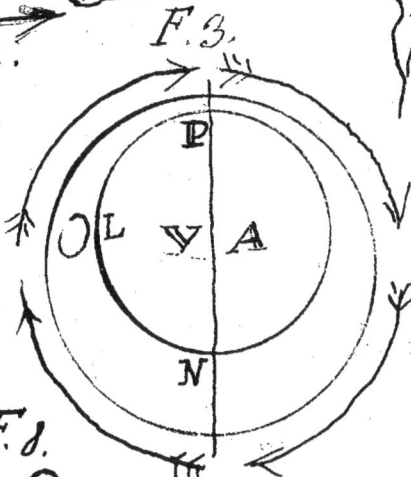

P

O L Y A

N

F.4.

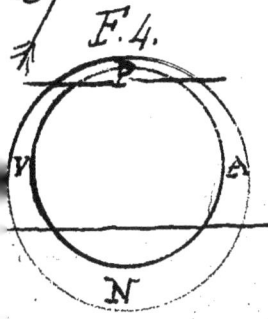

v

A

N

F.V.

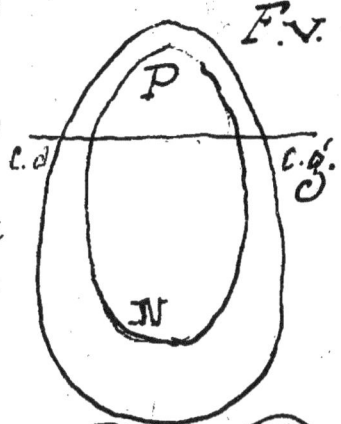

P

c.d.

c.g.

N

F.8.

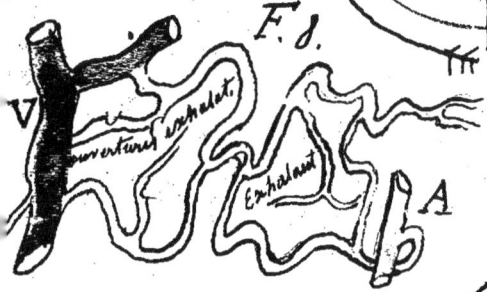

V

ouverture inhalant.

Inhalant

A

F.6.

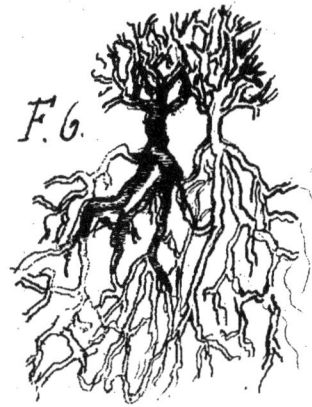

F.7.

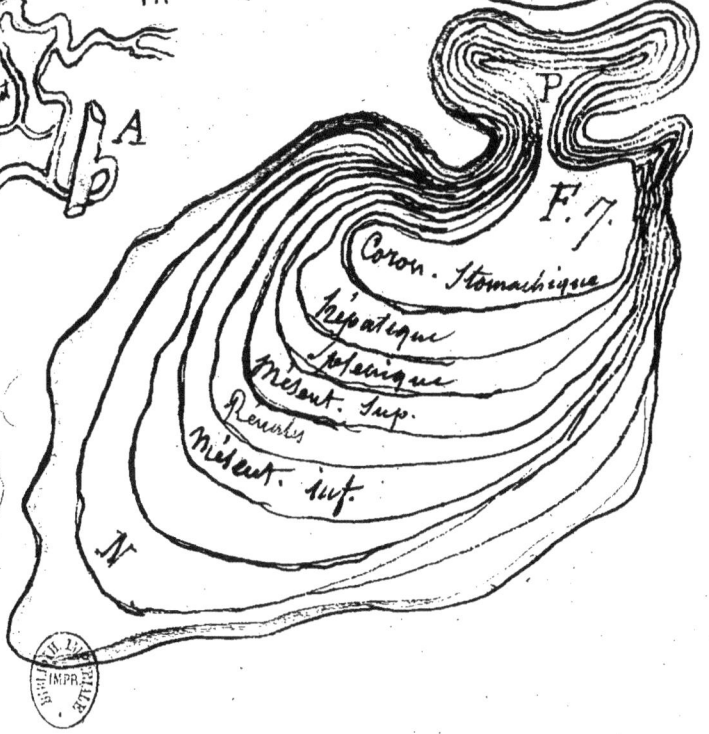

P

Coron. Stomachique

Hépatique

Splénique

Mésent. Sup.

Renales

Mésent. inf.

N

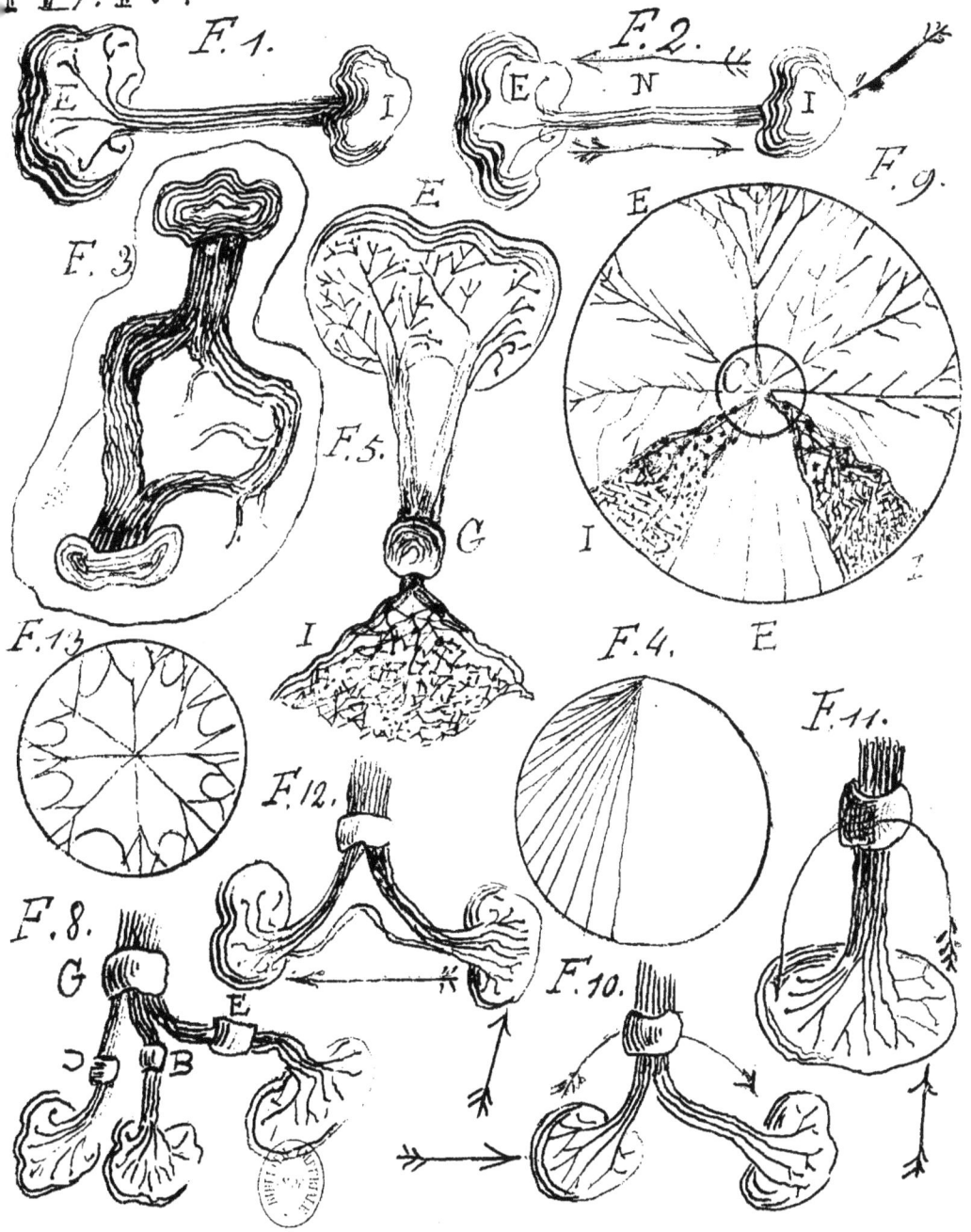

PL. IV.

F.1. E I

F.2. E N I

F.3.

E

F.9. E

F.5. G I

I C

F.13.

F.12.

F.4. E

F.11.

F.8.

G

E

F.10.

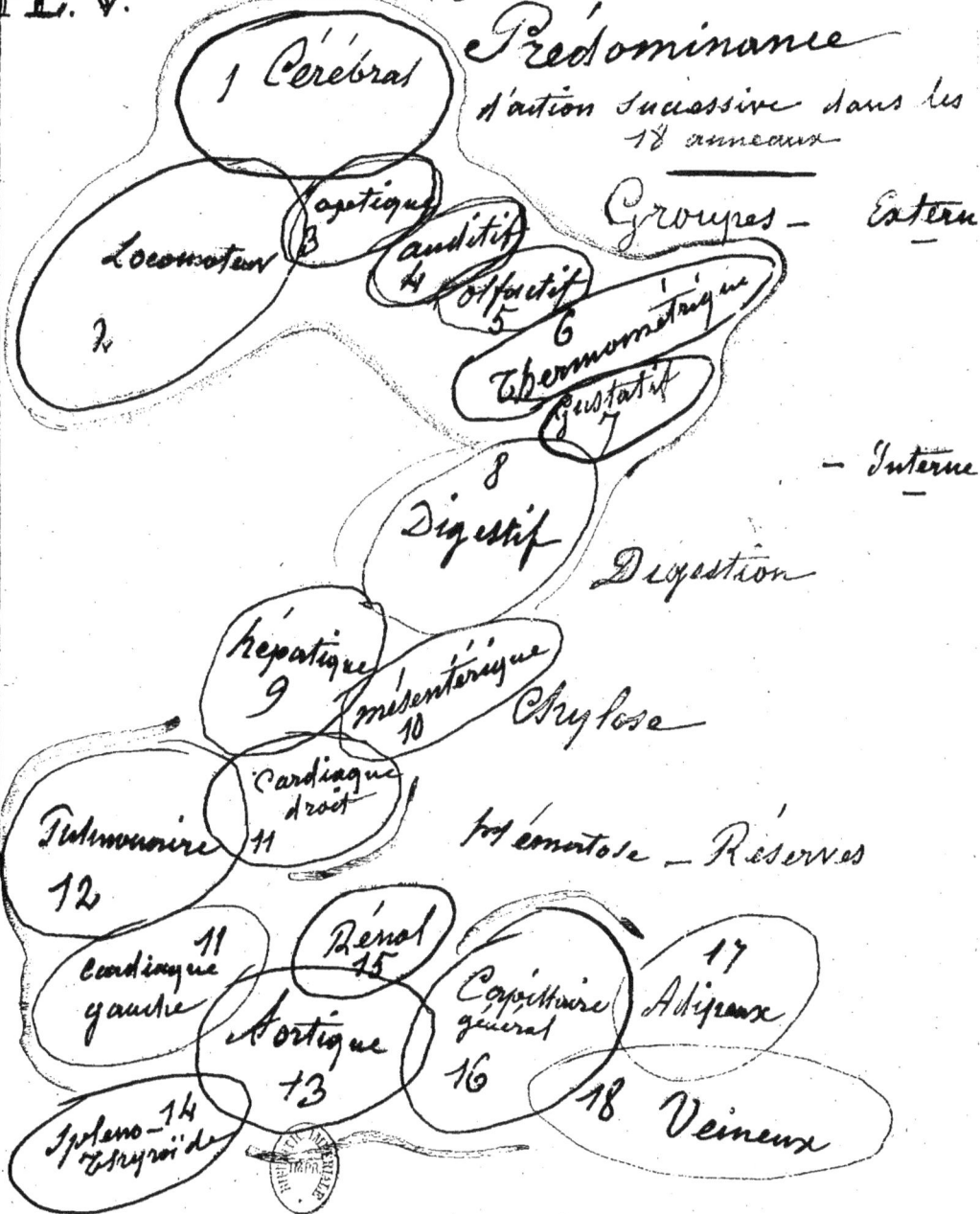

PL. V.

Chaîne fonctionnelle

Prédominance
d'action successive dans les
18 anneaux

1 Cérébral

Groupes — Extern

Locomoteur
2

3 optique

4 auditif

5 olfactif

6 Thermométrique

7 gustatif

8 Digestif

— Interne

Digestion

hépatique
9

mésentérique
10

Chylose

cardiaque droit
11

Pulmonaire
12

Hématose — Réserves

cardiaque gauche
11

Rénal
15

Aortique
13

Capillaire général
16

17 Adipeux

18 Veineux

Spléno-thyroïde 14

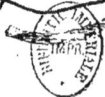

Échelle des époques fonctionnelles dans la
période digestive.
PL. VI. Coïncidences — Enjambements.

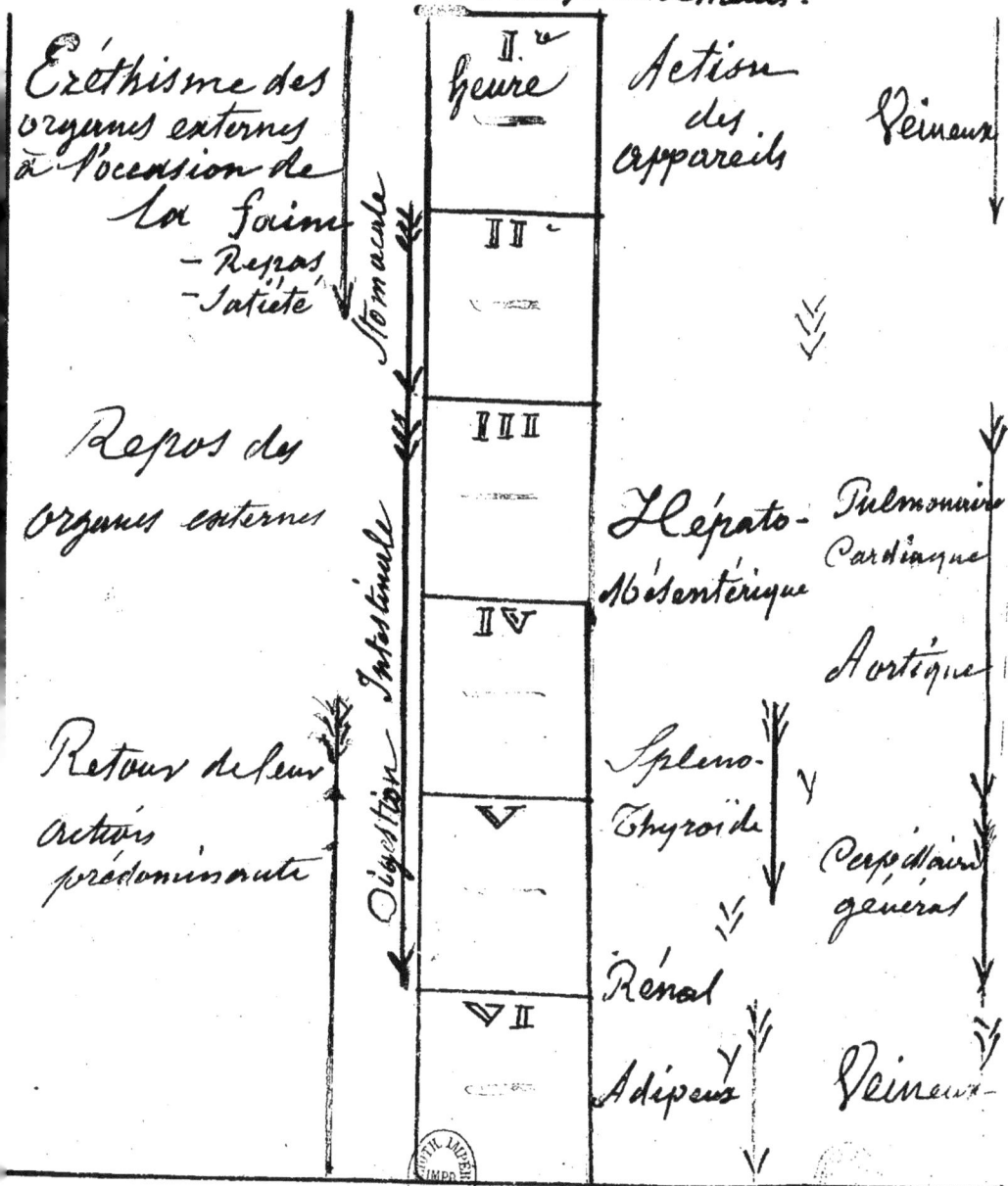

Éréthisme des
organes externes
à l'occasion de
la faim.
— Repas
— Satiété

Repos des
organes externes

Retour de leur
activité
prédominante

Stomacale

Digestion Intestinale

II.e heure

II

III

IV

V

VII

Action
des
appareils

Veineux

Hépato-
Mésentérique

Pulmonaire
Cardiaque

Aortique

Spléno-
Thyroïde

Capillaire
général

Rénal

Adipeux

Veineux

INSTIT. IMPÉRIALE / IMPR.

PL. VII.

Oppositions & Transitions
du fonctionnement & de la nutrition
dans les deux groupes d'appareils internes &
externes, pendant les deux phases opposées de la
même période
digestive

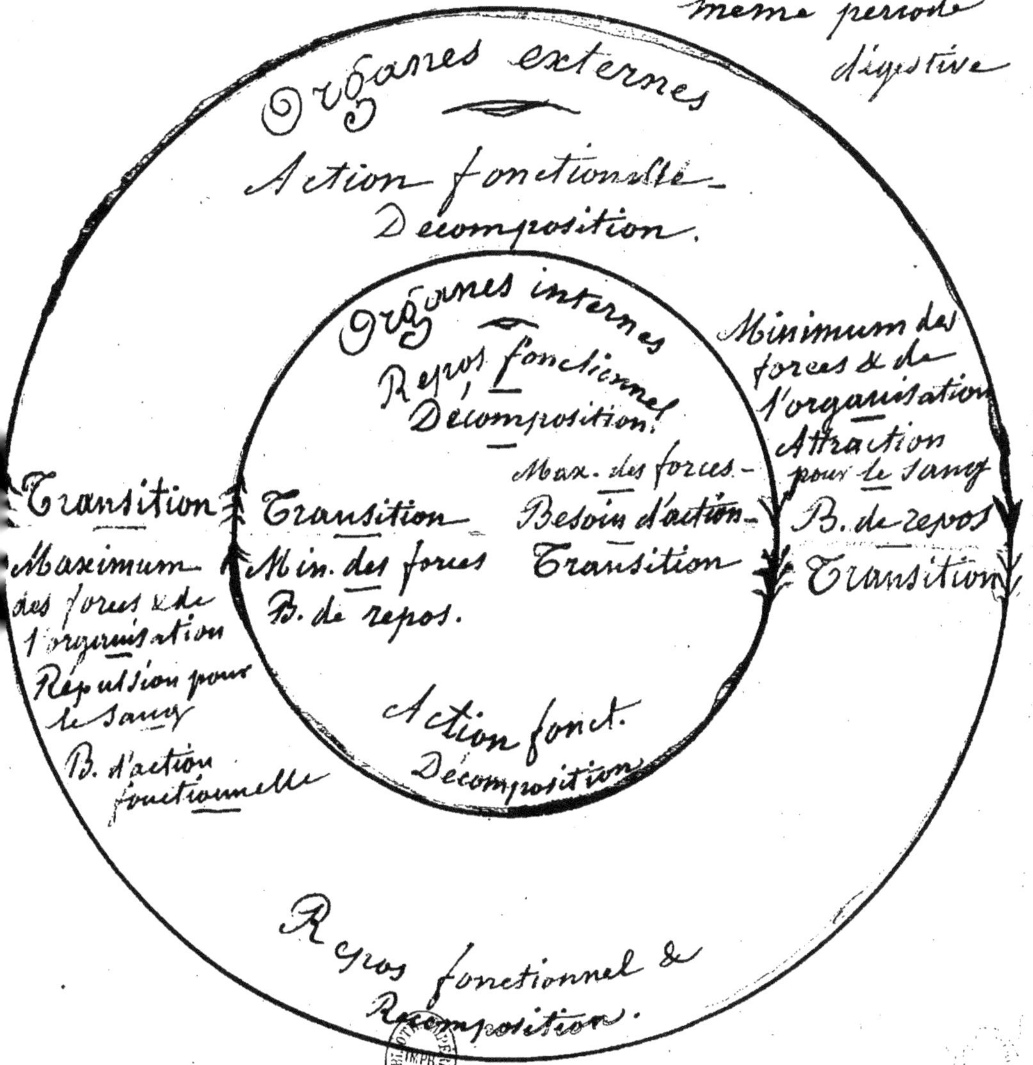

Organes externes

Action fonctionnelle.
Décomposition.

Organes internes
Repos fonctionnel
Décomposition.

Minimum des
forces & de
l'organisation
Attraction
pour le sang
B. de repos

Max. des forces.
Besoin d'action.
Transition

Transition
Min. des forces
B. de repos.

Transition

Transition
Maximum
des forces & de
l'organisation
Répulsion pour
le sang
B. d'action
fonctionnelle

Action fonct.
Décomposition

Repos fonctionnel &
Recomposition.

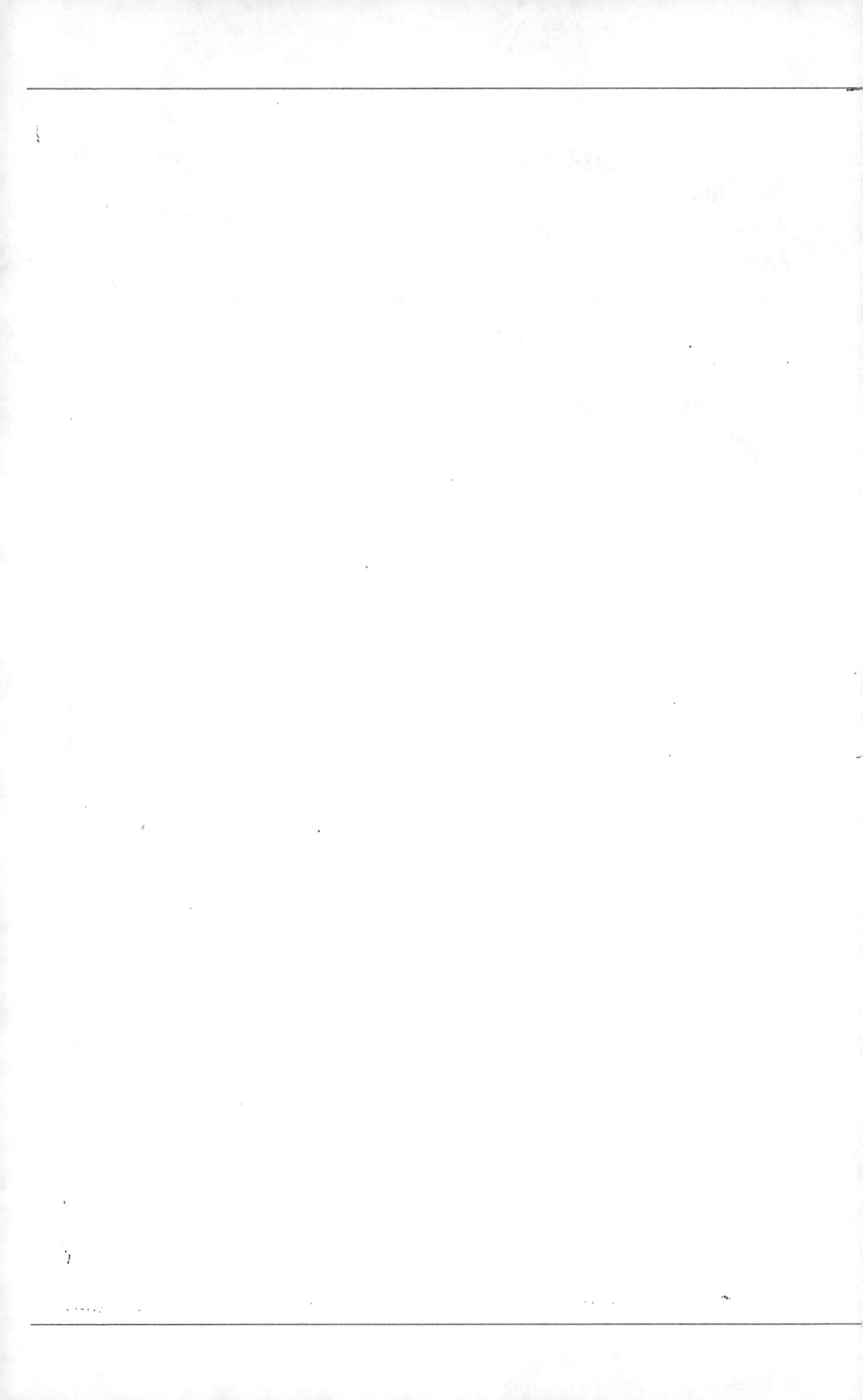

PL. VIII.

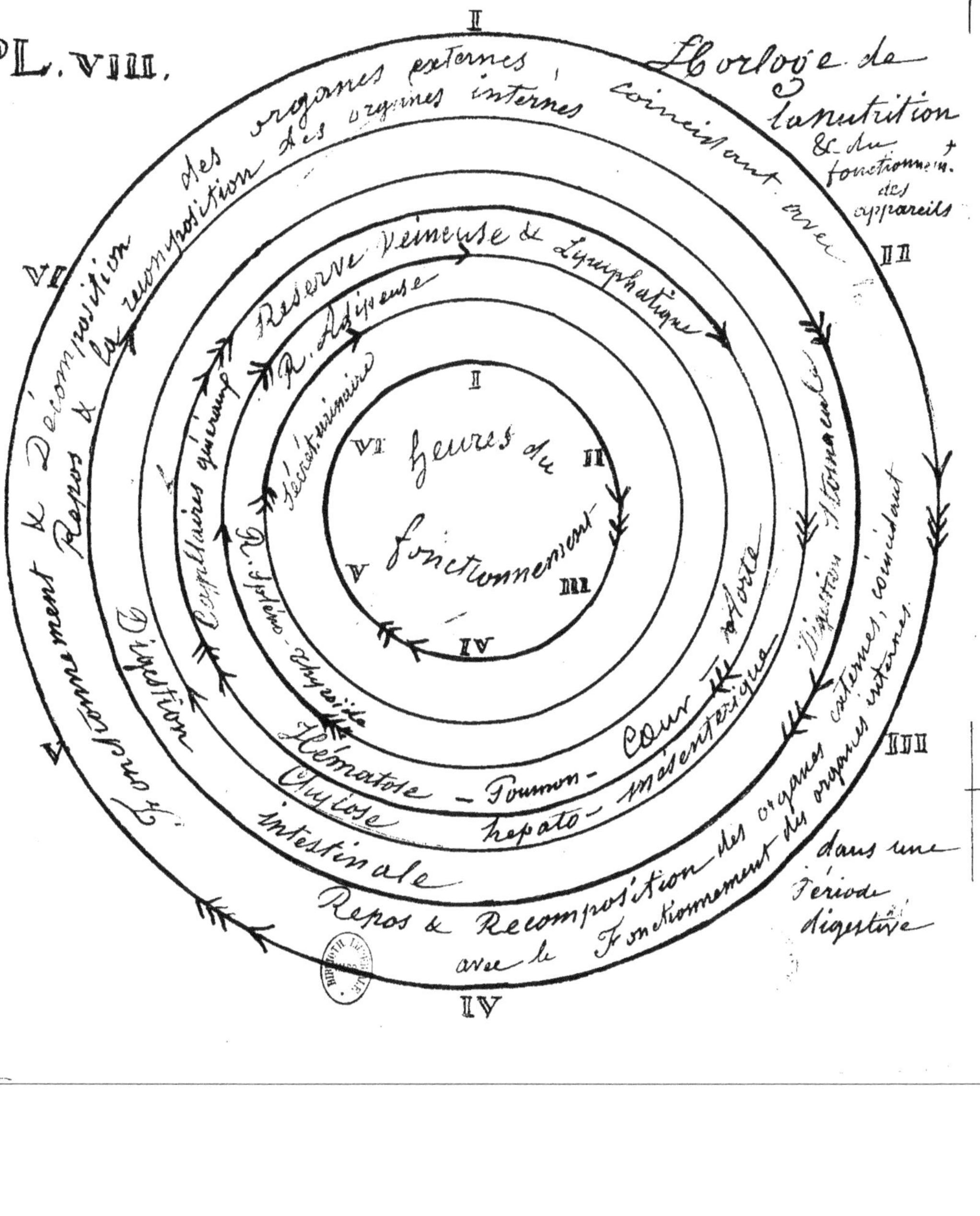

Horloge de la nutrition & du fonctionnement des appareils

des organes externes, coïncidant avec la recomposition des organes internes

Réserve veineuse & Lymphatique

R. Adipeuse

Heures du fonctionnement

Repos & Décomposition des organes externes & les recomposition

Digestion

Capillaires veineux

Système artérielle

Hématose — Poumon —

Chylose hépato-mésentérique

intestinale

Repos & Recomposition des organes externes, coïncidant avec le Fonctionnement des organes internes dans une Période digestive

Cœur & aorte

Digestion stomacale

I   II   III   IIII

V   VI   VII

I   II   III   IV   V   VI

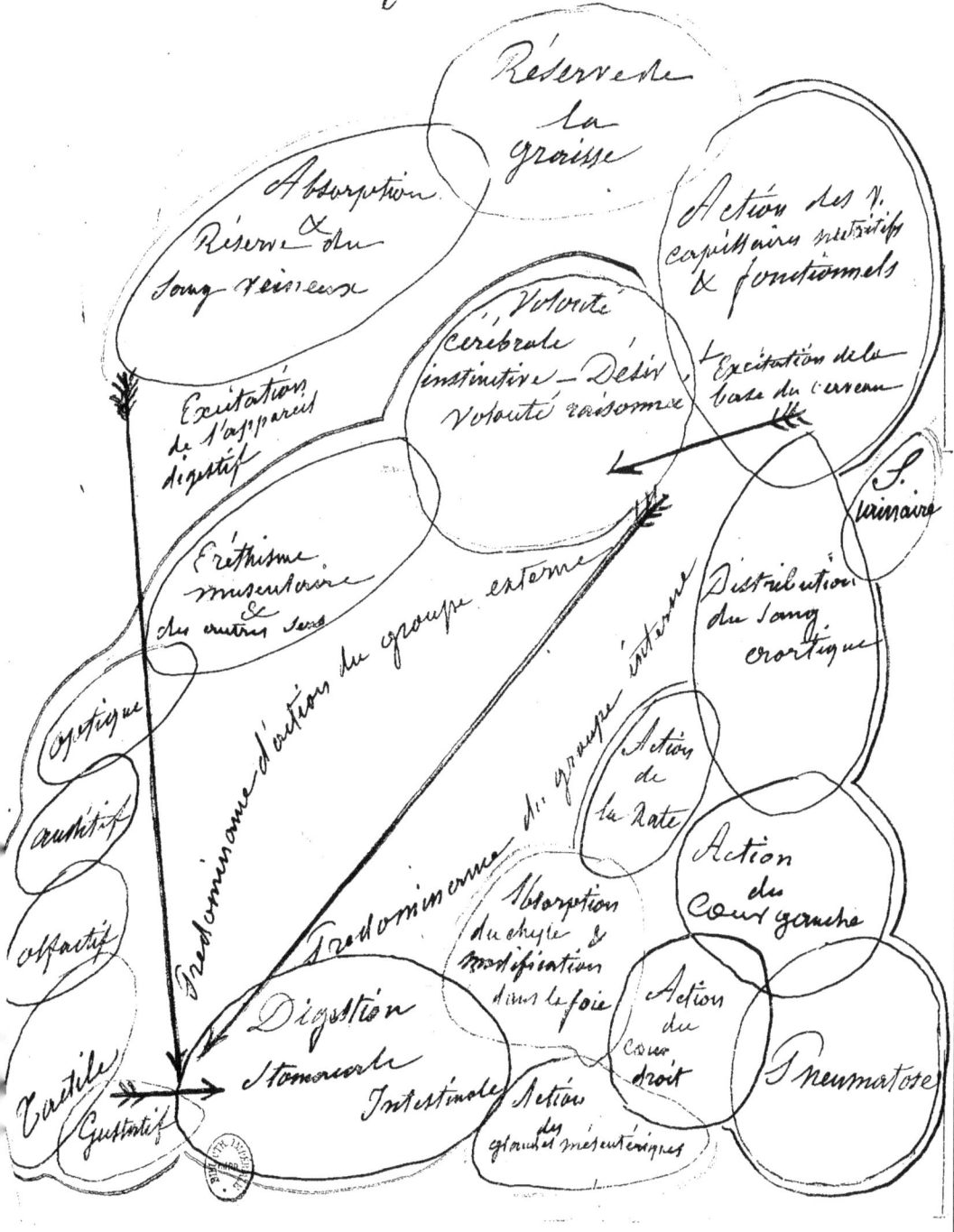

PL. IX.   Cercle fonctionnel

PL. X.

Ages

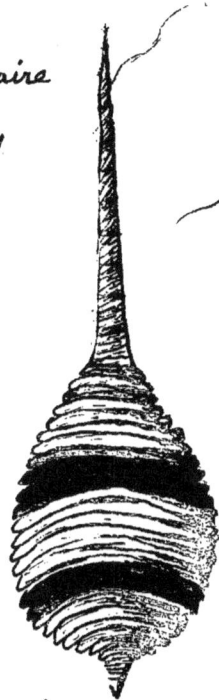

F. 1.

Embrionnaire

d'accroissement
Jeunesse

7 mois
3 ans
7 ans
15 ans
25 ans

Stationnaire,
Adulte

de décroissement
Vieillesse

45 ans

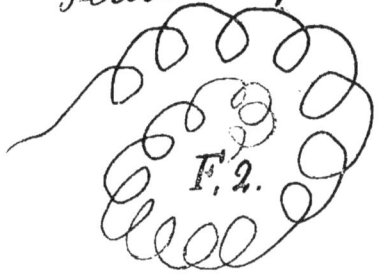

Période digestive

F. 2.

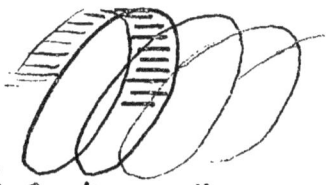

F. 3. Per. journalière

Ph. nocturne _ diurne _

F. 4. Période annuelle

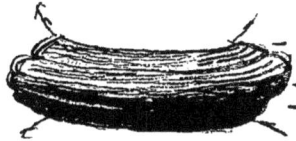

Printemps
été
automne
hiver

F. 5.

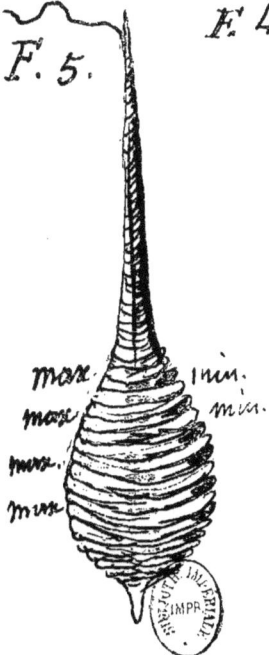

max. min.
max. min.
max.
min.

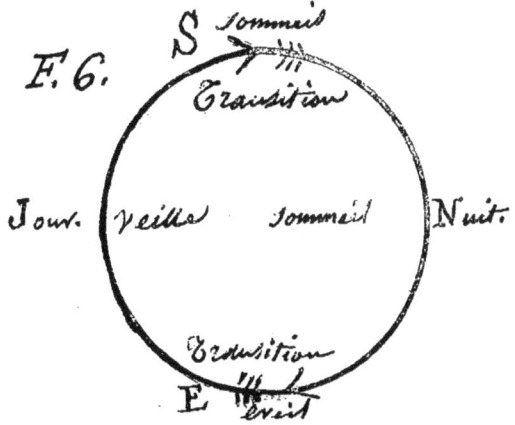

F. 6.

S sommeil
Transition

Jour. veille sommeil Nuit.

Transition
E éveil

PL. III.

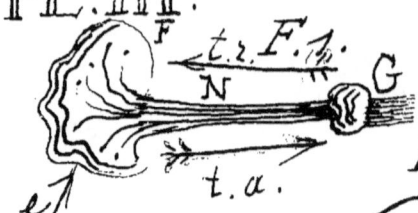

t. r. F. 1.
F
N
G
t. a.
e

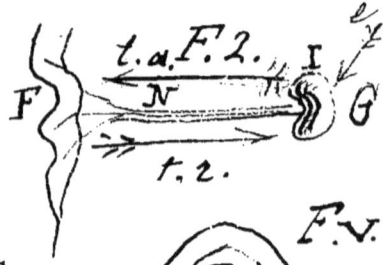

t. a. F. 2.
I
F
N
G
t. 2.
e

F. 3.

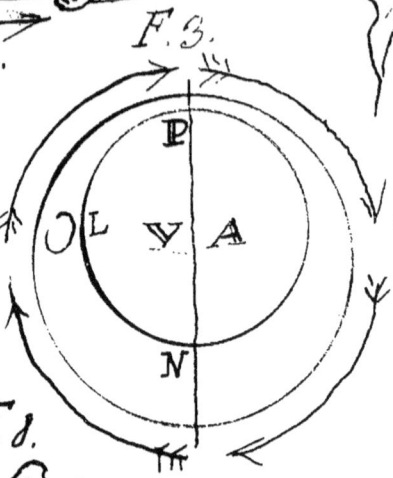

P
O L V A
N

F. 4.

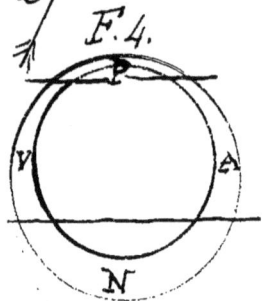

P
v a
N

F. V.

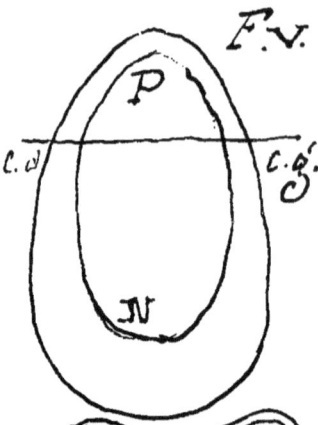

P
c. v
c. g.
N

F. 8.

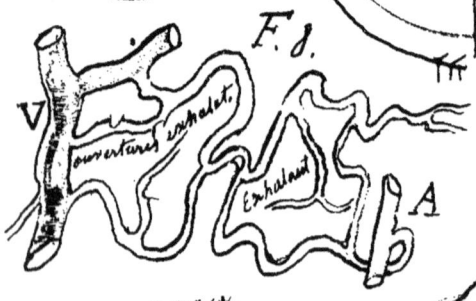

V
ouvertures exhalat.
Exhalant
A

F. 6.

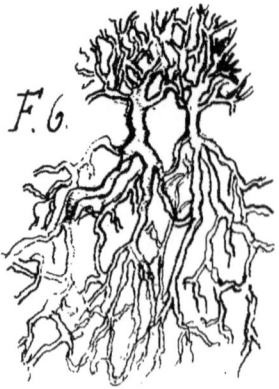

F. 7.

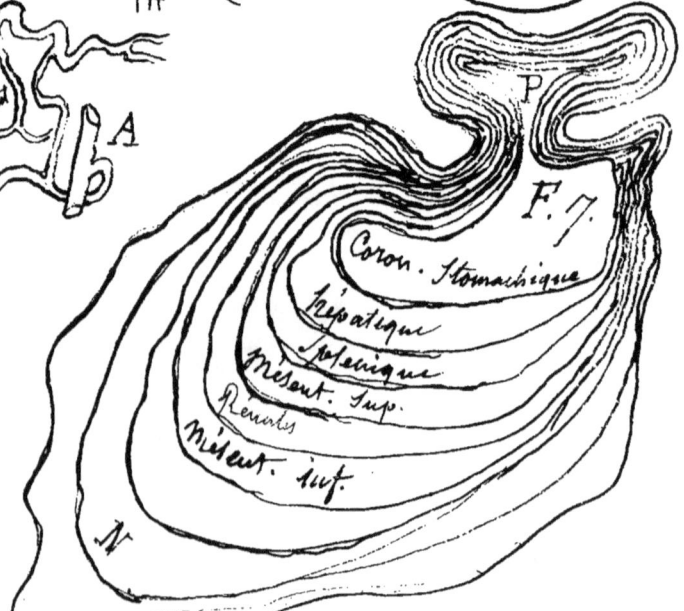

P
Coron. Stomachique
hépatique
Splenique
Mésent. Sup.
Rénales
Mésent. inf.
N

PL. IV.

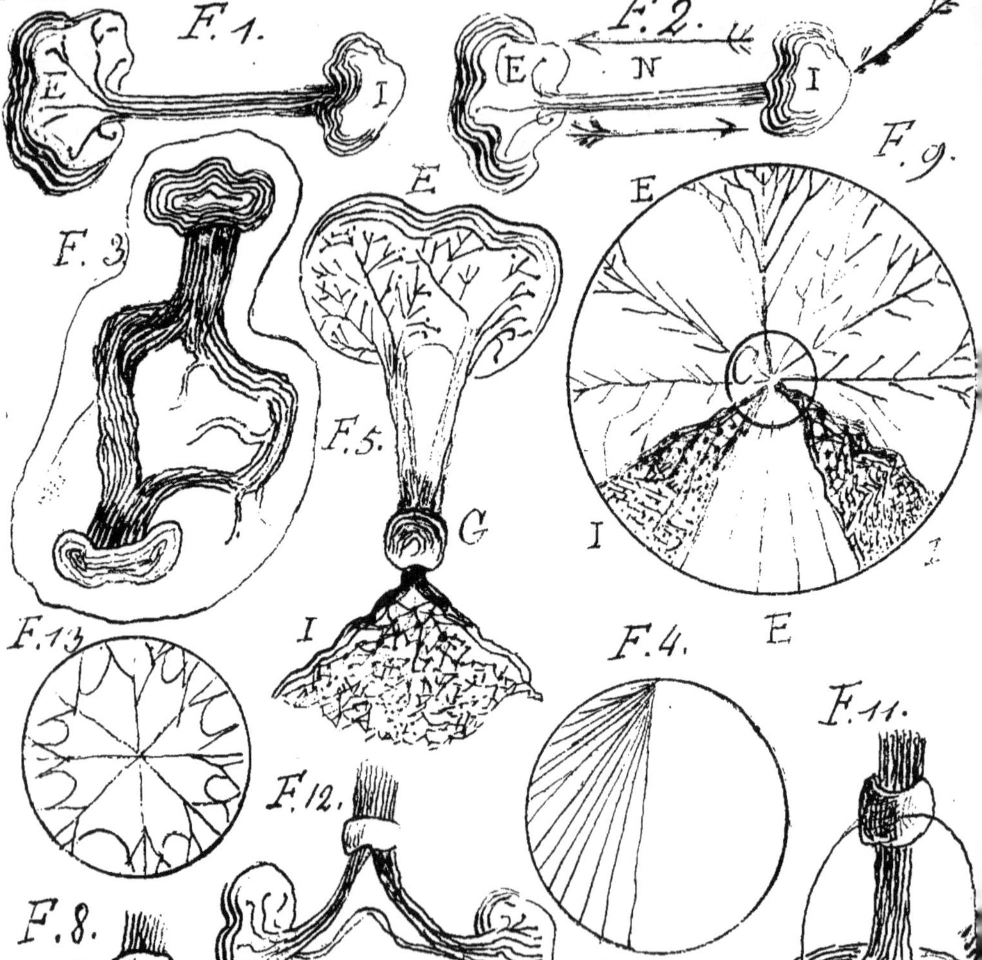

F. 1.
F. 2.
F. 3.
F. 5.
F. 9.
F. 13.
F. 4.
F. 11.
F. 12.
F. 8.
F. 10.

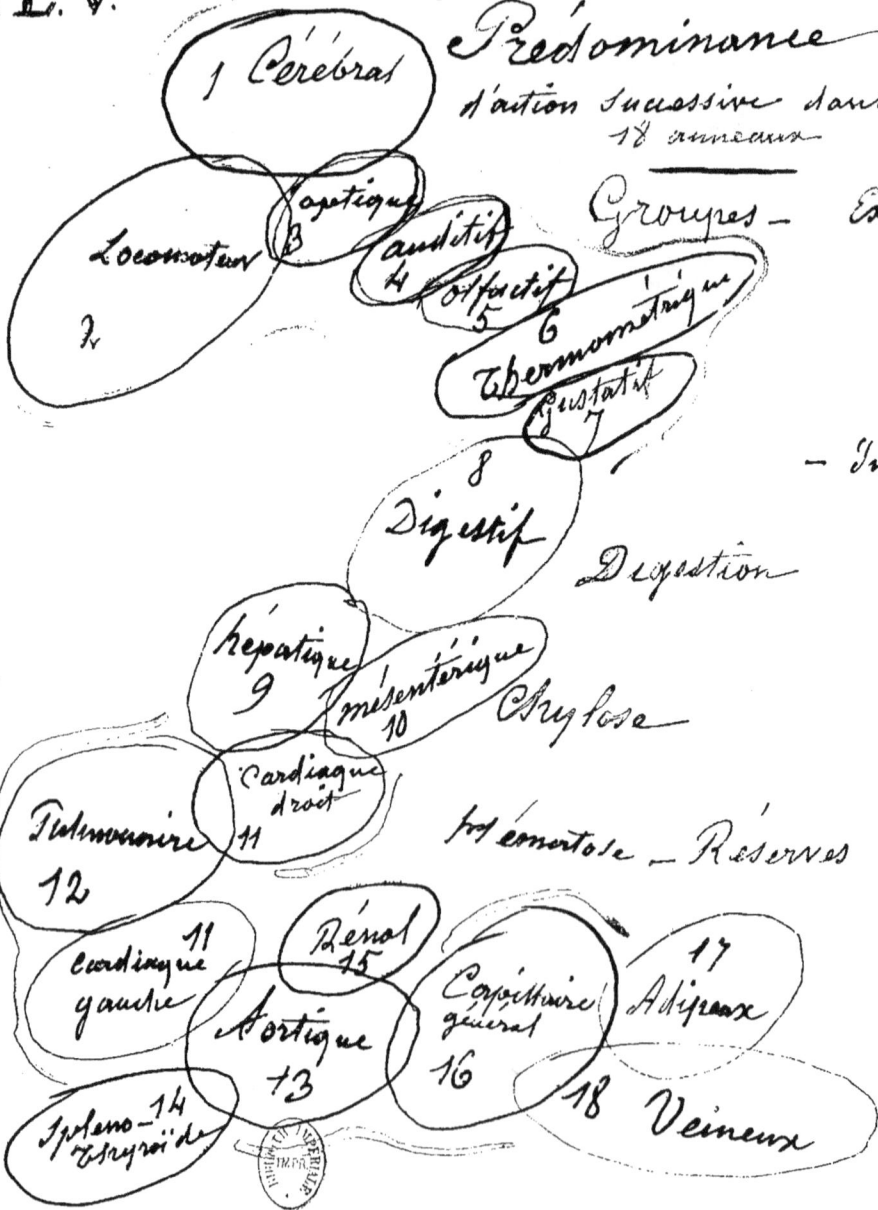

PL. V.

Chaîne fonctionnelle

Prédominance

d'action successive dans les
18 anneaux

Groupes — Externe

1 Cérébral

Optique 3
Locomoteur 2
Auditif 4
Olfactif 5
6 Thermométrique
Gustatif 7

— Interne

8 Digestif

Digestion

Hépatique 9
Mésentérique 10

Chylose

Cardiaque d'roit 11

Pulmonaire 12

Hématose — Réserves

Cardiaque gauche 11
Rénal 15
Capillaire général 16
17 Adipeux
Aortique 13
18 Veineux
Spléno-thyroïde 14

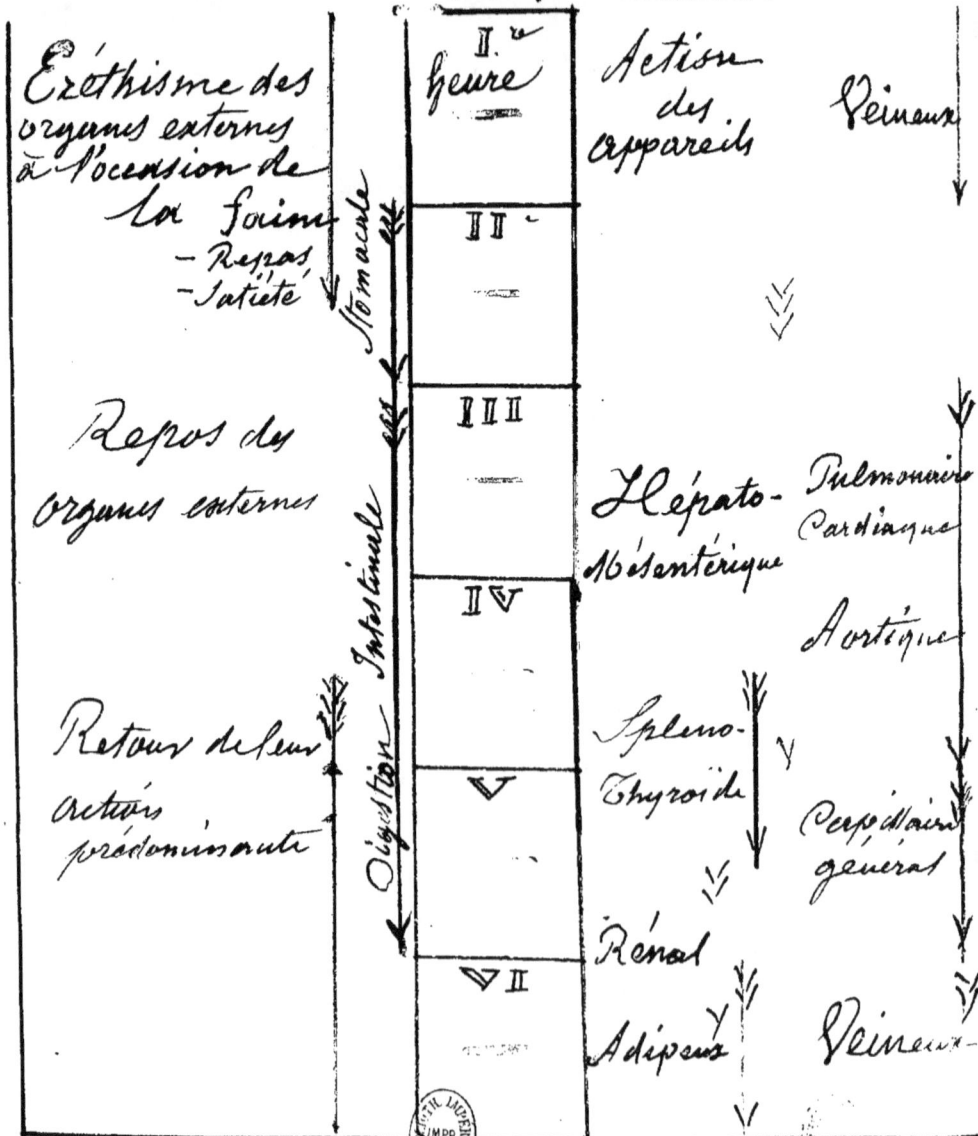

Échelle des époques fonctionnelles dans la
période digestive.
PL. VI. Coïncidences - Enjambements.

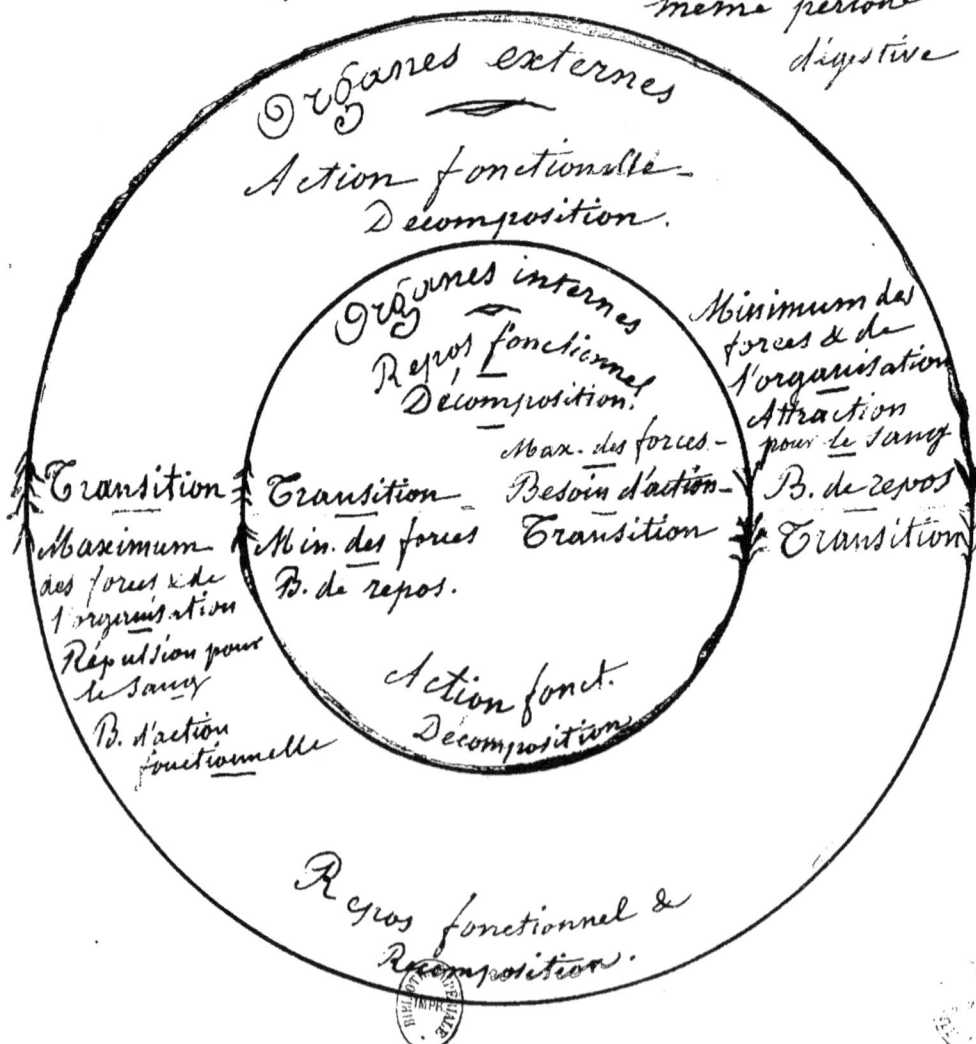

Oppositions & Transitions

du fonctionnement & de la nutrition dans les deux groupes d'appareils internes & externes, pendant les deux phases opposées de la même période digestive

Organes externes

Action fonctionnelle
Décomposition.

Organes internes
Repos fonctionnel
Décomposition.

Max. des forces
Besoin d'action
Transition

Minimum des forces & de l'organisation
Attraction pour le sang
B. de repos
Transition

Transition
Maximum des forces & de l'organisation
Répulsion pour le sang
B. d'action fonctionnelle

Transition
Min. des forces
B. de repos.

Action fonct.
Décomposition.

Repos fonctionnel & Recomposition.

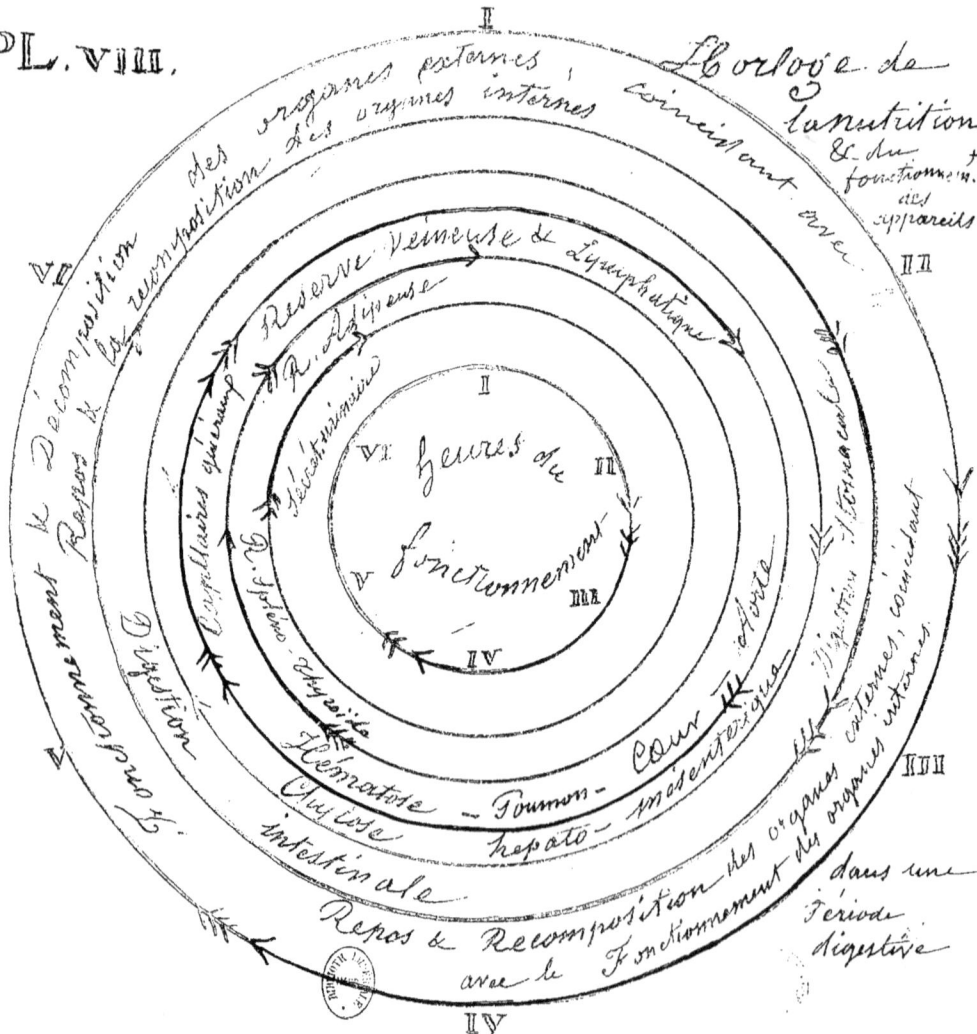

PL. VIII.

Cercle fonctionnel

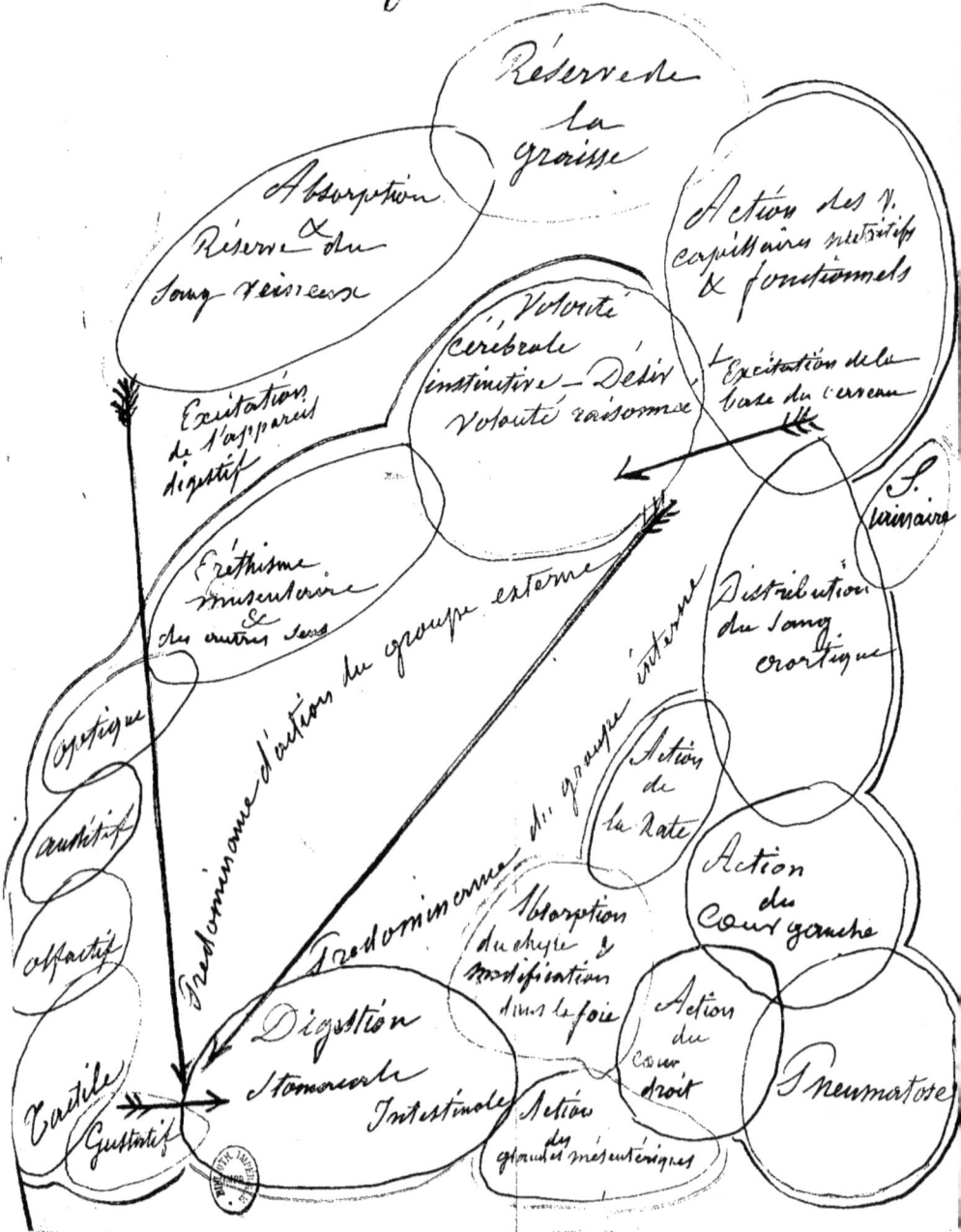

Réserve de la graisse

Absorption
Réserve du
Sang veineux

Action des V.
capillaires nutritifs
& fonctionnels

Volonté
cérébrale
instinctive — Désir
Volonté raisonnée

Excitation de
l'appareil
digestif

Excitation de la
base du cerveau

S.
urinaire

Éréthisme
musculaire
&
des autres sens

Prédominance d'action du groupe externe

Distribution
du sang
cortique

Optique

Auditif

Olfactif

Prédominance du groupe interne

Action
de
la Rate

Action
du
Cœur gauche

Absorption
du chyle &
modification
dans le foie

Action
du
Cœur
droit

Pneumatose

Digestion
Stomacale

Intestinale

Action
des
glandes mésentériques

Tactile
Gustatif

PL.X.

Ages

d'accroissement
Jeunesse

Statiomaire,
Adulte

de décroissement,
Vieillesse

F. 1.
Embrionnaire
7 mois
3 ans
9 ans
15 ans
25 ans

45 ans

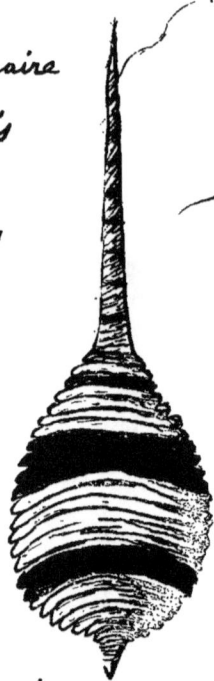

Période digestive

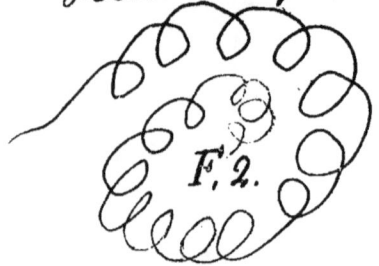

F. 2.

F. 3. Pér. journalière

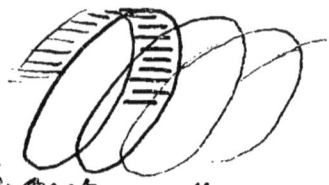

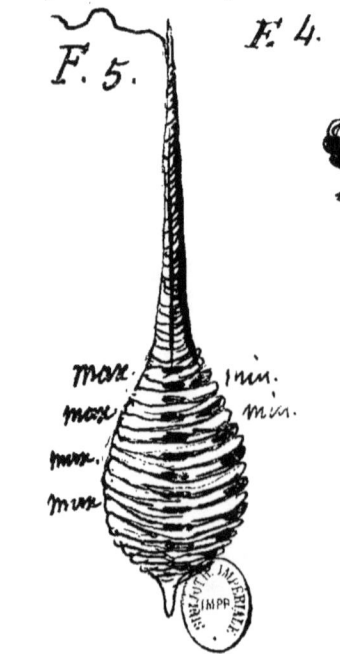

Ph. nocturne — diurne —

F. 4. Période annuelle

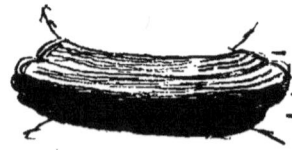

Printemps
Été
automne
hiver

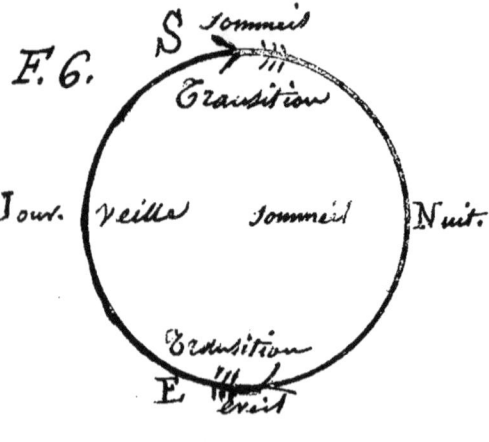

F. 5.

max.   min.
max.   min.
max.
max.

F. 6.

S sommeil
Transition

Jour. veille   sommeil   Nuit.

Transition
E éveil

BIBLIOTHEQUE NATIONALE DE FRANCE

3 7531 03287266 6

www.ingramcontent.com/pod-product-compliance
Lightning Source LLC
Chambersburg PA
CBHW070252200326
41518CB00010B/1767